クリティカルケア領域の
看護管理
ICU
マネジメント

Gakken

編集

道又 元裕　　杏林大学医学部付属病院 看護部長

執筆（執筆順）

道又 元裕	前掲
木下 佳子	NTT東日本関東病院副看護部長／急性・重症患者看護専門看護師
中野 あけみ	徳島大学病院集学治療病棟（ICU）看護師長／集中ケア認定看護師
藤野 智子	聖マリアンナ医科大学病院看護部師長／急性・重症患者看護専門看護師／集中ケア認定看護師
濱本 実也	公立陶生病院集中治療室兼ER-ICU看護師長／集中ケア認定看護師
卯野木 健	筑波大学附属病院病院教授 集中治療室看護師長
坂本 美賀子	済生会熊本病院集中治療室・救命救急ICU副看護師長／集中ケア認定看護師
辻 佐世里	関西医科大学附属枚方病院GICU管理師長／集中ケア認定看護師
山本 由美	公立昭和病院救命救急センター看護師長／集中ケア認定看護師
寺岡 美千代	高知医療センター看護部長／集中ケア認定看護師
縣 美恵子	日本大学医学部附属板橋病院看護師長
北村 愛子	りんくう総合医療センター副看護局長／急性・重症患者看護専門看護師
小杉 一江	地方独立行政法人静岡県立病院機構静岡県立総合病院救命救急センター看護師長／集中ケア認定看護師
佐藤 憲明	日本医科大学付属病院看護師長／急性・重症患者看護専門看護師
勝 博史	東京都立多摩総合医療センターICU・HCU・SCU統括看護師長／集中ケア認定看護師
武藤 敦子	杏林大学医学部付属病院集中治療室看護師長
杉原 博子	岐阜大学医学部附属病院高度救命救急センター看護師長／集中ケア認定看護師
押川 麻美	福岡大学病院看護部ハートセンター看護師長／集中ケア認定看護師
剣持 功	東海大学医学部付属病院東海大学看護キャリア開発センター準備室担当師長
茂呂 悦子	自治医科大学附属病院集中治療部師長／急性・重症患者看護専門看護師／集中ケア認定看護師
八木橋 智子	自治医科大学附属さいたま医療センター集中治療部看護師長／集中ケア認定看護師
高橋 清子	杏林大学医学部付属病院HCU師長
吹田 奈津子	日本赤十字社和歌山医療センター集中治療室看護師長／集中ケア認定看護師
箱崎 恵理	千葉県救急医療センター副看護局長／救急看護認定看護師
大槻 勝明	土浦協同病院救命救急センターICU看護師長／集中ケア認定看護師
浅香 えみ子	獨協医科大学越谷病院看護副部長／救急看護認定看護師
竹中 利美	半田市立半田病院看護課長／急性・重症患者看護専門看護師
加藤 雅江	杏林大学医学部付属病院患者支援センター課長

編集担当：向井直人，石川奈々子
カバー・本文デザイン：野村里香
DTP：株式会社センターメディア
本文イラスト：株式会社日本グラフィックス

はじめに

　2008(平成20)年に設置された「社会保障国民会議」では，医療・介護サービスの改革に向けて，「急性期医療を中心に人的・物的資源を集中投入し，入院期間をさらに減らして早期の家庭復帰・社会復帰を実現すること」を前提とした議論がなされています．また，病床のあり方について「急性期病床から亜急性期病床へ，亜急性期病床から療養病床への転換を図る」とし，亜急性期を含めた急性期医療の機能をより強化し，機能を分化させていくことが焦点となりました．

　その結果，一般病棟だけではなく，高度急性期医療に代表されるクリティカルケア領域のICUやHCUの「重症度，医療・看護必要度」をはじめとした特定入院基本料および診療報酬に関連した管理施設基準などの変革が始まり，さらには一般病床群のあり方，つまりは病院そのもののありようが変容していくことが予想されます．そのような変革期だからこそ，これまで急性期医療サービスを支えてきたクリティカルケア領域の近未来を見据えたマネジメントが不可欠といえます．なかでも，看護にかかわるマネジメントがクリティカルケア領域の大いなる影響因子であることは周知のとおりです．

　このような趨勢と考え方を踏まえ，これまでになかったクリティカルケア看護の「マネジメント」に焦点をあてた書籍を出版することにしました．

　クリティカルケア領域における看護マネジメントに必要な要素は多岐にわたりますが，大事な点は，①生命予後に直結した急性期重症患者が安心・安全に医療サービスを受けられること，②その患者(家族を含む)に対する看護ケア全体が円滑に提供されるための方略を考え実践すること，です．

　本書では，このような観点に立って，クリティカルケア看護マネジメントの実践に必要な要素を取り上げて解説しています．第1章では，医療政策の動向などをふまえいかなるマネジメントが必要か，課題は何かなどを総論的に解説しました．第2章では，実際の管理・運用するために必要な「重症度，医療・看護必要度」などの診療報酬の理解，病棟目標設定，業務の効率化，病床コントロール，質評価，安全管理，倫理，経営と財務などを「業務のマネジメント」として解説しました．次に現場において喫緊の恒常的課題である人員配置，勤務シフト，ワーク・ライフ・バランスをはじめとしてストレスマネジメント，チームマネジメント，多職種連携などを「人のマネジメント」として構成しました．さらにスタッフ教育，キャリア・ディベロップメント，リソースナースの活用，研究関連などは「環境(教育)のマネジメント」として，最後に情報管理，看護記録を「情報のマネジメント」としてまとめました．

　クリティカルケア領域の看護マネジメントは，今後の医療政策によって大きな影響を受けながら変容せざるをえませんが，クリティカルケア看護の本質を忘れずに実践していくことが大切であることはいうまでもありません．本書が大きな変化のなかで，日々奮闘されている皆さんのお役に立てればと思います．

　最後に多忙ななか，本企画に参画してくれた執筆者の皆さんに深く感謝致します．そして，本書編集担当の方々にも「ありがとう」の言葉を贈ります．

2015年6月

道又元裕

クリティカルケア領域の
看護管理
ICU マネジメント

編集
道又 元裕
杏林大学医学部付属病院
看護部長

CONTENTS

第1章 クリティカルケア領域における マネジメント

総論

クリティカルケア領域における
看護の基本特性 道又 元裕 ……… 8

クリティカルケア領域における
ナーシングマネジメントの基本 道又 元裕 ……… 23

第2章 クリティカルケア領域における マネジメントの実際

業務のマネジメント

経営的視点－診療報酬から 木下 佳子 ……… 32
重症度，医療・看護必要度 中野 あけみ ……… 37
病棟目標設定 藤野 智子 ……… 47
業務の効率化 濱本 実也 ……… 59
質評価 卯野木 健 ……… 66
病床コントロール 坂本 美賀子 ……… 76
受け入れと申し送り 辻 佐世里 ……… 84
物品管理 山本 由美 ……… 95
安全管理・リスクマネジメント 寺岡 美千代 ……… 103
災害対策 縣 美恵子 ……… 113
倫理のマネジメント 北村 愛子 ……… 122
家族へのマネジメント 小杉 一江 ……… 131
財務マネジメント 佐藤 憲明 ……… 139

人のマネジメント

- 適性な人員配置　勝 博史 ……… 144
- 勤務シフト　勝 博史 ……… 152
- コンピテンシー　藤野 智子 ……… 159
- ワーク・ライフ・バランス　武藤 敦子 ……… 167
- ストレスマネジメント　杉原 博子 ……… 177
- リーダーシップ　押川 麻美 ……… 185
- チームマネジメント　剱持 功 ……… 191
- 多職種連携　茂呂 悦子 ……… 200
- 医師との関係性　八木橋 智子 ……… 211
- 一般病棟との連携　高橋 清子 ……… 219

環境（教育）のマネジメント

- スタッフ教育　吹田 奈津子 ……… 228
- キャリアディベロップメント　箱崎 恵理 ……… 243
- 臨地実習支援　大槻 勝明 ……… 250
- リソースナースの活用　浅香 えみ子 ……… 254
- 看護研究　卯野木 健 ……… 261

情報のマネジメント

- 情報管理　竹中 利美 ……… 267
- 看護記録　辻 佐世里 ……… 279

コラム

- 重症患者の社会保障制度　加藤 雅江 ……… 286

索引 ……… 287

第1章
クリティカルケア領域における
マネジメント

総論

クリティカルケア領域における
看護の基本特性

クリティカルケア領域における
ナーシングマネジメントの基本

第1章 クリティカルケア領域におけるマネジメント

総論

クリティカルケア領域における
看護の基本特性

道又 元裕

　クリティカルケア看護とは，生命を急激に脅かす重度の侵襲に苛まれた人々（患者）に対してさまざまな生体反応を緩和し，現在ある機能を最大限に高めてゆく援助です．この看護を実践するためにはさまざまなマネジメント（看護管理：ナーシングマネジメント）が不可欠です．

　本稿では，そのナーシングマネジメントを学ぶための基軸となる「クリティカルケア領域における看護の基本特性」について概説します．

クリティカルケア領域の場とは何か

1 管理別・クリティカルケア領域の分類

　クリティカルケア領域の場とは，すなわちクリティカルケア・看護が提供される場を意味します．その場とは，クリティカルケア・看護が実践されるならば，一般病棟も該当します．しかし，一般的には特定集中治療室（ICU：intensive care unit）やハイケアユニット（HCU：high care unit），3次救急の初療室などの場をさすと考えるのが一般的です．

　ただし，一口にICU（HCUなど含む）といっても医療の現状から管理別，疾患群別など複数の種類に分類されます．わが国においては，その形態が施設によってもさまざまに異なっています（表1）．したがって，概念的にはクリティカルケア領域のナーシングマネジメントと括れますが，細部になると施設ごとの形態によって管理のしかたが異なる場合もあることは想像に難くありません．

　クリティカルケア領域の場を管理別に分類すると，①施設内の外科，内科，発達段階を問わず急性重症患者を収容するいわゆる総合ICU（general ICU），②院外からの3次救急患者を収容する高度救命救急センターとそれ以外救命救急センターのICU（emergency ICU）とその初療室，③ICUよ

りは軽症で，一般病棟に収容するには重症過ぎる患者を対象とするHCUがあります．また，④小児の急性重症患者を対象とするPICU（pediatric intensive care unit）もあります．

これらのなかには，general ICUとemergency ICUの管理機能を1つのICUに集約している施設もあります．ちなみに高度救命救急センターとは，救命救急センターのうち，とくに高度な診療機能を有するものとして厚生労働大臣が定めた医療機関のことをさします．また，PICUは全国でもまだ数少ないので，general ICUがPICUの管理機能も有している施設が多いのが現状です．

2 疾患群別・クリティカルケア領域の分類

さらに疾患群別の関係でみると，①冠動脈疾患患者を対象とするICU（CCU：coronary care unit），②発達段階を問わず心臓外科手術直後の患者を収容する心臓外科ICU（cardio-vascular surgical ICU），③術直後患者を選択的に収容する術後回復室（短期間）の機能をもつ外科系集中治療室（SICU：surgical intensive care unit），④重症熱傷患者を収容する熱傷ICU（BCU：burn care unit），⑤急性期の脳卒中患者を収容する脳卒中ケアユニット（SCU：strok care unit），⑥脳外科手術や脳神経疾患患者を収容する脳神経外科ICU（NCU：neurosurgical care unit）などがあります．

CCUは独立している場合とICU内に併設されている場合があります．また，BCUも単独で存在する場合と救命救急センターICUに併設されている場合があります．SCUとNCUは1つのユニットとしてSCUまたはNCUとしている施設もあります．

一方，周産期・母子医療領域においては，⑦早産児や低出生体重児，またはなんらかの疾患のある新生児を集中的に管理・治療する新生児特定ICU（NICU：neonatal intensive care unit），⑧合併症を有する妊婦などハイリスク妊娠や切迫流産の可能性の高い妊婦に対応するための産科ICUである母体胎児ICU（MFICU：maternal fetal intensive care unit）があります．

表1　クリティカルケア領域の主な分類

管理別	疾患群別	周産期・母子医療系
general ICU（総合ICU）	冠動脈疾患ICU（CCU）	新生児特定ICU（NICU）
3次救命救急ICU	心臓外科ICU	母体胎児ICU（MFICU）
3次救急初療室	熱傷ICU（BCU）	GCU
外科系ICU（SICU）	脳卒中ケアユニット（SCU）	
内科系ICU	脳神経外科ICU（NCU）	
ハイケアユニット（HCU）	呼吸器ICU	
小児ICU（PICU）		

クリティカルケア領域の主軸となるICUとは

　クリティカルケア領域における中心となる場は，ICUです．そのICUとは，医療施設内に設置された病棟・病室を意味します．日本集中治療医学会によると「内科系，外科系を問わず呼吸，循環，代謝そのほかの重篤な急性機能不全の患者を収容し強力かつ集中的に治療看護を行うことにより，その効果を期待する部門である」と定義されています．

　つまり，「内科系，外科系を問わず，また，小児から高齢者までの発達段階を問わず呼吸，循環，代謝そのほかの重篤な急性機能障害・不全の患者を収容し強力かつ集中的・濃密的に治療と看護を必要な期間において常時行うことにより，その効果を期待する部門または病棟・病室である」というように表現できます．

> **コラム　わが国のICUの概要**
>
> 　ICUは英語では「intensive care unit」，日本語で「集中治療室」となっています．しかし，care（ケア）という言葉を，「治療」と訳すことはいかがなものでしょうか．いまさらですが，個人的には「集中ケア室」，または「集中治療・ケア室」，あるいは「集中治療・看護室」などと訳してほしかったなと思います．
>
> 　いまやICUという医療サービスを提供する場は，急性期を担う医療施設にとっては必要不可欠となっています．その歴史は，世界的にみてもそう古くはありません．わが国でICUが医療施設内の一室というかたちで運営されるようになったのは1960年代からで（1964年：順天堂医院，1965年：東北大学医学部附属病院），全国的に設置されるようになったのは1970年代に入ってからです．
>
> 　そのICUが，わが国でどれくらい設置されているかというと，特定集中治療室管理を行うのにふさわしい専用の構造設備および人員配置の基準が満たされている施設は2005年10月1日時点で670施設5,453床で，1施設あたり平均8.1床とされています．特定集中治療室の病床が6～7床の医療機関数が最も多く，182施設（特定集中治療室をもつ医療機関全体の27.2％，平均病床数は439.4床）となっています[1]．日本集中治療医学会の全国調査（2006年）[2]によると，ICUのベッドは人口10万人あたり4ベッドで，欧米の7～24ベッドと比較して少ない状況です．
>
> 　日本集中治療医学会専門医研修施設の機能別分類では，一般総合ICU（約60％），術後ICU（約10％），救命救急ICU（約10％），冠・心疾患CCU（約5％）の順となっています．これらの施設における最近の治療成績は，米国やドイツと並んで死亡率が15％未満と非常に良好です．
>
> 　その後の2011年10月1日の時点で，特定集中治療室の設置を届けている施設は一般病院の11％に相当する822施設（6,530床）です．病床数にすると6～10床を有する施設が最も多く，1つの施設あたり平均すると8床程度になります[3]．
>
> 　ほかに小児集中治療室（PICU）が32施設（238床），新生児特定集中治療室（NICU）が308施

設(2,765床)，母体胎児集中治療室(MFICU)が96施設(624床)，心臓内科系集中治療室(CCU)が350施設(1,772床)，脳卒中集中治療室(SCU)が113施設(677床)など機能を特化した集中治療室もあります．

　わが国では，医療機関によってICUの医療提供水準は異なっています．特定集中治療室管理を行うにふさわしい専用の構造と設備および人員配置の基準が満たされている施設もあれば，特定集中治療室管理料を得るための施設基準に満たない医療機関であっても，重症患者に対し自施設でできうる病室環境を整え密度の高い医療を提供している現状もあります．また，これら以外の一般病床において，重症患者の管理が行われている場合があります．

クリティカルケア領域の対象となる患者と特徴

1　特定集中治療室管理料の算定対象となる患者とは

　ICUに収容される対象患者は，おおよそ「ICUという環境下で集中治療・看護が提供されたからといって回復するという必然性はないものの，提供しなければ回復する蓋然性の少ない健康状態にある人々」ということになります．

　わが国の診療報酬上における特定集中治療室管理料の算定対象となる患者は，表2に掲げる状態にあって，医師が特定集中治療室管理を必要であると認めた者であるとされています(厚生労働省基準)．

2　ICUでの治療・看護が必要とされる患者とは

　ICUでの治療・看護が必要とされる患者を状態別に分類すると，①急性疾患によって生命が脅かされている患者，②慢性疾患の急性増悪により生命が脅かされている患者，③侵襲の大きな手術を受ける患者，④ハイリスクな合併症などを有する手術患者，⑤突発的な出来事により生命が脅かされている急変患者，⑤救命困難な状況に陥った患者，として整理することもできます．

　具体的には，施設による差異があるものの，過大侵襲術後患者であれば心臓・大血管術後患者，肺切除，脳神経術後，術後食道がん術後，肝胆膵術後，広範腸切除後，臓器移植後などがあげられます．また，急性疾患では急性冠症候群，ショック，急性呼吸不全に代表されるARDS(acute respiratory)，さらには敗血症，播種性血管内凝固症候群(DIC：disseminated intravascular coagulation)，慢性呼吸不全急性増悪，急性肝不全，急性腎不全，急性重症膵炎，急性薬物中毒，重症糖尿病，重度外傷，重症熱傷なども対象となります．そのほかには，自己免疫疾患，神経障害，小児特有の疾患・症候群の急性重症患者など多岐にわたります．

表2　特定集中治療室管理料の算定対象となる患者

1. 意識障害または昏睡
2. 急性呼吸不全または慢性呼吸不全の急性増悪
3. 急性心不全（心筋梗塞を含む）
4. 急性薬物中毒
5. ショック
6. 重篤な代謝障害（肝不全，腎不全，重症糖尿病等）
7. 広範囲熱傷
8. 大手術後
9. 救急蘇生後
10. そのほか外傷，破傷風等で重篤な状態

厚生労働省：特定集中治療室管理料．平成26年度診療報酬点数表，2014より引用

　これらの患者は全身状態の変化が速く，大きく，さらにセルフケア能力が低下し，自らの自然回復力では改善しがたい状態です．このような状況では生命を維持するために，人工呼吸器や補助循環装置などの生命維持装置の装着や各種の輸液や薬剤などの補助によって生命を維持している場合が少なくありません．ICUで加療を受ける患者は，疾患おのおのの特有な病態の違いはあるものの，その多くは全身の諸臓器・組織・細胞が，疾患または治療による影響を大きく受け，それが大きな身体的苦痛を生じさせていることなどが共通する点といえます（**表3**）．

　一方では，人工気道挿入・留置などにより言語的コミュニケーションの手段の制限や障害があり，自己を表現できない場合も多く，また，家族や一般社会から隔絶されているために心理的危機状態にもあります．

　したがって，患者の健康管理を実践するためには，医療デバイスとのかかわりのなかで患者の特徴を十分に理解し，とくに命にも直結する疾病や病態と苦痛の理解，それに伴う異常の早期発見・対処が必須となります．そのナーシングマネジメントにおいては，自ずとそれらに到達すべく看護師個人の教育が重要なターゲットの1つとして取り上げられることになります．

クリティカルケア領域に従事する職種と役割

クリティカルケア領域に従事する職種

　医療施設によって異なるかもしれませんが，ICUでは最重症患者の生命を救うべく，多くの看護補助者やクラークを含めたメディカルスタッフ（看

メディカルスタッフ
医療専門職をさす．メディカルスタッフという呼称は，まだあまり普遍的とはいえない．かつては医師を頂点とし，それ以外の医療従事者を「パラメディカル」，その後，「コ・メディカル」へと変わり，最近ではすべての医療従事者を「メディカルスタッフ」と呼ぶようになりつつある．

表3　クリティカルケア看護を必要とする患者の特徴

- 医療的介入なしに生命が維持できない
- 生体反応が急速的である
- 生命を失うような事態に陥る危険性が高い
- 生命を維持するために生体の代償機転が最大限に機能している
- 全身の諸臓器，組織，細胞が疾患または治療による影響を受けている
- 新たな侵襲に対する抵抗力が低下している
- 疾患や侵襲的治療のために身体的・精神的苦痛が生じている
- セルフケア能力が低下している
- 言語的コミュニケーションの手段の制限や障害がある
- 昼夜の周期が崩れている
- 心理的危機状態にある
- プライバシーや選択の自由，情報共有など，権利が制限されている
- 家族や一般社会から隔絶されている
- 家族も精神的危機状態にある

護師，医師，臨床工学技士，理学療法士，言語聴覚士，薬剤師，管理栄養士，医療ソーシャル・ワーカー〈MSW〉，歯科医師，歯科衛生士などの国家資格を有する人々）や，呼吸サポートチーム（RST：respiratory support team），栄養サポートチーム（NST：nutrition support team），感染管理チーム（ICT：infection control team）などが1人の患者に恒常的，一時的（間欠的）にかかわっています．

　ICUでは，複数のメディカルスタッフが連携して，治療やケアを実践するチーム医療スタイルで働くことを目指しています．チーム医療における業務上の指示命令スタイルは，医師の指示のもとという法律的な業務を除くと，「指示命令型（医師＞他職種）」「共同体型（医師＞他職種）」「機能型（医師＝他職種）」に分けられるでしょう．これらは，いずれかの1つだけが恒常的に営まれているわけではありません．つまり，一般的にICUにおいてはいずれのパターンも存在し，いずれのパターンがよいというわけでなく，その場面やメディカルスタッフの構成によってもパターンが変わります．むしろ，そのときどきの場面や人的構成で使い分けられるべきものです．

　ICUに携わる医師の専門領域と人員は，施設によってさまざまです．たとえば集中治療医学，麻酔学，救急医学，循環器内科・外科学，呼吸器内科学，小児科学，ときには消化器外科学，精神科学などもかかわり，また，働く時間と責任体制もいろいろでしょう．つまり専従なのか専任なのか，あるいはICUと患者を集中治療医が主軸となって治療・管理するクローズドスタイル（closed ICU）なのか，各診療科の主治医による治療が主である

オープンスタイル（open ICU）なのか，その中間型なのか，それによってもICUの管理スタイルが異なるでしょう（診療報酬上における「基本診療料の施設基準等」を参照）．

❷ クリティカルケア領域での看護職の役割を果たすために

メディカルチームメンバーのなかで看護職が担う役割を果たすためには，看護職として高度，専門的な知識・技術をもち，自らの専門分野の専門性を発揮していけるよう専門性志向（各職種の専門性が重要）を培うことです．また，医療従事者の都合ではなく患者の問題解決を最優先できるような患者志向の考え方を身につけることです．さらに，複数職種の存在を活かしたチームメンバーの役割を理解して，複数職種が対等な立場で相互尊敬・協力し業務遂行できるよう協働志向（複数の専門職の相互協力が重要）で医療サービスが営まれるよう調整する必要があります．

実際の臨床場面では，看護師の務めは看護実践者，看護ケアのマネジャー，メディカルチームメンバーへの患者の有益となる情報のレコメンデターとしての役割が大きいのではないでしょうか．その役割を円滑に遂行できるような人材育成が重要な課題の1つとなりそうです．

職種の役割とその能力によってナーシングマネジメントの仕方も変わるのは当然のことですので，自施設に相応した人的資源のあり方について人員数と質を査定することが重要です．

ICUの構造と環境

ICUの構造と環境は，施設ごとにさまざまな様相を呈していることでしょう．たとえば，病室のつくり，空調，給排水，医療ガス，電気設備，電気設備，照明などが一般病室とは異なる設備となっています．

病室においては，個室環境なのかオープンフロアなのかにかかわらず，医療従事者の動線を妨げず，患者搬送が効率的・安全にできる動線を確保し，かつ患者間での感染を防止するように，病床間に十分な距離を確保することが求められます．また，あらゆる物品を効率的に整頓・整理した，使い勝手のよい環境整備も必要でしょう．さらには，せん妄などの合併症予防を考慮した病室の配色，音声環境，照明，採光などの配慮も重要です．加えて，患者の家族に配慮した待合室や面談室の設置も不可欠です．

一方，易感染性状態にある重症患者の敗血症などをはじめとした重大な感染症の合併を防ぐための衛生環境と空調などにおいても，一般病棟よりも厳しい基準をクリアした設備（独立換気等の換気条件，清浄度）が必要です．あるいは，血液浄化療法のための給排水システムや人工呼吸器，最新の酸素療法デバイスが不都合なく使用できる医療ガス設備も必須となります．電気設備も，生命維持装置が常時稼働できるように，災害等による給電停止時に備え無停電電源装置や非常電源設備，漏電事故防止のための非

接地配線方式，あるいはブレーカー遮断事故防止のための過電流警報装置など，電源トラブル対策を高い基準で講じることが求められます．

ICUの患者の流れ

ICUの患者の流れは，各ICUの位置づけとその管理・運営体制によって，施設ごとに異なります．たとえば，ICUの機能を有する病棟が1つにかぎられていて，かつ施設外からの3次レベルに相当する救急患者（他施設転院含む）を収容する方針であるのであれば，施設の内外を問わず，急性重症患者は当該ICUに収容することになります．また，総合ICUと救命救急ICUが両者とも設置されていれば，施設内の患者は総合ICUへ，施設外からの患者であれば救命救急ICUへ収容するのが一般的です．

施設によっては，その施設の運用ルールに基づいて対象別に設置したICUへおのおの収容することになります．その後，ICUにおける加療が終了すれば，施設によってはステップダウンユニットとしてのHCU，あるいはそれに相当する病室へ，または一般病室などへ収容するようになっています．患者の健康状態によっては，その逆の流れも生じることになります．

ICUを含むクリティカルケア部門の課題

1 施設基準の変更

2014（平成26）年の診療報酬改定においては，高度急性期と一般急性期を担う病床の機能の明確化とそれらの機能に合わせた評価の重要性が唱えられ，表4，表5に示すクリティカルケア部門の施設基準が設けられました．

この施設基準は新たな基準として提示され，大きく4段階に分類され，医師の専任制の基準や臨床工学技士の勤務時間，特定集中治療室の広さやほかの設備基準，医師と看護師の勤務条件，「重症度，医療・看護必要度」にかかわる評価の基準と患者割合などが明確に提示されました．これに加えて，「一般病床の重症度，医療・看護必要度」にかかわる評価の基準もこれまでより厳しくなりました．

今回提示された施設基準によって，該当する全国のICUやHCUのあり方はもちろんのこと，一般病棟との関係も相まって，おのおのの患者収容のあり方をはじめとした病棟体制と運営に変革を及ぼしています．この変化は，ナーシングマネジメントにも当然のことながら大きな影響を及ぼしています．

表4　特定集中治療室管理料に関する施設基準と疑義解釈

1　特定集中治療室管理料1に関する施設基準

(1) 専任の医師が常時,特定集中治療室内に勤務していること.当該専任の医師に,特定集中治療の経験を5年以上有する医師を2名以上含むこと.
［疑義解釈］
　専任医師の専任制（常時,特定集中治療室内に勤務）と人数,経験年数が示されました.その意味は当該治療室において集中治療を行うにつき必要な医師のなかに,特定集中治療の経験を5年以上有する医師2名以上が含まれている必要があるという趣旨であり,必ずしも特定集中治療の経験を5年以上有する医師2名以上が常時,当該特定集中治療室に勤務する必要はありません.また,経験を5年以上有する医師は日本集中治療医学会等の関係学会が行う特定集中治療にかかわる講習会を受講していること,および特定集中治療にかかわる専門医試験における研修を含むものとしています.なお,関係学会が行う特定集中治療にかかわる講習会の資料については,実講義時間として合計30時間以上を受講証明（講師としての参加を含む),および下記の内容を含むものとしています.
・呼吸管理（気道確保,呼吸不全,重症肺疾患）
・循環管理（モニタリング,不整脈,心不全,ショック,急性冠症候群）
・脳神経管理（脳卒中,心停止後症候群,痙攣性疾患）
・感染症管理（敗血症,重症感染症,抗菌薬,感染予防）
・体液・電解質・栄養管理,血液凝固管理（播種性血管内凝固,塞栓血栓症,輸血療法）
・外因性救急疾患管理（外傷,熱傷,急性体温異常,中毒）
・そのほかの集中治療管理（体外式心肺補助,急性血液浄化,鎮静/鎮痛/せん妄）
・生命倫理・終末期医療・医療安全

(2) 専任の臨床工学技士が,常時,院内に勤務していること.
［疑義解釈］
　「常時,院内に勤務」は,当直体制による対応が必要だが,集中治療室の患者の状態に応じて,夜勤体制であることが望ましいとしています.

(3) 特定集中治療室管理を行うにふさわしい専用の特定集中治療室を有しており,当該特定集中治療室の広さは,内法による測定で,1床あたり20平方メートル以上であること.ただし,新生児用の特定集中治療室にあっては,1床あたり9平方メートル以上であること.
［疑義解釈］
　病床面積とは,患者の病床として専用するベッド周り面積をさします.

(4) 当該管理を行うために必要な次に掲げる装置および器具を特定集中治療室内に常時備えていること.
　ア　救急蘇生装置（気管挿管セット,人工呼吸装置等）
　イ　除細動器
　ウ　ペースメーカー
　エ　心電計
　オ　ポータブルX線撮影装置
　カ　呼吸循環監視装置

(5) 新生児用の特定集中治療室にあっては,(4)に掲げる装置および器具のほか,次に掲げる装置および器具を特定集中治療室内に常時備えていること.
　ア　経皮的酸素分圧監視装置または経皮的動脈血酸素飽和度測定装置
　イ　酸素濃度測定装置
　ウ　光線治療器

(6) 自家発電装置を有している病院であって,当該病院において電解質定量検査,血液ガス分析を含む必要な検査が常時実施できること.

(7) 原則として,当該治療室内はバイオクリーンルームであること.

(8) 当該治療室勤務の医師および看護師は,当該治療室に勤務している時間帯は,当該治療室以外

での当直勤務を併せて行わないものとすること※.
※この意味は医師, 看護師も病床数と規定の人員数を常時下回らないということで, つまり, 休憩室は病棟エリア内にあることが前提となります. つまり, 病床数に対して規定人員が上回っていないかぎりにおいては, 人員スタッフが当該エリア内を出てはいけないことになります.

(9) 当該入院料を算定しているすべての患者の状態を,「特定集中治療室用の重症度, 医療・看護必要度に係る評価票※」を用いて測定し, その結果, 基準を満たす患者が9割以上いること.
※高度救命救急センターおよび救命救急センターは, 現在のところ例外としています.

(10)「特定集中治療室用の重症度, 医療・看護必要度に係る評価票」の記入は, 院内研修を受けたものが行うものであること. なお, 院内研修は, 次に掲げる所定の研修を修了したもの(修了証が交付されているもの)もしくは評価に習熟したものが行う研修であることが望ましい.
　ア　国および医療関係団体等が主催する研修であること(1日程度)
　イ　講義および演習により, 次の項目を行う研修であること
　　(イ)重症度, 医療・看護必要度の考え方, 重症度, 医療・看護必要度に係る評価票の構成と評価方法
　　(ロ)重症度, 医療・看護必要度に係る院内研修の企画・実施・評価方法

2　特定集中治療室管理料2(広範囲熱傷特定集中治療管理料)に関する施設基準

(1) 特定集中治療室管理料1の施設基準を満たすほか, 広範囲熱傷特定集中治療管理を行うにふさわしい治療室を有しており, 当該治療室の広さは, 内法による測定で, 1床あたり20平方メートル以上であること.

(2) 当該保険医療機関に広範囲熱傷特定集中治療を担当する常勤の医師が勤務していること.

3　特定集中治療室管理料3に関する施設基準

(1) 専任の医師が常時, 特定集中治療室内に勤務していること.

(2) 特定集中治療室管理を行うにふさわしい専用の特定集中治療室を有しており, 当該特定集中治療室の広さは, 内法による測定で, 1床あたり15平方メートル以上であること. ただし, 新生児用の特定集中治療室にあっては, 1床あたり9平方メートル以上であること.

(3) 特定集中治療室管理料1の(4)から(8)および(10)を満たすこと.

(4) 当該入院料を算定しているすべての患者の状態を, 別添6の別紙17の「特定集中治療室用の重症度, 医療・看護必要度に係る評価票」を用いて測定し, その結果, 基準を満たす患者が8割以上いること.

4　特定集中治療室管理料4(広範囲熱傷特定集中治療管理料)に関する施設基準

(1) 特定集中治療室管理料3の施設基準を満たすほか, 広範囲熱傷特定集中治療管理を行うにふさわしい治療室を有しており, 当該治療室の広さは, 内法による測定で, 1床あたり15平方メートル以上であること.

(2) 当該保険医療機関に広範囲熱傷特定集中治療を担当する常勤の医師が勤務していること.

厚生労働省:施設基準通知. 平成26年度診療報酬点数表, 2014をもとに筆者作成

表5　ハイケアユニット入院医療管理料の施設基準

(1) ハイケアユニット入院医療管理料1の施設基準
イ　病院の一般病棟の治療室を単位として行うものであること．
ロ　当該治療室の病床数は，三十床以下であること．
ハ　ハイケアユニット入院医療管理を行うにつき必要な医師が常時配置されていること．
ニ　当該治療室における看護師の数は，常時，当該治療室の入院患者の数が四またはその端数を増すごとに一以上であること．
ホ　ハイケアユニット用の重症度，医療・看護必要度の基準を満たす患者を八割以上入院させる治療室であること．
ヘ　当該病院の一般病棟の入院患者の平均在院日数が十九日以内であること．
ト　診療録管理体制加算に係る届出を行った保険医療機関であること．
チ　ハイケアユニット入院医療管理を行うにつき十分な専用施設を有していること．

(2) ハイケアユニット入院医療管理料2の施設基準
イ　(1)のイからハおよびヘからチまでの基準を満たすものであること．
ロ　当該治療室における看護師の数は，常時，当該治療室の入院患者の数が五またはその端数を増すごとに一以上であること．
ハ　ハイケアユニット用の重症度，医療・看護必要度の基準を満たす患者を六割以上入院させる治療室であること．

厚生労働省：施設基準．平成26年度診療報酬点数表，2014より引用

ICUの存在と医療経済

1　医療経済の視点からみたICU

　いまやICUという医療サービスを提供する場は，急性期を担う医療施設にとって必要不可欠な存在となっていると述べました．それでは，わが国のICUは有効的に存在し，利用されているのでしょうか．

　わが国におけるICUの病床数は，欧米先進諸国と比べると人口比としては少ないのが現状です．医療経済の視点からは，ICUは多額の経費がかかり，収支としては基本的に原価割れしていることが日本集中治療医学会社会保険対策委員会による委員会報告で示されています[4]．

　ICUとは，一般病棟と比べると多くの医療資源（ヒト・モノ・カネ）が求められます．要するに，皮肉った表現をするならば「病院の金食い虫」たる存在でもあるといわざるを得ないということです．アメリカにおいては，いまやGDPの1％がICUで費やされているそうです．これは国を問わずして同じ様相だと考えてよいでしょう．2025年問題がさまざまなところで論議されていますが，高齢者の増加や医療技術の進歩は，ICUの医療経済にも直接的に負の課題を突きつけてくることが予想されます．

　ICUにおける生命維持装置の使用状況と収支状況は，人工呼吸器，血液浄化装置のいずれかもしくは両方を，1日以上使用した患者と同生命維持

装置を用いた診療を全く受けていない患者のICU在室中の収支を比較した報告[5]によると，当該生命維持装置を全く使用していない患者は74.1％で，使用していた患者は25.9％となっています．その収支状況は，生命維持装置を使用しない患者では，平均でわずかですが黒字になっています．一方，同装置を使用する治療を受けた患者では，平均で11万円以上の赤字となっています．

生命維持装置のなかでも，基本的装置となる人工呼吸器を使用した患者は全体の23.5％で，使用していない患者は76.5％を占めています．生命維持装置の使用の有無を反映するように，人工呼吸器を使用した患者のICU在室期間中の収支は，平均で12万円以上の赤字となり，人工呼吸を受けていない患者に比べ，平均値・中央値ともに明らかに赤字幅が大きいとしています．血液浄化療法（人工腎臓と持続緩徐式血液濾過を含む）を受けた患者数は6.0％で，その収支状況は平均で25万円以上の支出超過となり，受けていない患者の平均値に比べ15倍以上の開きとなっています．

一方，その使用日数が数日間にわたるなど，明らかにICU内で人工心肺装置を使用したと推定される症例においても，手術中の診療報酬における特定集中治療室管理料において指定されている7日以内と8日以上で比較すると，7日以内の患者数が89.7％，その収支状況は平均でおおむね1万円の赤字となっています．8日以上在室した患者では平均で約19万円の支出超過が示されています．

7日以内在室患者を3日以内と4日以上7日以内で細分化してみると，3日以内の患者数が74.6％で，その収支状況は4～7日，8日以上の在室患者に比べて明らかに赤字幅は少なかったとしています．

2 看護マネジャーに求められる考え方

したがって，この報告によって得られる知見からは，わが国のICUと称する場には，本来の集中治療を必要とするいわゆる急性重症患者に相当する患者が多くは存在しないといえます．また，人工呼吸療法に対する保険制度における診療報酬評価の再検討も必要であり，少なくとも人工呼吸器使用期間の短縮とそれに伴うICU在室日数の短縮が病院経営上のコスト削減に繋がることは明白なようです．看護を含む集中治療サービスの質が問われ，そして，その質の向上が強く求められているといえます．

この現状を受けて提示されたのが，2014（平成26）年度の特定集中治療室管理料に関する施設基準ということになり，「なんちゃってICU」の存在を是正して，膨らみ続ける医療費を削減しようとしているわけです．つまりは，本来の集中治療を受ける患者だけをICUに，適応のない患者はしかるべき場に収容して医療サービスを提供しなければならないということになります．その延長上にたとえばHCUの存在があります．しかるべく適応基準の範囲で患者を収容しなければ，医療収支に影響することは当然のことです．さらには，一般病棟においても同様に急性期病院の一般病棟と

しての機能と役割を実践することが求められます．

ICUをはじめとするクリティカルケア部門が，これまで多くの急性重症患者の命を救ってきたことは周知の事実です．だからこそいま，お荷物にならぬようそこで働く人々が自ら存在意義をあらためて見つめ直して，提供するサービスの質を高め，それが有効に利用される方法を実践していかなければならないのです．

財務にかかわる医療は，サービスであると同時にビジネスでもあります．看護マネージャーはビジネス・マネージャーであり，臨床（業務）マネジメントとともに，財務マネジメントに対する責任があります．限りある資源について考え，提案する看護マネージャーは，より多くの資源を手に入れることができると考えます．

看護マネージャーが知っておくべきこと

1 これだけは知っておくべき「損益分岐点」

一般に財務にかかわる項目としては，経営状況の安定度合いを評価する「安定性（財務の健全性）」，利益率や回転率から評価する「収益性」，資産の回転率から評価する「活動性」「資本」，収益付加価値から評価する「成長性」，収益生産から評価する「生産性」，費用全般などの適性状況を評価する「適正性」などがあげられます．

実際の財務運営において，「これだけは知っておくべき」ことを知ったうえで，ICUのナーシングマネージをしましょう．

それは，「損益分岐点（BEP：break-even point）」というもので，管理会計上の概念の1つです．具体的には，ICUの売上高と投じた費用（経費）の額が等しくなる売上高をさし，損益分岐点売上高ともいいます．つまり，売上高が損益分岐点以下となれば損失が生じ，それ以上になれば利益が生じることになります（これを採算点ともよぶこともあります）．いくら病床稼働額による収入があって売り上げが高くても，それ以上に出費が大きければ利益は得られないという簡単な話です．

2 経費の種類

さて，経費についてもうすこし触れておきましょう．経費は，大きく「固定費」と「変動費」の2つに分類できます．この2つの経費を合計したものを，一般に「総経費」と呼んでいます．

固定費とは，収益に比例しない経費です．たとえば，賃貸料，看護師をはじめとするICU帰属就業者の人件費，水道光熱費などです．変動費とは，収益に比例した経費を意味します．つまり，収益が増えたなら，それに比例して増す経費のことです．たとえば，材料費，諸検査費用，薬品費，諸用途のコピー用紙の使用費などがあります．そして，もう1つ重要なのが

医療機器類の減価償却費です．

この減価償却費とは，たとえば医療機器に使った1億円は，1度には経費にできないのが普通です．医療機器は複数年にわたって使用するものであり，使用期限を数か月に限定した消耗品ではありません．減価償却とは使用するおおむねの年数に応じて少しずつ費用にするということです．その分割した費用のことを「減価償却費」といい，損益計算書（P/L：profit and loss statement, income statement または statement of income）に計上することになります．

「今年は新しい高価なベンチレータを数台購入したので，大赤字になりました」という決算書は通用しません．したがって，ベンチレータの購入にあてた費用を，使用する期間に応じて，すこしずつ経費に割り当てします．ちなみに，使用する期間は税法で決められています．

3 指標となる「採算点病床利用率」

これらをふまえて，自施設ICUの診療報酬上に提示された算定可能入院期間と，稼働病床数に対する実際の患者数から算出される損益分岐点となる「採算点病床利用率」を知っておくことが重要です．それを知ったうえで，少なくともその割合を下回らない，むしろ上回るための策を検討し，ICU関係者はもちろんのこと，病院全体で共有するなどの動きも必要です．

また，さまざまなICUやHCUなどが設置されている施設であれば，患者の流れを円滑にする相互の協力体制を構築して，いずれかのユニットがマイナス収支となってもすべてのユニットを合わせて利益を上げる方法を実践すればよいのかもしれません．この損益分岐点となる病床利用率は時勢によって変動するため，一定の間隔で評価することが必要であり，所属する施設の財務担当者から適宜，正しい情報を得ることをお勧めします．

4 人件費と看護師の定着率

さて，財務運用のなかでは，人件費率や材料費率などをはじめとした経営の改革と改善を行う適正性の評価がとても大切とされています．ここで，よく取り沙汰される項目が収支状況に占める人件費率の問題です．一般的には，50％を超えた場合にやや危険な状況であるといわれることがあります．しかし，医療サービスを提供している近年の病院という場では，多くの人員が必要不可欠にもなっているため，人件費率を50％にとどめるのは難しく，実際にはもっと高い比率になっていても致し方ないのかもしれません．

したがって，財務マネジメントとしては，医療サービスの質を高めるべく，人員の投入によって人件費率の占める割合が高くなるのであれば，医療収入確保への策を細部にわたり実践することが必要です．たとえば，当然のことですが，施設の不備による査定率の低下があれば，その是正，診療報酬の適正確保や医療機器・材料の選定など原価費を可能な範囲で削減

する策の実践が成果を出せる因子となると考えます．

　人件費に関することで1つ補足をしておきます．それは，人件費に影響する因子である看護師の定着率(退職率)です．定着率がその職場の安定した経営に与える影響は，とても大きいものがあります．看護師の定着率は，経営・財務管理における適正性の重要な指標の1つであることを認識しておくべきです．しかし，その前提は率の高低だけで判断できるわけではありません．つまり，定着率が高すぎれば人件費の高騰が，低すぎれば安定した医療サービスの提供に支障をきたすことが懸念されます．

　とはいえ，長年にわたり同一の職場に就業することが質を担保することになるのかというと，それは疑問です．したがって，定着率は財務に影響を及ぼす重要な因子ではあるものの，もっと重要な点はその人的な質と質の構成状況にあります．人的な質のよい労働環境と教育体制，人を循環させるしくみが医療サービスに影響を及ぼし，それが経営上の安定性に繋がるのではないでしょうか．

　ここまで，財務運営について概要を述べてきましたが，ICUなどのクリティカルケア部門においては，経営を度外視して医療を提供しなければならないケースとそうではない一般的なケースが混在しており，おのおのに相応したケースマネジメントを心がけることが重要ではないでしょうか．

引用・参考文献
1) 厚生労働省：平成17年医療施設(静態・動態)調査．2005
2) 日本集中治療医学会：学会概要
　　http://www.jsicm.org/jsicm_gaiyo.html　より2015年3月6日検索
3) 日本集中治療医学会ICU機能評価委員会：日本集中治療医学会によるICU入室患者登録システム(JIPAD)の構築．国公立大学病院集中治療部協議会(徳島)，2013
4) 日本集中治療医学会社会保険対策委員会：診断群分類に基づく診療報酬支払制度データから検討したICU収支の現状．日本集中治療医学会誌，20(1)：118-123，2013
5) 日本集中治療医学会社会保険対策委員会：診断群分類に基づく診療報酬支払制度データから検討したICU収支の現状(第2報)：生命維持装置使用の有無と在室日数による解析．日本集中治療医学会誌，20(3)：431-434，2013

第1章 クリティカルケア領域におけるマネジメント

総論

クリティカルケア領域における
ナーシングマネジメントの基本

道又 元裕

本項では,前項で概説した「クリティカルケア領域における看護の基本特性」をふまえたうえで,「クリティカルケア領域におけるナーシングマネジメントの基本」について概説します.

医療政策,社会的趨勢,組織理念をふまえた実践的管理

「急性期から亜急性期,回復期等まで,患者が状態に見合った病床で状態にふさわしい医療を受けることができるよう,急性期医療を中心に人的・物的資源を集中投入し,入院期間を減らして早期の家庭復帰・社会復帰を実現するとともに,受け皿となる地域の病床や在宅医療・在宅介護を充実させていく必要がある.この時,機能分化した病床機能にふさわしい設備人員体制を確保することが大切であり,病院のみならず地域の診療所をもネットワークに組み込み,医療資源として有効に活用していくことが必要となる」[1]

上記のわが国の医療政策方針に関する掲示は,ICUをはじめとするクリティカルケア部門の看護にもその管理体制のあり方を問いかけ,変革を求めているものです.

ナーシングマネジメントは国の政策方針と社会の趨勢を鑑みて,当該組織の理念達成ができる実践的視点によるマネジメントを意味します.すなわち,組織に属する個と集団の看護の専門家が継続的に看護サービスの質を向上させ,優れた看護ケアを提供できるような環境をつくるための具体的規範を考えることにあります.

ナーシングマネジメントの基本的要素

ナーシングマネジメントが成立する要件は,①組織と管理者の理念,②

ミッション（使命），③ビジョンの確立，それを実現する④アクションプラン，⑤アクション，⑥チェンジ（変化）です．たとえば，国家的ガバナンス（医療政策・法的基盤・諸制度）と組織のミッションと理念，看護サービスのマネジメント，ケアのマネジメント，マネジメントの研究と成果活用，エビデンスの活用と検証などの要素によって構成されます．

　その要素の対象は，「組織のなかの個人」「集団」「組織そのもの」です．また，おのおのの対象と関係するマネジメントテーマあるいはタスクのキーワードは，看護ケアの実践者である個人レベルから集団と組織において，それぞれに「学習と教育」「学習と仕事の動機づけ」「訓練」「パーソナリティの育成」「個人の意思決定」「看護技術」「看護サービス提供」「リーダーシップ」「コミュニケーション」「職務設計（キャリアデザイン）」「職務満足」「業績評価」「態度測定」「ワークストレス」「ストレスマネジメント」「タイムマネジメント」「グループダイナミクス」「チームワーク」「グループコミュニケーション」「パワー」「地位」「勢力」「コンフリクト」「行動変容」「態度変容」「集団的意思決定」「集団的形成過程」「組織論」「組織変革」「組織文化」「組織環境」「比較価値」「分析」「評価組織内ポリティクス（政策と政策的調整）」「ガバナンス（統治）」などがあげられます．

　ここでいうガバナンスとは，当該部門で提供される看護サービスが良質となるようなマネジメントを統治・実践するという意味です．①専門職としての学習文化の形成：看護サービスを実践する看護師が専門職として必要な要素を研鑽するしくみづくり，②看護サービスの質の持続的な改善，③対象者への看護サービス不均衡是正，④看護サービス内容の格差の解消，⑤看護サービスの質の標準化，⑥成果の公開と評価などをさします．

クリティカルケア領域の看護師のタスク

　クリティカルケア領域の看護師は，患者の健康上における問題の特徴をふまえたうえで，タスクとして①患者が安全に安楽に過ごせる環境の提供，②非日常性のなかで日常性を維持するための援助，③細胞レベルのフィジカルアセスメントと心理的・社会的アセスメント，④重篤化の回避と早期回復に向けた諸機能維持と向上のためのアプローチ，が必要です．

　すなわち，患者のための医療が提供されることを目的に，患者に提供されている医療を正しく牽制できる，患者の代弁者としての役割です．また，自身を含めたメディカルスタッフが，安全で働きやすい環境を整えることも重要です．

　当該部署で働く看護師がこのようなパフォーマンスを実行できるよう，ナーシングマネジメントのタスクとして，「当該看護単位に必要な事業計画立案と評価」「看護システムの構築」「看護必要度の評価・患者状況（患者数・在院日数・疾病機構・重症度・病床調整・手術件数・利用率〈回転率〉・稼働率・家族支援）」「勤務体制」「ローテーション」「勤務時間などの労務管理」「福利

表1 「Plan(計画)-Do(実行)-See(検討)」の方法

①Plan(計画)の立て方
- 目的を理解する
- 目標を決める(量・質・時間)
- 仕事の手順とやり方を考える
- 段取りをする

②Do(実行)のしかた
- 関係者に相談をし,計画に手を加えるところがないかを検討する
- 関係者と連絡を取りあい,情報を交換し,協力体制をとる
- 途中で問題が発生した場合,修正し実行する

See(検討)のしかた
- 計画どおりに実行されたかを確認する
- 計画どおりに目的が達成できたかどうか,結果に不満足ならば原因を分析する
- もっとよい方法はなかったのかを検証し,次の計画に役立つような知識や技術の向上に努める.関係者へ検討の結果を報告する.

厚生」「人材(財)活用と適正配置」「人材育成」「他部門との諸調整」「物品管理」「収支状況の評価」「病棟環境整備と調整」「外部学習者などの学習環境の整備と学習支援の調整」などが必要です.これらに加えて,当該施設運営のためのイベントや会議への参加なども業務としてあげられます.

また,看護の責任と義務を果たすべく,患者の安全保証はもちろんのこと,入室全患者への看護計画と実践・評価記録(標準的言語による記録・表現),標準看護計画書や看護手順書,責任所在の明確となる患者担当看護方式(体制),専門職としての知識・技術を高めるための研鑽支援,科学的根拠に基づく看護ケアの実践と評価,患者に有益な看護ケアの開発(改善)にも責任者としてかかわることが多いはずです.

タスクのマネジメントサイクル

目標,方針,方法,手順,経済,組織構造,職務権限,人員配置などの評価,分析,フィードバック,問題発見を「Plan(計画)-Do(実行)-See(検討)」または「Check(評価・検討)」のマネジメントサイクルに従って実践していく方法もあります(表1).タスクに取り組むとき,計画を立てたら実行に移し,その結果を検討します.もし,問題点や期待した結果が得られない場合は,原因を考え対策を検討し,次のタスクの糧とします.

ナーシングマネジメントにおける重要課題の例

以下,ナーシングマネジメントにおけるいくつかの重要課題を例として概述します.

1　「人材（財）確保と育成」の例

　医療機関は，就業時間によって患者の担当者は変わっても，24時間体制で継続的に看護サービスを提供しています．しかも，クリティカルケア領域では，患者対看護師数の比率は一般病棟と比べて手厚くなっています．このことは普遍的であたり前のことのように考えられがちですが，とても重要な意味をもっています．

　看護師の必要人員数は，簡単に算定できるでしょう．たとえばICU（2：1配置）で夜勤時間の制限が7：1の一般病棟のような夜勤時間制限（72時間）がないので，8～16時間のいわゆる2交代シフトならば，ICU有給休暇取得率を50％前後と仮定して，年間の規定労働・休日日数から換算すると，3.1～3.2という係数が導き出されます．その係数はあくまで最低人員数ですが，12床のICUで病床稼働率100％だとすると38～39人の人員が必要となり，それに管理者1名を加えると39～40人で構成された組織となるわけです．

　HCU（4：1）やSCU（3：1）の場合は，その2：1の係数を人員配置比に合わせて算出するとよいことになります．しかし，それはあくまで最低人員数であって（施設によっては，それよりも少ない人員体制もある），当該施設の患者の流れや動きや人的な質の構成などによって，展開されている看護サービスを客観的に分析・評価し，人的マネジメントを幾多の方向から検討することも重要な課題です．つまり，人員は単なる駒数ではなく，適正な必要人員と適材適所からなる人員の配置と活用，権限と役割委譲，働き方（交代制の方式）などの観点から人員算定を行い，看護部との交渉をすべきです．クリティカルケア部門の看護師は72時間夜勤時間制限の対象となっていないことを前述しましたが，行政および日本看護協会は一般病棟と同様の夜勤時間が望ましいとしています．したがって近い将来には，それが要件になる可能性が高いと考えるべきです．

　看護師のなかに日本看護協会が認定する急性・重症患者看護専門看護師，認定看護師（集中ケア・救急看護・皮膚排泄ケア・感染管理）などのいわゆるスペシャリストがいる施設も増えていることでしょう．そのようなメディカルスタッフの役割は，施設によって大なり小なり異なっているのかもしれませんが，彼らを人的資源としてどのように育成し，役割発揮を促進していくかが看護チームにも大きく影響を及ぼします．それ以外のスタッフの育成ももちろんのこと，人的資源のありようによってナーシングマネジメントのしかたが変わることは当然であり，自施設にふさわしい人的資源の育成のあり方について計画的な検討が必要であり，重要です．

2　「質の評価」の例

　質の評価をマネジメントの視点から行う際には，思考プロセスを論理的に整理しておくことが大切です．たとえばA.Donabedianが示す①構造（structure）：モノ，人の配置などの物的・人的資源の側面，②過程（process）：

医療従事者の態度や行動の側面, ③結果(outcome):治療や看護の結果としての患者の健康状態やクオリティオブライフ(生存生活人生の質)の側面, などのモデルにあてはめることも一案です.

たとえば, 構造は,「病床数」「必要スタッフ数(配置・比率・クリニカルラダーなどの能力分布)」「スペシャリスト比率」「機器保有」「病室環境」「動線」「原資・財源」, 過程は,「人工呼吸日数」「抗菌薬投与量」「手指消毒などの方法・対策の標準化整備とスクリーニングの実践」「マニュアル・ガイドライン・プロトコル遵守率」「closed ICUかopen ICUか」「教育体制」など, 成果と結果は,「死亡率(退室・退院)」「在室・在院日数」「再入室率」「合併症併発率」「インシデント・アクシデント」「感染症・薬剤耐性」「患者・家族の満足度」「職員の満足度」「収支」などということになります.

3 「カイゼン(改善)」の例

「カイゼン」は看護マネジャーの使命

トヨタ方式で有名になった「カイゼン」もまた, 質の保証にかかわるマネジメントです. 病棟の設備環境や看護ケアのカイゼン, 看護業務の効率性や患者の安全担保にかかわるカイゼン, インシデントの発生防止にかかわるカイゼンなどさまざまな対象に対してカイゼンを行うマネジメントです.

カイゼンへの取り組みの鍵は, 患者と看護職員の満足度を高めるための実践であることをスタッフたちが共通理解しているか否かです. また, カイゼンには病院と病院看護部門のカイゼンについての活動方針も重要ですが, 決め手は献身的に実践を担当している人々が知恵を使うか使わないかです. したがって, 知恵を出させる, 出せるようにする働きかけがマネジャーの仕事です.

カイゼンには臨床実践力の水準を上げ, 看護サービスという役務の質を高めることが不可欠ですが, 看護師のレベルアップで終結するわけではありません. 最終ゴールは, その組織の確固たる「ブランド化」なのです. カイゼンなくして, ナーシングマネジャーの果たせる使命はありません.

ナレッジマネジメントによるカイゼン

看護における質を高めるカイゼン活動(看護の品質保証)の1つに「ナレッジマネジメント(knowledge management)」があります. 企業が行う企業経営と品質の管理手法には, ①生産管理, ②販売管理(マーケティング), ③財務管理, ④人的資源管理, ⑤情報管理, ⑥ナレッジマネジメントがあり, この6番目の方法のことです.

これは, 個人の「暗黙知(tacit knowledge)」を誰にでも利用できる形式の知として表出させようとする取り組みです. つまり, 知識の共有化と明確化をはかり, 作業の効率化や発見を容易にしようとするマネジメント上の手法です. また, 組織(職場・業界)によって創られる知識は「集合知」とよばれ, その知(知のすべてのデータ・情報・知識・知恵)をマネジメントす

る手法です．

「形式知（explicit knowledge）」とは，明確な言語・数字・図表で表現されたマニュアルや教科書などの客観的・理性的・合理的な知であり，言語化・数値化されているので共有しやすく，コンピュータで処理できるような知識です．一方，「暗黙知」は明示化されていない認知的技能（たとえば判断のノウハウ）や身体的技能（たとえば手技のノウハウ）などの主観的・身体的・経験的な知であり，言語化されていないので，獲得するためには同じ時空間での体験の共有が必要であり，コンピュータに載せるのは難しい知識です．

たとえば，①組織内の個人，または小グループでの暗黙知を共有し，それをもとにした新たな暗黙知を創造する（共同化：socialization），②各個人や小グループが有する暗黙知を形式知として洗い出す（表出化：externalization），③洗い出された形式知を組み合わせ，それをもとに新たな知識を創造する（結合化：combination），④新たに創造された知識を組織に広め，新たな暗黙知として習得する（内面化：internalization）などとして活用されます．

ナレッジマネジメントの目的は，成果としての知（データ・情報・知識・知恵）をマネージして創造・共有・活用し，その過程をいかにマネージしながらスタッフの能力としての知を増大させるかにあります．そして，知の創造とその過程を管理するのではなく支援することにあります．マネジメントの本質は「支援」にあるということです．

ナーシングマネジメントの醍醐味

クリティカルケア領域のナーシングマネジャーは，とてつもなく多岐にわたる項目のタスクを担っているように感じるかもしれません．しかし，このマネジメントタスクはあなた1人で行うことではありません．むしろ，それらを1人でこなそうとしているのならば，それは明らかな誤りです．チーム力が育まれずに，おそらくいずれ破綻してしまうでしょう．この多岐にわたるタスクを，スタッフとともに分担して遂行できる「小さな政府的な組織づくりの実現と実践」がナーシングマネジメントの醍醐味ではないでしょうか．

クリティカルケア領域に従事する看護師は，患者に真摯に向き合う姿勢においてほかの領域と比べてもひけをとりません．それどころか，生命が脅かされている状態にある急性重症患者に対して必要な専門職としての技量を獲得し，それを実践するために集結した人々によって構成されているチームの潜在的能力はきわめて高いと考えます．

そんな優れた能力をもった看護の専門職のチームを率いて，支えて，素敵なマネジメントを実践できるといいですね．

引用・参考文献
1）社会保障制度改革国民会議：社会保障制度改革国民会議報告書，p25，2013

第2章
クリティカルケア領域におけるマネジメントの実際

● **業務**のマネジメント

経営的視点−診療報酬から
重症度，医療・看護必要度
病棟目標設定
業務の効率化
質評価
病床コントロール
受け入れと申し送り
物品管理
安全管理・リスクマネジメント
災害対策
倫理のマネジメント
家族へのマネジメント
財務マネジメント

● **人**のマネジメント

適性な人員配置
勤務シフト
コンピテンシー
ワーク・ライフ・バランス
ストレスマネジメント
リーダーシップ
チームマネジメント
多職種連携
医師との関係性
一般病棟との連携

● **環境（教育）**のマネジメント

スタッフ教育
キャリアディベロップメント
臨地実習支援
リソースナースの活用
看護研究

● **情報**のマネジメント

情報管理
看護記録

コラム 重症患者の社会保障制度

第2章 クリティカルケア領域におけるマネジメントの実際

業務のマネジメント

経営的視点──診療報酬から

木下 佳子

診療報酬における看護の評価

診療報酬における看護の評価については，2006（平成18）年の診療報酬改定において，いわゆる「7対1看護」が導入され，急性期医療において看護職員を手厚く配置している病院を診療報酬上評価しようとされました[1]．

クリティカルケア領域においては，施設基準のなかで，患者対看護師比率が常時2：1（集中治療室），4：1（ハイケアユニット）と定められ，さらに手厚い看護が求められています．経営的観点から考えると，「7：1入院基本料」と「特定集中治療室管理料」「ハイケアユニット入院医療管理料」を有効に活用することが重要です．

看護管理者は，各部署のもつ機能と患者の状態，要求されるケアの量と質を考え，病院全体を俯瞰したうえで，患者配置を考える必要があります．

クリティカルケア領域における診療報酬

診療報酬とは，保険診療において提供された医療サービスに対する対価として支払われる報酬のことです．診療報酬の改定内容については，中央社会保険医療協議会において審議され，原則として2年に1回改定が実施されています[1]．

2014（平成26）年の改定は，2025年に向けて，①医療提供体制の再構築，②地域包括ケアシステムの構築を図る，③入院医療・外来医療を含めた医療機関の機能分化・強化と連携，④在宅医療の充実等に取り組む主旨で行われました[2]．高度急性期と一般急性期を担う病床の機能分化を図ることを目的として，看護必要度を含めた7：1要件の見直しを行い，より体制の充実した特定集中治療室の評価を新設しています（表1）．

そのなかで，「特定集中治療室管理料1」と「特定集中治療室管理料2」がより充実した集中治療室として新たに新設され，医師の要件，臨床工学技士

表1 特定集中治療室管理料・ハイケアユニット入院医療管理料

	期間	点数	施設基準等
特定集中治療室管理料1	7日以内の期間	13,650点	①常時患者対看護師が2対1であること ②専任の医師が常時・特定集中治療室内に勤務していること．当該専任の医師に，特定集中治療の経験を5年以上有する医師を2名以上含む ③特定集中治療室管理を行うにふさわしい専用の特定集中治療室を有しており，当該特定集中治療室の広さは1床あたり20㎡以上である ④専任の臨床工学技士が常時，院内に勤務している ⑤特定集中治療室用の重症度，医療・看護必要度について，A項目3点以上かつB項目3点以上である患者が9割以上であること
	8日以上14日以内の期間	12,126点	
特定集中治療室管理料2 (広範囲熱傷特定集中治療管理料の場合)	7日以内の期間	13,650点	
	8日以上60日以内の期間	12,319点	
特定集中治療室管理料3	7日以内の期間	9,361点	①常時患者対看護師が2対1であること ②必要な医師が常時配置されていること ③集中治療を行うにつき必要な専用施設を有している ④特定集中治療室用の重症度，医療・看護必要度について，A項目3点以上かつB項目3点以上である患者が8割以上であること
	8日以上14日以内の期間	7,837点	
特定集中治療室管理料4 (広範囲熱傷特定集中治療管理料の場合)	7日以内の期間	9,361点	
	8日以上60日以内の期間	8,030点	
ハイケアユニット入院医療管理料1	21日を限度	6,584点	看護配置常時4：1 ハイケアユニット用の重症度，医療・看護必要度について，A項目3点以上かつB項目7点以上である患者が8割以上であること
ハイケアユニット入院医療管理料2	21日を限度	4,084点	看護配置常時5：1 ハイケアユニット用の重症度，医療・看護必要度について，A項目3点以上かつB項目7点以上である患者が6割以上であること

社会保険研究所：医科点数表の解釈―平成26年4月版，p165-169，p1275-1276，2014をもとに筆者作成

の配置，ユニットの広さなどの条件が厳しく設定されました．また現行の「特定集中治療室管理料1」と「特定集中治療室管理料2」は，「特定集中治療室管理料3」と「特定集中治療室管理料4」とされました[3]．

また，入室患者の評価方法も見直され，集中治療室においては「特定集中治療室用の重症度，医療・看護必要度」に名称を変更するとともに，A項目3点以上かつB項目3点以上である患者が8割以上であることとなりました．

ハイケアユニットにおいては「ハイケアユニット用の重症度，医療・看護必要度」でA項目3点以上かつB項目7点以上の患者が8割以上であること(ハイケアユニット入院医療管理料1)，6割以上であること(ハイケアユニット入院医療管理料2)となり，入室患者の条件が厳密に定められました．

また，長期に入室になった患者(集中治療室では14日以上，ハイケアでは21日以上)の患者は対象外になるため，長期入室患者が増えると入室患者の適応割合が低下するリスクが高くなります(「重症度，医療・看護必要度」についてはp37参照)．

今回の診療報酬改定は，医療機関の機能分化を基本とし，高度急性期機能を明確化し強化するものです．また，医療提供内容による階層化を図る意図もあります．

集中治療の診療報酬と病院経営

1 適切な患者配置

集中治療室に入室する患者の入院単価は高いため，病院経営上，集中治療室を有効に活用することが非常に重要になります．また，限られた資源である集中治療室の病床を本当に必要な患者に使用することが，多くの患者の幸せにつながります．

そのためには，一般病床・ハイケアユニット・集中治療室それぞれに適した患者を適切に配置することが重要です．

経営的に考えた場合，集中治療の必要のない患者を集中治療室やハイケアユニットに入室させると，特定集中治療加算が算定できないだけでなく一般病棟の必要度が低くなり，7：1の基本料が算定できなくなってしまいます．逆に，集中治療が必要な患者を集中治療室に入室させず，一般病棟に入室させると，集中治療室の病床稼働率が低下してしまいます．

患者にとってみても，集中治療の必要のない患者を集中治療室やハイケアユニットに入室させると，集中治療室やハイケアユニットを本当に必要とする重症患者が入室できなくなり，逆に，集中治療が必要な患者を集中治療室に入室させず，一般病棟に入室させると，適切な治療が受けられず，急変や重症化するなどの有害事象を引き起こす可能性が出てきてしまいます．

したがって，毎日の患者配置・集中治療室やハイケアユニットへの入退室について，必要とする病床数や患者の重症度を多職種で検討し，適切に行うことが重要です．

2 患者の状態の適切な評価

患者の重症度を勘案して病棟を決めることは簡単なことではなく，なんらかの客観的なツールを用いて，患者の状態を適切に評価するべきです．

SOFAスコアやAPACHEスコア，あるいは各病院で決めた生理的指標に基づいた入室基準などを用いて，入室部署を決定することを推奨します．

とくに，集中治療室でもハイケアユニットでも，表2に示すように算定対象になる患者は同じです．違いは重症度で，4：1看護が必要か，2：1看護が必要かを判断することになります．

ある総合病院の集中治療室とハイケアユニットの機能を比較したものを表3に示します．大きくはモニタリング・観察の頻度・精密さに相違があります．機能の差を勘案して，入室させる患者の観察がどの程度必要なのかを検討することが必要です．

SOFAスコア
sequential organ failure assessment score
重要臓器の障害度を数値化した指標

APACHEスコア
acute physiology and chronic health evaluation score
主にICU患者の重症度と予後予測の指標

表2 特定集中治療室管理料・ハイケアユニット入院医療管理料の算定対象となる患者

以下の状態にあって，医師が入院医療管理が必要であると認めた者
ア　意識障害または昏睡
イ　急性呼吸不全または慢性呼吸不全の急性増悪
ウ　急性心不全（心筋梗塞を含む）
エ　急性薬物中毒
オ　ショック
カ　重篤な代謝障害（肝不全・腎不全・重症糖尿病など）
キ　広範囲熱傷
ク　大手術を必要とする状態
ケ　救急蘇生後
コ　そのほか外傷，破傷風等で重篤な状態

表3 集中治療室とハイケアユニットの機能的な相違（ある総合病院の例）

	項目	集中治療室	ハイケアユニット
	患者：看護師数	2：1	4：1
観察機能	バイタルサイン測定頻度	15分毎～3時間ごと	基本的には3時間ごと（必要に応じて頻度をあげる）
	非観血的モニタリング（NBP, SpO_2, HR, 呼吸数）	常時	常時
	観血的モニタリング（Aライン, SGC, CVP）	即時可能	可能
	水分出納バランス評価	1時間毎～3時間ごと	基本的には6時間ごと
検査	動脈血採血 血糖測定 ECG12誘導	可 可 可	可 可 ＊頻繁に測定し値により補正することは難しい 可
治療	薬剤コントロール	循環作動薬の緻密なコントロールが可能	循環作動薬の使用は可能
生命維持装置	IABP PCPS 持続透析 人工呼吸器	可 可 可 可	不可 不可 可 急性呼吸不全の治療期を脱した患者の管理は可
そのほか	脳室ドレーンによる脳圧管理	可	不可

たとえば、敗血症、とくに重症敗血症や敗血症性ショックが疑われる患者は、6時間以内に輸液や輸血・循環作動薬を用い循環動態を安定させ、血圧・CVP・乳酸値を目標値に到達させる必要がある[4]のでICU入室となります。

3 患者の入室日数の管理

特定集中治療加算は14日まで、ハイケアユニットは21日までしか算定できません。長期入室になった患者が本当に集中治療が必要なのかについても検討が必要です。漫然と「人工呼吸器を装着しているからICUに入室している」ということがないように退室基準を設定し、どのような状態になったら病棟で看護していけるのかを検討し、決めておくことが必要です。

効率的に集中治療室を運営するためには、できるだけ在院日数を短くすることが有用です。そのためには退室基準を決めるほかに、合併症を起こさないこと、人工呼吸や補助循環などを適切に離脱することが必要です。

感染管理や人工呼吸管理をガイドライン等にのっとった標準的なケアを行い適切に行います。また、適切な管理が行われているかどうかサーベイランスなどを行ってモニタリングし、改善活動につなげていきます。

4 コスト管理

集中治療室は、患者対看護師が2対1、ハイケアユニットは4対1配置です。一般病棟のように夜勤看護加算72時間の縛りはありませんが、ほかの病棟と同じ条件で72時間以下の夜勤時間にしようとすると、8床の集中治療室では28人の夜勤者が必要になります。多くの人材を投入し労務費がかかっていることを認識し、集中治療室を有効に活用するようにします。

集中治療室で働く看護師は一人前になるために長い時間トレーニングが必要で、それには本人の努力だけではなく指導者や管理者の負担も少なくありません。そのように育てた人材が育っていく環境・長く勤務できる職場を構築していくことが、管理者としての重要な役割になります。

また集中治療を行うにあたって、人工呼吸器・モニタリング機材・心電計・ビジランスなど高額な機器をそろえる必要があります。定期的なメンテナンスやシステム更改なども考えて、誰がどのように管理するのかを決定していくこと、予算を組んでおくことなどが必要です。

さらに、集中治療室で行われる診療行為は包括で扱われるため、過剰な診療行為は費用の持ち出しになってしまいます。したがって、ある程度の標準的なケア（たとえば動脈血採血による血液ガス測定の回数など）を決めて管理するようにします。

引用・参考文献
1）尾形裕也：医療サービスに対する需要　医療保険制度，診療報酬制度．看護管理者のための医療経営学―医療制度と経営理論を理解し組織運営に活かす，p40-52，日本看護協会出版会，2014
2）厚生労働省保険局医療課：平成26年度診療報酬改定の概要2014年4月12日版．2014
3）社会保険研究所編：医科点数表の解釈　平成26年4月版．社会保険研究所，p165-169，2014

第2章 クリティカルケア領域におけるマネジメントの実際

業務のマネジメント

重症度, 医療・看護必要度

中野 あけみ

クリティカルケア領域における「重症度, 医療・看護必要度」

「看護必要度」は「入院患者に提供されるべき看護の必要量」であり, 看護サービスの提供時間の程度によって表され, 患者の状態データを用いて推定されるものである[1]といわれています. この看護必要度には, 患者状態に応じて3種類の評価基準(①特定集中治療室用, ②ハイケアユニット用, ③一般病棟用)が開発され, 診療報酬上算定要件として看護職員の適正配置基準に適用されるなど, その重要度が高まっています.

ここでは, クリティカルケア領域のうちICUを中心に, 医療・看護必要度のあり方について述べます.

1 診療報酬と「重症度, 医療・看護必要度」

2014(平成26)年度の診療報酬改定において, 高度急性期と一般急性期を担う病床の機能分化の促進を図ることを目的に「重症度・看護必要度」の評価基準が見直され, 急性期病床における患者状態の評価が厳格化されました. それに伴い, 「重症度・看護必要度」の名称が「重症度, 医療・看護必要度」(以下, 看護必要度)に変更され, ICU・HCUに関しても「特定集中治療室用の重症度, 医療・看護必要度」, 「ハイケアユニット用の重症度, 医療・看護必要度」と変更されました(表1, 表2).

さらにこの診療報酬改定では, より体制の充実した特定集中治療室(ICU)を評価する「特定集中治療室管理料」が新設され, その算定要件において「看護必要度」にかかわる基準が変更となりました. 改定前は, 「A得点3点以上, またはB得点3点以上である患者が9割以上」であったのに対して, 「(新)特定集中治療管理料1,2」では「A得点3点以上, かつB得点3点以上である患者が9割以上」, 「(新)特定集中治療管理料3,4(旧特定集中治療管理料1,2に相当)」では「A得点3点以上, かつB得点3点以上である患者が8割以上」となりました(表3, 表4).「ハイケアユニット入院医療管理料」に

表1 「特定集中治療室用の重症度,医療・看護必要度」に係る評価票

A　モニタリングおよび処置等	0点	1点
1. 心電図モニターの管理	なし	あり
2. 輸液ポンプの管理	なし	あり
3. 動脈圧測定(動脈ライン)	なし	あり
4. シリンジポンプの管理	なし	あり
5. 中心静脈圧測定(中心静脈ライン)	なし	あり
6. 人工呼吸器の装着	なし	あり
7. 輸血や血液製剤の管理	なし	あり
8. 肺動脈圧測定(スワンガンツカテーテル)	なし	あり
9. 特殊な治療法等(CHDF, IABP, PCPS, 補助人工心臓, ICP測定, ECMO)	なし	あり

A得点

B　患者の状態等	0点	1点	2点
10. 寝返り	できる	何かにつかまればできる	できない
11. 起き上がり	できる	できない	―
12. 座位保持	できる	支えがあればできる	できない
13. 移乗	できる	見守り・一部介助が必要	できない
14. 口腔清潔	できる	できない	―

B得点

注)特定集中治療室用の重症度、医療・看護必要度に係る評価票の記入にあたっては、「特定集中治療室用の重症度,医療・看護必要度に係る評価票　評価の手引き」に基づき行うこと.
Aについては,評価日において実施されたモニタリングおよび処置等の合計点数を記載する.
Bについては,評価日の患者の状態に基づき判断した点数を合計して記載する.
<特定集中治療室用の重症度,医療・看護必要度に係る基準>
モニタリング及び処置等に係る得点(A得点)が3点以上,かつ患者の状態に係る得点(B得点)が3点以上.

ついては,表5に示します.
　ICUの現行管理料は「看護必要度」割合を9割のところを8割に緩和されました.そのうえで,今回のICU見直しに対応できない医療機関においては,その受け皿として「ハイケアユニット入院医療管理料1」が設けられました.ここも「看護必要度」を「または」を「かつ」に変更して,代わりに点数を2000点引き上げています.この基準を満たせない場合には,「看護必要度」割合が6割以上で点数を500点下げた,「ハイケアユニット入院医療管理料2」を適用することになります.
　しかし,ここでは,看護・患者医療配置基準を4:1から5:1に緩和して

表2 「ハイケアユニット用の重症度,医療・看護必要度」に係る評価票　配点

A　モニタリング及び処置等	0点	1点
1. 創傷処置（①創傷の処置〈褥瘡の処置を除く〉，②褥創の処置）	なし	あり
2. 蘇生術の施行	なし	あり
3. 呼吸ケア（喀痰吸引および人工呼吸器の装着の場合を除く）	なし	あり
4. 点滴ライン同時3本以上の管理	なし	あり
5. 心電図モニターの管理	なし	あり
6. 輸液ポンプの管理	なし	あり
7. 動脈圧測定（動脈ライン）	なし	あり
8. シリンジポンプの管理	なし	あり
9. 中心静脈圧測定（中心静脈ライン）	なし	あり
10. 人工呼吸器の装着	なし	あり
11. 輸血や血液製剤の管理	なし	あり
12. 肺動脈圧測定（スワンガンツカテーテル）	なし	あり
13. 特殊な治療法等（CHDF, IABP, PCPS, 補助人工心臓, ICP測定, ECMO）	なし	あり

A得点

B　患者の状態等	0点	1点	2点
14. 床上安静の指示	なし	あり	ー
15. どちらかの手を胸元まで持ち上げられる	できる	できない	ー
16. 寝返り	できる	何かにつかまればできる	できない
17. 起き上がり	できる	できない	ー
18. 座位保持	できる	支えがあればできる	できない
19. 移乗	できる	見守り・一部介助が必要	できない
20. 移動方法	介助を要しない移動	介助を要する移動（搬送を含む）	ー
21. 口腔清潔	できる	できない	ー
22. 食事摂取	介助なし	一部介助	全介助
23. 衣服の着脱	介助なし	一部介助	全介助
24. 他者への意思の伝達	できる	できるときとできないときがある	できない
25. 診療・療養上の指示が通じる	はい	いいえ	ー
26. 危険行動	はい	ある	ー

B得点

注）ハイケアユニット用の重症度，医療・看護必要度に係る評価票の記入にあたっては，「ハイケアユニット用の重症度，医療・看護必要度に係る評価票評価の手引き」に基づき行うこと．
Aについては，評価日において実施されたモニタリング及び処置等の合計点数を記載する．
Bについては，評価日の患者の状態に基づき判断した点数を合計して記載する．
＜ハイケアユニット用の重症度、医療・看護必要度に係る基準＞
モニタリング及び処置等に係る得点（A得点）が3点以上，かつ患者の状態に係る得点（B得点）が7点以上．

います．したがって，ICUの新基準を満たせない場合は，「ハイケアユニット入院医療管理料1」を，それも適用できなければ「ハイケアユニット入院医療管理料2」を適用するということになります．さらにそれも適用できなければ，「7：1入院基本料」の算定ということになります

つまり，現行基準よりも上位の基準がつくられたことで，この基準に満たないとすると高いハードルとなってしまう施設も生まれるということで

表3　平成26年度診療報酬改定に伴う特定集中治療管理料に係る「重症度，医療・看護必要度」の見直し

改定前

(旧)管理料	算定期間	点数	重症度・看護必要度割合
(旧)特定集中治療管理料1	イ　7日以内の期間 ロ　8日以上14日以内	9,211点 7,711点	A得点3点以上，またはB得点3点以上の患者が9割以上
(旧)特定集中治療管理料2	イ　特定集中治療管理料 （1）7日以内の期間 （2）8日以上14日以内 ロ　広範囲熱傷特定集中治療管理料 （1）7日以内の期間 （2）8日以上60日以内	9,211点 7,711点 9,211点 7,901点	A得点3点以上，またはB得点3点以上の患者が9割以上

新設：より医療体制が充実した施設を対象に，高得点の「1」「2」が設定された

改定後

(新)管理料	算定期間	点数	重症度、医療・看護必要度割合
(新設)特定集中治療管理料1	イ　7日以内の期間 ロ　8日以上14日以内	13,650点 12,126点	A得点3点以上，かつB得点3点以上の患者が9割以上
(新設)特定集中治療管理料2	イ　特定集中治療管理料 （1）7日以内の期間 （2）8日以上14日以内 ロ　広範囲熱傷特定集中治療管理料 （1）7日以内の期間 （2）8日以上60日以内	13,650点 12,126点 13,650点 12,319点	A得点3点以上，かつB得点3点以上の患者が9割以上
特定集中治療管理料3（旧管理料1）	イ　7日以内の期間 ロ　8日以上14日以内の	9,361点 7,837点	A得点3点以上，かつB得点3点以上の患者が8割以上
特定集中治療管理料4（旧管理料2）	イ　特定集中治療管理料 （1）7日以内の期間 （2）8日以上14日以内 ロ　広範囲熱傷特定集中治療管理料 （1）7日以内の期間 （2）8日以上60日以内	9,361点 7,837点 9,361点 8,030点	A得点3点以上，かつB得点3点以上の患者が8割以上

＊(新)特定集中治療管理料3,4の要件を満たせない場合は，ハイケアユニット入院医療管理料，7:1入院基本管理料等に変更

厚生労働省：平成26年度診療報酬改定の概要，2014をもとに筆者作成

表4 特定集中治療管理料の対象患者

1. 意識障害または昏睡
2. 急性呼吸不全または慢性呼吸不全の急性増悪
3. 急性心不全（心筋梗塞を含む）
4. 急性薬物中毒
5. ショック
6. 重篤な代謝障害（肝障害，腎不全，重症糖尿病など）
7. 広範囲熱傷
8. 大手術後
9. 救急蘇生後
10. その他の外傷，破傷風などで重篤な状態

表5 平成26年度診療報酬改定に伴うハイケアユニット入院医療管理料に係る「重症度、医療・看護必要度」の見直し

(旧)管理料	看護・患者医療配置基準	点数	重症度・看護必要度割合		(新)管理料	看護・患者医療配置基準	点数	重症度、医療・看護必要度割合
(旧)ハイケアユニット入院医療管理料1	4：1	4,511点	A得点3点以上，またはB得点7点以上の患者が8割以上	移行	ハイケアユニット入院医療管理料1	4：1	6,584点	A得点3点以上，かつB得点7点以上の患者が8割以上
					(新設)ハイケアユニット入院医療管理料2	5：1	4,084点	A得点3点以上，かつB得点7点以上の患者が6割以上

＊（新）ハイケアユニット入院医療管理料1の要件を満たせない場合は2へ，ハイケアユニット入院医療管理料2を満たせない場合は7:1入院基本管理料等に変更

厚生労働省：平成26年度診療報酬改定の概要，2014をもとに筆者作成

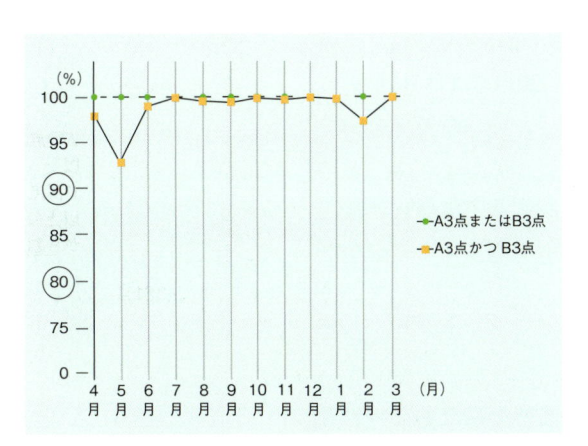

図1 A大学病院における「重症度，医療・看護必要度」の新旧基準による比較

す．
　その結果，各施設が，特定集中治療室の病床機能に見合った患者がどの程度入床しているかを分析したうえで，算定要件を満たすための方策，もしくは入床患者の特性に合った病床機能への変換について再考することになり，診療報酬における「看護必要度」の重要度がさらに高まったといえます．
　このように「看護必要度」の評価者であり，かつ看護サービスの提供者である看護師が病院経営に果たす役割は大きく，看護師には正確な医療・看護必要度の評価と根拠となる看護記録の担保，質の高いクリティカルケアの実践が求められています．また，看護管理者には，これらを担保できる「看護必要度」の評価体制・監視体制の構築とスタッフ教育，及びクリティカルケアの質向上を図ることが必要であると考えます．
　さらに，適正な診療報酬算定のためには，患者の利益とクリティカルケア看護本来の目的に反した不当な行為によって，「看護必要度」評価のアップコーディングがなされないように監視する必要があります．看護管理者は，病院経営を重視するあまり不要なモニタリングやラインの留置，リハビリテーションの遅延，入床期間の延長等が行われないように，高い倫理観をもって看護実践と病棟運営をすることを，組織全体に示していくことが責務です．

アップコーディング
upcording
DPC対象病院が故意に異なった病名をつけて，入院にかかる診療報酬を不正に多く請求すること

病棟マネジメントとの指標としての「看護必要度」

1 診療報酬における病床機能の見直し

　当院では，電子カルテ上で看護必要度評価システムを構築しているため，2014（平成26）年度の診療報酬改定に際し，2013（平成25）年度のICU入室患者の重症度，看護必要度データをもとに，新基準（A得点3点以上，かつB得点3点以上）によるシミュレーションを実施し，1か月毎の数値の変動を検証しました（**図1**）．その結果，改定前の基準を満たす患者の割合が平均100％であったのに対して，新基準では平均98.7％（最小値92.8％，最大値100％）と平均で約2％程度の低下を認めたものの，2014年4月以降も「A得点3点以上，かつB得点3点以上の患者が9割以上」という新基準を満たすことが可能であることが示されました．
　その後，臨床工学技師の適正配置を図り，新設の「特定集中治療管理料2」を申請することで，ICU機能の拡大と診療報酬の増収を図ることにつながりました．

2 病床運用と入退室基準

　上記のシミュレーションの際に，「看護必要度」の基準を満たさない患者を分析した結果，医療依存度を示すA得点は2点（心電図モニター，輸液

ポンプのみ)と低下していました.要因はADL低下のためB得点が高くなっている高齢者らであり,後方病床であるHCUや一般病床の確保が困難なために,ICU在室を余儀なくされた事例が多いことが明らかとなりました.

また,わずかですが心筋梗塞疑いでICUに緊急入院したものの,冠動脈の有意狭窄を認めず経過観察となった事例では,A得点・B得点ともに低く,「特定集中治療室用の重症度,医療・看護必要度」の基準を満たさないケースがあることもわかりました.

このように,疾患・術式,患者状態の違いによるA得点・B得点と,入院経過に伴うそれぞれの推移を分析することで,今後,入退室基準として「看護必要度」を活用できると考えています.とくに医療依存度を示すA得点は,後方病床との交渉において,統一した共通の基準として活用できます.

しかし,日々高度化するクリティカルケアにおいて,重症度,医療・看護必要度の得点が必ずしも患者状態に合致していない場合もあります.したがって,入退室基準への適応は,施設ごとにICUとその他の病床,人員などの観点から,当該患者にとって不利益とならない管理実践が原則です.

3 看護師配置と看護師の教育

看護必要度は,診療報酬における適正な看護師配置の基準として導入された評価指標です.複数の病棟で統一した評価指標に基づき患者状態を評価することで,提供すべき看護の必要量を病棟間で横断的に比較することが可能となり,看護師の適正配置管理に有用である[2]といわれています.

しかし,「特定集中治療管理料」「ハイケアユニット入院医療管理料」では,算定要件に看護師の配置数が定められており,「7:1入院基本料」算定病棟のように稼動率や医療・看護必要度データなどを基に看護師の傾斜配置はできず,応援体制(リリーフナース体制)への活用にも限界があると考えます.

また,診療報酬算定要件には配置すべき看護職員数の基準はあるものの,どのような能力を有する看護師を配置するかの基準は明記されていません.しかし,患者に提供すべき看護の必要量を示す「看護必要度」は,ICU看護師に必要な看護実践能力,つまり看護師の能力開発の目標を示すものであるといえ,教育に活用できると考えます.

4 看護の質評価とリスクマネジメント

「重症度,医療・看護必要度」を正しく評価することは,自施設の患者特性と提供すべき看護量を明らかにし,提供した看護の質を評価することです.根拠となる看護記録の担保は実践した看護ケアの証明であり,看護のプロセス評価といえます.クリティカルケア領域において,毎日継続的に「看護必要度」を評価することで提供した看護サービスの成果を見える化し,看護ケアの改善や質向上につなげていくための方策を考えることが重要です.

また,医療依存度の高さを示すA得点は,医療事故のリスクの高さを示す有効な指標でもあり,リスクマネジメントに活用できると考えます.

たとえばA得点が3点(心電図モニター，輸液ポンプ，シリンジポンプ)の患者と9点(満点)の患者では，人工呼吸管理に加え特殊な治療法(IABP，PCPS，CHDF等)を実施している後者のほうが有意に医療事故のリスクが高く，危険予知と医療事故防止のための安全行動が要求されているといえます．さらに入床患者のA得点の総和は，ICU全体の医療依存度の高まりとリスクの高さを表していると示唆されます．

そのため，日々「看護必要度」を評価し，A得点の推移をモニタリングすることはリスクマネジメント上重要であり，A得点の高さに応じてチームメンバーに注意喚起を行うことで，医療事故防止につなげることができるものと考えます．

適正な「看護必要度」評価を実施するために

診療報酬を適正に算定するためには，「看護必要度」評価の精度を高め，妥当性と信頼性を担保できる看護記録を保証する必要があります．当院では，院内に設置された委員会活動を通して，適正な「看護必要度」評価と看護記録の改善を推進しています．

1 評価者育成

看護必要度評価は，院内研修を受けた者が評価票を記入すると定義されており，院内研修の指導者には，関連機関あるいは評価に習熟した者が行うおおむね2年以内の指導者研修を受けていることが推奨されています．そのため看護管理者は，計画的に評価者育成を実施することが必要です．

しかし，クリティカルケア領域において「看護必要度」を正しく評価するためには，評価項目と判断基準・評価方法を正しく理解することと，評価対象であるクリティカルケアを必要とする患者の特徴を理解し，正しいフィジカルアセスメントと必要な看護ケアを判断し実践できる能力が不可欠です．

熟練した評価者を育成するためには，「看護必要度」の理解だけでなく，クリティカルケアに関する専門的知識と看護実践能力を高める教育が必要であり，真の意味で評価スキルを高める鍵であると考えます．

2 定期的な看護記録監査の実施と根拠となる看護記録の担保

当院では，年2回，監査員研修修了者による定期的な看護記録監査を実施し，「看護必要度」評価の妥当性と信頼性を検証しています．そしてその結果を当該部署にフィードバックすることで，「看護必要度」評価の精度を高めるとともに，看護記録の改善に繋げています．

看護記録監査では，電子カルテ上の看護記録，診療録，医師指示書から評価結果が判断できるか，根拠となる看護記録があるかを検証します．当院では，観察した患者状態や実施した処置・治療は主にフローシート上に簡潔に入力できており，検証が容易です．しかし，B項目に関する看護記

録については不十分であるといえます．

たとえば，呼吸不全による人工呼吸管理中の患者に対して，鎮静フリーで積極的に端座位やチェアポジションを取り入れた早期リハビリテーションを看護計画に沿って実施しているにもかかわらず，B項目の「座位保持」に関して「できない」，もしくは「支えがあればできる」が判断できず，看護ケア場面が再現できるような看護記録がない事例や，B項目に関する看護介入の根拠として「人工呼吸管理中のため全介助を行った」という不十分な記録が多く見られています．

これは，看護が見える記録をどのように書くかという記載基準や記載方法に関する課題だけでなく，ICU看護師の役割として「何を目的に，どう介入すべきか」，クリティカルケア本来の目的・役割に関する理解不足といった問題も潜在しているものと考えます．そのため監査結果に基づく看護記録記載方法の指導と並行して，クリティカルケア看護過程に関する教育が重要であると考えます．

3 日々の「看護必要度」のモニタリング

当院では，看護師長（もしくは副看護師長）は院内の手順に従い，毎日午前中に前日の医療・看護必要度の評価内容を電子カルテ上の看護記録・診療録，及び医師指示書と照合し，その妥当性を検証するとともに，評価もれの有無を確認しています．当ICUの問題点として，夜間の緊急入院や術後入室（特に24時直前）の患者に関して入室当日の評価もれが多い傾向にあります．そのため，評価間違いや評価もれの防止対策として，各勤務帯でのリーダーナースによるチェック体制の強化や，副看護師長や看護師長によるスタッフ指導の強化を図っています．

このように，それぞれの施設の状況に応じた監視体制を構築し，実施可能な対策を継続していくことが，それぞれの施設基準に沿った重症度，医療・看護必要度基準の維持と適正な診療報酬算定につながるものと考えます．

まとめ

クリティカルケア領域における「看護必要度」は診療報酬算定と密接な関係にあり，適正な評価と看護記録の担保は看護師の責務です．日々の「看護必要度」の評価を通して，クリティカルケア看護の質改善に努めるとともに，その成果をいかに病棟マネジメントの指標として活用していくのかが今後の課題であると考えます．

引用・参考文献
1) 岩澤和子：I 診療報酬と「看護必要度」3 新たな評価基準を求めて．看護必要度，第5版（岩澤和子・ほか監），p48, 日本看護協会出版会，2014
2) 秋山智弥：看護の質評価指標としての看護必要度データの利用，日本看護評価学会誌1(1):55-59, 2011
3) 厚生労働省：平成26年度診療報酬改定の概要，2014
　　http://www.mhlw.go.jp/file/06-Seisakujouhou.../0000039892.pdfより2014年9月1日検索
4) 市川幾重：大学病院における看護職員の適正配置と看護必要度について．保健医療科学62(1)：62-67,2013
5) 高島尚子：平成26年度診療報酬改定．看護66(6)：44-53, 2014
6) 倉岡圭子：重症度，医療・看護必要度の変更評価項目対応記録と看護管理活用ポイント．看護部長通信，12(4)：3-17, 2014
7) 筒井孝子：総論マネジメントツールとしての看護必要度の活用．看護59(1)：44-51, 2007

第2章 クリティカルケア領域におけるマネジメントの実際

業務のマネジメント

病棟目標設定

藤野 智子

　毎年，病棟ごと，個人ごとに「医療事故を○件以下にするために指差し確認を徹底する」「知識向上のために1年間に○回研修に参加する」というような目標を立案されていることでしょう．

　入職以来，あたり前のように定期的に行われている目標設定ですが，思えばなぜ病棟目標を立案するのか，そしてその目標にどのようにコミットするのかということについて，改めて説明されることは少ないのではないでしょうか．

　そこで，目標設定とはどのような意味をもつのか，設定した目標管理によって何がどのように変化するのかについて，考え方とその手法を含めて説明します．

目標とは何か

　目標というと堅苦しく聞こえますが，英語に訳すと「ゴール（goal）」です．スポーツを例にあげると，ゴール型スポーツであるサッカーやバスケットボールなどは，お互いのゴールを目指して競い合います．つまり目標とは，目指すものや行き先，到達点という意味をもつのです．

　さらに目標は，その達成に対して関心と行動を方向づけ，やる気を引き起こし，努力する時間を延長させ，個人を動機づけすることに効果を示します．心理学者のロックとレイサムは，「目標設定理論」のなかで「目標が人を動機づける」と提唱しています．

　この理論によると，①高い目標を掲げたほうが，より高いパフォーマンスをあげる，②具体的で明確な目標は動機づけ効果（モチベーション）が高い，③目標設定に適切なフィードバックが加わることでモチベーション効果がより高くなる，という3つの効果を示しています．漠然と「3キロ痩せる！」という目標よりも，「夏までに5キロ痩せるために，1日30分のウォーキングを毎日継続する！」という目標のほうが，目標設定の効果が高いということになります．

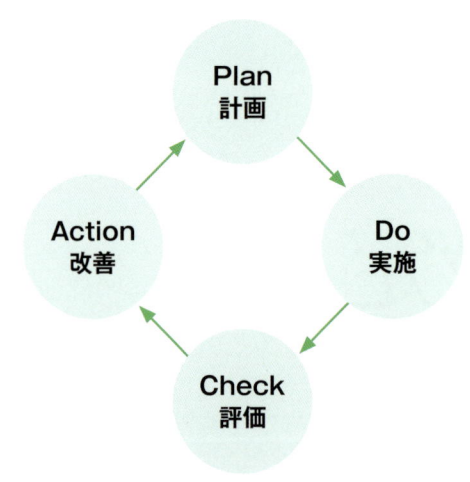

図1　PDCAサイクル

　立案した目標は，そのままでは機能しません．前述した目標そのものの効果を示すためには，目標を効果的に活用するしくみ，つまり「目標管理」が必要となります．

　目標管理を最初に提唱したのは，「もしドラ」で有名になった経営哲学者のドラッカーです．日本では，「目標管理」と表現するため，「『目標』を『管理（マネジメント）する』」と誤解を受けやすいのですが，原文は「『目標による管理』（MBO）」で，「組織マネジメントの手法の1つ」と定義されています．目標は実行に移さなければ目標ではない[1]とされ，病棟の片隅やロッカーのなかでお飾りになってしまう目標は，立案当初から効果を示すことのできる目標になっていなかった可能性もあります．

MBO
management by objectives
目標による管理

1　目標による管理

　「目標による管理」[2]の手法では，スタッフの立案した目標に対して，上司からの助言や相互理解のもとに最終的な目標と評価方法を決めます．目標達成予定時期には，再び上司とともに評価して次の目標を検討します．

　また同じような手法として，PDCAサイクルがあります（**図1**）．「Plan（計画）－Do（実施）－Check（評価）－Action（改善）」の頭文字をとり「PDCA」と呼んでいます．どちらのプロセスにも終わりがなく，常にどこかに位置する状態にありますが，通常の看護過程と同じサイクルなので考えやすいのではないでしょうか．

2　目標管理による成果

　目標管理の目的には，**表1**のようなものがあります．

　目標の立案と実施に際しては，スタッフの"自主的"な行動に意義があり，目標管理はスタッフの"主体性"を育む手法ともいわれています．したがって，管理者などが一方的に立案した目標は，本来の目標管理の意図とは異

表1　目標管理の目的

1. 個人や職員全体が同一の方向で事業に取り組むことができ，生産性が向上する
2. 主体的な目標設定により，職員の望ましい行動を強化する
3. 個人や職員のモチベーションの維持向上
4. 目標の達成または取り組む姿勢などを含めた人事考課の指標
5. 上司にとって，部下への動機づけ能力や指導力の強化の機会

なることに注意が必要です．

　看護の領域では，クリニカルラダーと同様の位置づけで目標管理を職務評価に活用している施設が多数ありますが，これらの評価が給与体系に反映する施設はまだまれです．

　その背景には，成果主義への懸念や評価者自身の評価スキルの未成熟などの課題があるためであるとされています．しかし，医療や看護がさらに複雑になった場合，よりよいアウトカムを提示する看護師に多くの報酬が与えられるようになる日が来るかもしれません．

クリティカルケア領域における病棟目標設定

　次に，クリティカルケア領域における目標設定について考えてみます．

　ご存知のようにクリティカルケア領域では患者の重症度が高く，生命の危機状態にある患者を対象としています．また，病態によっては複数診療科の治療が施されていたり，呼吸ケアチームや栄養サポートチームなどの介入があったりと，診療形態も複雑な場合が多々あります．さらに診療報酬の視点でも，病院経営に大きく影響する領域です．このような背景を受け，看護師にも日常生活援助に分類される看護ケアだけでなく，水準の高い病態生理の知識やフィジカルアセスメント能力などのさまざまな能力が求められます．

　目標設定には，病棟全体の目標として掲げて全員で同じ方向を向いて取り組む事項と，看護師個々のレベルに合わせて立案実行する事項とがありますが，クリティカルケア領域の病棟目標設定に，どのような項目を取り入れることが望ましいかを，以下に例としてあげます．

1　看護師に求められる能力開発に関する事項

　経験年数やラダーレベル，看護師自身の知識レベルに応じて，看護師に求められる能力とその深さは変化します．一般的には病態生理や治療，使用される薬剤，侵襲的治療や検査に関する知識と技術のほか，変化しやすい全身状態をいち早く察知し対応できるフィジカルアセスメント能力，急

変対応のための蘇生スキルなどは，看護師のレベルにかかわらず必要とされる事項です．

2 チーム医療に関する事項

院内には多数の医療チームが存在します．患者が重症であればあるほど多くの医療チームが関与しますが，そのチームへのコンサルテーション依頼をするかしないかの判断は，病棟看護師の判断によります．病棟看護師には，よりよい医療提供のためにどのタイミングでどのような人材を活用するのかを見極める能力も求められます．

3 診療報酬など病院経営に関する事項

集中治療加算や救命救急加算はほかの診療報酬に比べて高額ですので，空床ベッドやICU内の診療報酬非適応患者の存在は，病院経営の一部に影響を与えます．また高額な高度医療機器やカテーテル類の使用も多く，なかには病院が負担する処置や消耗品もあります．たとえば同じ低体温療法であっても，心肺停止蘇生後患者は診療報酬対象となりますが，頭部疾患の頭蓋内圧コントロールは診療報酬対象外となります．

さらに，2年ごとに実施される診療報酬改定は医療の方向性を政策的に示しており，院内の動きや看護ケアもその内容によってしばしば変化します．たとえば，2014（平成26）年度の診療報酬改定では，褥瘡対策や在宅支援に向けた取り組みが強化されました．そのため，いま以上に褥瘡形成しないための看護ケアや物品の使用，入院当初からの転院調整や入院期間の短縮などが院内の動きとしてみられています．

一方，診断群分類（DPC）での加算対象施設では，主病名に対する定額支払いとなります．たとえば肺炎を主病名で入院したAさんが褥瘡を発生してしまい，褥瘡処置を行う場合，肺炎に対する診療報酬定額支払いは可能ですが，褥瘡処置に関する費用は定額支払い外となります．

このように，世の中のしくみが自分たちの看護実践に対して，どのように影響しているのかということを熟知したうえで，看護実践を行っていくことも必要です．

DPC
diagnosis procedure combination
診断群分類

4 看護師自身に関する事項

経験年数やラダーが上昇するに従い，リーダーシップやコーチング，リスクマネジメントなどの知識と技術が必要となります．また幅広い情報収集能力と情報リテラシー，コミュニティー以外の人たちとのコミュニケーションスキル，見える現象から本質を考えていく概念化能力など複雑な力が求められます．

これらの項目を目標設定に取り入れるとした場合，たとえば次のようになります．

①各ラダーレベルに応じて，看護ケアや病態に関するセミナーに年5回参加し，クリティカルケア領域の医療と看護の質の向上を図る．
②患者アセスメントから専門チームの介入の適否を判断し，病棟全体で年20回は専門チームへのコンサルテーションを実施することで，患者にとってより効果的な医療を提供する．
③転院支援を強化するため，全スタッフが年1回はメディカルソーシャルワーカーやケアマネージャーへ依頼し，転院支援を効果的に進める．

目標管理の実際

目標管理では，「組織の理念と基本方針」「部門の理念と基本方針」「職位による成果責任」「部門目標」「病棟目標」「個人目標」のすべてが結びついており，これらすべてに一貫性をもたせることが重要です（図2）．

1 組織の理念と方針

次に実践的な目標管理の立案方法を考えてみます．

目標を設定する前に，まず確認しておくことは「理念」です．理念とは，ある物事についてこうあるべきだという根本の考え，実現すべき究極のアイデアであり，年度で変わることのないものです．

病院内の理念としては「組織の理念」と「部門の理念」があります．私たちは組織の一員として職務を遂行していますので，その組織が何を目指しているのかというところを常に念頭におかなければなりません．さらに組織の理念に基づいて部門の理念（看護部理念）が存在しているため，所属している部門が何を基調とし，何を目指そうとしているのかをしっかりとわきまえなければなりません．

A	病院の理念 看護部の理念
B	看護部の基本方針
C	師長の成果責任
D	看護部の目標 セクションの目標 係の目標 個人の目標

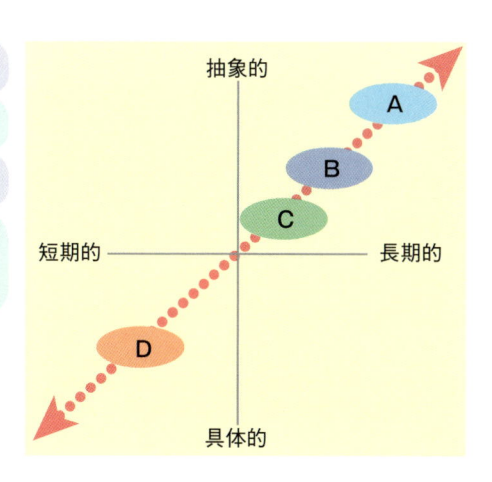

図2 目標管理の一貫性
陣田泰子ほか：目標アクションプランシートを用いた目標設定．聖マリアンナ医科大学病院看護部の成果を導く目標管理の導入方法，p62，日総研出版，2004より引用

筆者の所属する施設はキリスト教をベースにした施設であることから，「生命の尊厳」が組織の理念とされており，いかなるときもこの理念をもとに物事が考えられます．また看護部の理念は「ケア・キュア・コア・いのち」で，「看護師が患者のコアを尊重しつつ，患者へケアとキュアを提供し，いのちを守る」という意味をもっており，看護実践を行うにあたっての指標となっています．

　次に「基本方針」です．方針とは方向性を示すものであり，各部門がそれぞれ立案します．これも年度で変わることのないものですが，時代や世間の動向によっては変化する場合もあります．加えて各職位による成果責任がある場合は，それにも準じる必要があります．

2　もっているチカラの査定（SWOTアナリシス）と現状の統合アセスメント

　組織や部門の目指す方向をしっかりと理解したら，次に病棟の「もてるチカラ」を査定し，どのようなチカラを活用すると効果的な結果に結びつくのかを検討します．このもてるチカラの査定には，SWOTアナリシス（**図3**）などを活用します．SWOTアナリシスの活用は，病棟の内部と外部を含めた全体像を客観的に見ることで，将来の方向性を俯瞰することができます．

　SWOTアナリシスの実施方法では，最初に病棟の「強み」「弱み」「機会」「脅威」を洗い出します．その後，「強み」×「機会」，「強み」×「脅威」，「弱み」×「機会」，「弱み」×「脅威」を照らし合わせたクロス分析を行います．

　クロス分析をどのように考えるかというと，たとえば「強み」×「機会」では，「強み」をさらに強めるためにどのような「機会」をどのように活用するか，という視点で検討します．また「弱み」×「脅威」では，「弱み」に「脅威」が加わり最悪の事態を招かないためにどのように工夫するか，という視点で検討します．これらの結果をふまえて「統合アセスメント」を行い，病棟や個人の全体像を押さえます（**図3**）．

3　目標設定と評価指標

　次に，病棟の目標を立案します．所属する部門（看護部）の方針や目標は，施設や部門の理念や方針に関連し，世の中の情勢に見合った目標が立案されています．よって病棟の目標を立案する際は，所属部門の目標がどのような方向性であるのか，どのような意味合いをもつのかをよく吟味しなければなりません．

　まず初めに，成果目標を設定します．成果目標とは，病棟や個人に対する役割や成果責任をもとに，病棟や個人が達成すべき目標のことです（**表2，表3，表4**）．そして，1つの成果目標ごとに評価指標（ゴール）を明確にします．評価指標を設定する際，手段・方法・指標・水準・期限・行動を含み，わかりやすく表現します．定量（件数・パーセンテージなど）と定性（改善する・効果をあげるなど）の双方を含むように評価指標を設定すると，目標の

図3　H○年看護部運営構想に関連する環境要因アセスメント
陣田泰子ほか：聖マリアンナ医科大学病院看護部の成果を導く目標管理の導入方法，付録，日総研出版，2004より引用

表2　効果的な目標の設定

- ☐　具体的である
- ☐　達成可能である
- ☐　評価しやすい
- ☐　現実的である
- ☐　理念や方針と整合している
- ☐　期間を区切る（タイミング）

陣田泰子ほか：目標設定の方法．聖マリアンナ医科大学病院看護部の成果を導く
目標管理の導入方法，p 52，日総研出版，2004より引用

表3　目標の表現方法

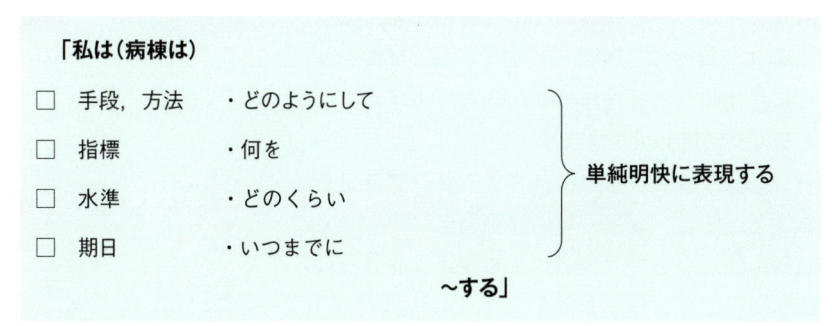

「私は（病棟は）
- ☐　手段，方法　・どのようにして
- ☐　指標　　　　・何を
- ☐　水準　　　　・どのくらい
- ☐　期日　　　　・いつまでに

　　　　　　　　　　　　　　　　　　　　　　単純明快に表現する

　　　　　　　　　　　〜する」

陣田泰子ほか：目標設定の方法．聖マリアンナ医科大学病院看護部の成果を導く
目標管理の導入方法，p 52，日総研出版，2004より引用

表4　目標の表現例

ICUでは，12月までに医師とともに呼吸器ウィーニングのプロトコールのなかの酸素濃度減量の部分を作成する
☐　手段・方法　　→医師とともに
☐　指標　　　　　→呼吸器ウィーニングのプロトコール
☐　水準　　　　　→酸素濃度減量
☐　期日　　　　　→12月までに

陣田泰子ほか：目標設定の方法．聖マリアンナ医科大学病院看護部の成果を導く目標管理の導入方法，p52，日総研出版，2004を参考に筆者作成

達成度と効果性を評価する際に大変わかりやすくなります．

4　目標管理

　成果目標が決まったら，いよいよ目標管理です．目標管理の方法はさまざまありますが，ここではアクションプランシート(図4)を活用した方法を示します(表5)．

　まず最初に行うことは，成果目標に対する評価指標(ゴール)を設定することです．評価指標(ゴール)は，定数(％や回数で評価)と定性(質的な評価)を組み合わせて設定することが望ましいとされています．この評価指標が曖昧であると，せっかく立案した目標が達成したのか否か判断がつかなくなるので，慎重に検討します．評価指標(ゴール)を決定したあとで，評価指標(ゴール)を達成させるためのアクションプランを立案します．アクションプランとは行動計画であって，評価指標(ゴール)を達成させるために，どのような行動をすればよいかというように考えます．

　たとえば，成果目標を「急性期の医療機器による皮膚損傷予防ケアを実施する」としたとします．次に検討するのは評価指標(ゴール)なので，「急性期の医療機器による皮膚損傷予防ケアプロトコルを作成し，年間発生件数が5件以下となる」としたとします．この評価指標(ゴール)に対するアクションプランを立案するため，①急性期の医療機器による皮膚損傷発生件数調査と医療機器の特定，②急性期の医療機器による皮膚損傷発生部位の調査，③ケアプロトコル作成，などをあげていきます．その後，アクションプランにあげた項目をさらに具体化し，各月に落とし込んで1年かけて評価指標(ゴール)を達成できるよう活動していきます．

　ここでとくに気をつけたいことは，成果目標の次にアクションプランを立案しないことです．この方法をとると，成果目標の評価指標(ゴール)ではなくアクションプランの評価指標となってしまい，目標が達成されないだけでなく，正しい目標管理を行うことができません．

表5 アクションプランの立案方法

前提：
1. 組織や部門の理念・方針・目標の一貫性を十分に踏まえる
2. 部署や個人のもてるチカラを査定し，問題の優先順位を決める

①成果目標を決める
②成果目標のゴールを定量かつ定性指標を含め決める
③ゴールに対するアクションプラン(行動計画)を決める
④アクションプランをより細分化し，月ごとに何を実施するかまで実施事項をブレイクダウンする
⑤各月の計画を実施することでアクションプランの行動と差異がなく，さらにゴールを達成することが可能か否かを確認する
⑥ゴール達成が成果目標に差異がないか確認する

5 進捗管理と評価指標の達成度評価

評価指標を達成するべく，実施事項が予定どおりに実行されているかの進捗管理と，評価指標の達成度を評価します．病棟の目標は，病棟スタッフの検討後に病棟の承認を受けます．個人の目標は上司との面接により他者評価を受けます．これは客観的な評価を受けることで個人の自己満足または不全感で終わらせることなく，新たな発見や課題を見い出すために実施します．

アクションプランの実施事項は1か月単位で記載しているため，筆者は1か月ごとの進捗管理をしています．それに加え，半年後と年度末には評価指標の達成状況を5段階評価で実施しています．

6 目標管理の実施にあたって

目標管理がうまくいかない場合もあります(表6)．実施途中で，「成果目標が高すぎた」「評価指標が見合っていなかった」と気づく場合もありますが，その場合も成果目標や評価指標を途中で変更せず，どこを見誤ったのかを振り返り，次年度の目標管理に活かすことが勧められます．

また冒頭で述べたような"お飾り目標"にならないために，管理者が実施すべき事項があります．ドラッカーが「目標管理は組織マネジメントの1つの手法」と述べているように，目標による管理を遂行するにはリーダーシップを含むマネジメント能力が重要です．個人の目標管理の場合は，定期的な進捗管理と目標面接でサポートします．一方，病棟の目標管理の場合は，管理者のリーダーシップが重要な鍵を握ると同時に，スタッフ一人ひとりが病棟の目標にコミットしていることが求められます．

スタッフが目標にコミットするために，一人ひとりが主体的に病棟の目標立案にかかわるしくみをつくることも1つの方策です．このしくみができたら，管理者は組織や部門の理念，指針，部門目標の説明と自身のビジョンと，「1人に過重しないように」というような約束事をスタッフに伝え，あ

平成26年度 目標 ＜看護部の長期・中期目標＞

長期目標　看護部の長期・中期目標
中期目標　看護部目標のなかの少項目　評価指標

重点目標
1.
2.　←看護部の今年度の目標
3.

評価指標
① 看護部の長期・中期目標，看護部の今年度の目標から鑑み，チームや部署の目標を立案する。この目標を評価するために一番右側のゴールを設定する

③ 目標→ゴールを設定したのちに，ゴールを達成するためのアクションプラン（行動計画）を立案する。実際に行動できるような表現にする。

④ 左記のアクションプランをさらにブレイクダウンして，月ごとの実施計画に落とし込む

⑤ 上記の実施計画にもとづき，その月に何を実施したのかを記載する

BSIの視点	重要成功要因	重要業績評価指標	目標	アクションプラン		4月	5月	6月	7月	8月
財務の視点	① 診療報酬取得固守　② 入院基本料7対1要件取得	看護師・補助者の定着率　② 7:1取得病棟の医療看護必要度重症度割合			計画					
					実施					
顧客の視点	① 安全なケアの保証　② 入院期間の適正化　③ 全看護師・補助者の定着率の向上　④ キャリアデザインの明確化	① ・転倒転落による重症合併症発生数（＝3b以上の報告数）・褥瘡発生数・退院時のADL低下率　② 長期入院患者数（90日・180日）　③ 全看護師定着率　全補助者の定着率　④ こだわりの看護領域の記載率			計画					
					実施					
内部プロセス	① チーム医療推進　② 転倒転落に関する予防行動向上　③ 部署内リーダーシップスキル向上　④ ラダーⅢ・Ⅳの質的向上　⑤ 有休休暇取得増加　⑥ 入退院調整力向上	① 褥瘡に関するコンサルテーション件数　② 転倒後パス運用数　③ 個人の目標管理の達成度　④ ラダーⅢ・Ⅳの割合　⑤ 有給休暇取得数　⑥ 平均在院日数	① 内部：褥瘡予防ケア　急性・重症患者の褥瘡に対する予防ケアを重点化する　④ 内部：ラダー3・4のナースの増加のための育成支援継続　⑥ 内部：新企画院内シリーズ学習会　退院支援院内シリーズ学習会開始と効果測定の検討	① 急性・重症患者の褥瘡予防ケアプロトコールの作成　④ クリティカルケア院内シリーズ学習会修了者との急性期看護のリンケージ体制の構築　⑥ 退院支援院内シリーズ学習会の効果測定の検証	計画		① 計画立案　④ 計画立案　活動内容の検討	① 急性・重症者の褥瘡発生リスクの洗い出しとケア内容の立案　④ 師長会アナウンス＋希望者募集	① 急性・重症者の褥瘡予防のケアマニュアル文章化　④ クリティカルケア院内シリーズ学習会修了者とのミーティング＋連携	
					実施		① 計画立案　④ 計画立案　活動内容の検討	① 実施中	① 実施中　④ せん妄スクリーニングツール（DST）ラウンドのときに優先的に対象者にするか検討中	④ 機器類関連の褥瘡のインシデントデータからの分析＋分担	④ 担当チーム編成と進捗管理
学習と成長の視点	① 褥瘡予防に関する知識・技術の教育　② 看護ケア技術強化　③ 働きやすい職場環境の醸成　④ 医療看護必要度評価者教育	① ナーシングスキルの受講率　② MENコース参加者数　エキスパート1・2の参加者数　③ 職場感情マップ：補助者　④ 医療看護必要度監査結果（正しく評価と記録ができている割合）			計画					
					実施					

図4　アクションプランシート　※ピンク部分は記入の例（内部プロセスのみ例示）

〔評価基準〕　S：チャレンジした企画が成功　　A：期待以上の結果
　　　　　　　B：期待通りの結果　　　　　　　C：期待以下の結果

中間評価：評価指標は上に記載　　※　ゴールは「定量化」,「証が見える表現」とする　　年間評価：評価指標は上に記載

評価	9月	10月	11月	12月	1月	2月	3月	目標に対するゴール（目標値）	評価	ゴールの評価理由等
中間評価：評価指標は上に記載								②左側の目標に沿ってゴールを決定する．定量評価（％や数値）と定性評価（質的なもの）を含んだゴールにするのが望ましい		本来はこの欄は必要ないが，評価指標を忘れてしまわないために，そして次年度につなげるために記載
B	⑥退院支援院内シリーズ学習会開始－自己評価などの実績確認	①ケアマニュアル完成を目指す					①急性期・重症患者の褥瘡予防に関するケアプロトコールの作成　④クリティカルケア院内シリーズ学習会修了者とのリンケージ体制の確立	B	①褥瘡ケアのプロトコールは予定どおり作成したので，今後は導入を検討する　④ラダー3・4のナースの育成は，増員を分布的に困難と考えると，質的な評価を検討する方が現実的かもしれない．しかし質的な評価は一筋縄ではいかないので，要検討
	①停滞　⑥後期院内シリーズ学習会開始フォロー		①ケアマニュアル作成中	①ケアマニュアル暫定的に完成し褥瘡委員会へ査読依頼	①ケアマニュアル修正	①ケアマニュアル完成→褥瘡委員会からの返事→褥瘡委員会として取り扱わない…	①未実施　⑥次年度評価を検討			④院内シリーズ学習会修了者の連携は毎年保留になるので次年度はぜひ実施　⑥退院支援院内シリーズ学習会の企画は盛況であり，今後も継続

57

表6　目標管理が機能しない理由

- 現状分析とあるべき姿の設定が不十分なため，組織の問題とマッチしていない
- 目標設定が高すぎる
- 目標立案を上層部など管理者だけで決めているため，スタッフがコミットしていない
- 目標および計画内容についてスタッフへの説明不足
- アクションプランの設定が不明確
- ゴールと評価基準の設定が不明確
- 目標に対するスケジュール（5W1H）が不明確
- 計画に対する進捗管理が徹底していない
- 役割分担による責任の分散に不備がある
- 管理者のマネジメント能力が不十分

陣田泰子ほか：目標設定の方法．聖マリアンナ医科大学病院看護部の成果を導く目標管理の導入方法，p 54，日総研出版，2004を参考に筆者作成

とはスタッフの主体性を信じて見守ります．スタッフの成熟度によっては，管理者の想像以上にスタッフが病棟の理解と改善意欲をもっていることがみえる場合もあります．

さらに，目標管理の対象が個人・病棟にかかわらず管理者が共通して実施すべきことは，個々の取り組みを注意深く見守ることです．そして対象の状況や能力に合ったコーチングスキルを活用し，適切なタイミングでフィードバックを行うというPDCAサイクルを回すことで，目標による管理が組織マネジメントに功を奏しているかを見続けることです．

おわりに

「目標による管理」を行うには，看護過程と同様，目標管理のサイクルをていねいに実践することです．アクションプランシートなどのツールの活用と進捗管理，そして評価を怠らず，個人や病棟スタッフのコミットメントを刺激しながら成果指標を達成する行動を支援していくことが求められます．

引用・参考文献
1) P.F.ドラッカー：マネジメントの使命−第1章企業の成果．マネジメント（エッセンシャル版）−基本と原則（上田惇生訳），p13−40，ダイヤモンド社，2001
2) 金井 Pak 雅子：看護サービス管理の基礎．看護サービス管理，第2版（中西睦子編），p19−36，医学書院，2002
3) 陣田泰子ほか：聖マリアンナ医科大学病院看護部の成果を導く目標管理の導入方法，日総研出版，2014

第2章 クリティカルケア領域におけるマネジメントの実際

業務のマネジメント

業務の効率化

濱本 実也

　業務の効率化は多くの管理者の課題ですが，とくにICUでは，①対象とする治療や疾患が多く業務範囲が広い，②患者の個別性・特殊性が高い，③他職種との調整が必要，などの理由から，業務整理さえも困難なことが少なくありません．一方で業務の効率化を図ることができれば，時間的な余裕が生じるだけでなく安全性をも高めることが期待でき，ICUで取り組む効果は大きいといえます．
　本稿では，業務効率化を図る際の手順（図1）と，ICUで実施するうえでのポイントを解説します．

業務の可視化

1　業務の可視化とは

　毎日，あるいは毎月実施している業務の項目を洗い出し，業務マップ（図

```
           業務の可視化
               ↓ 業務マップの作成
           業務の仕分け
               ↓
  必要な業務   あいまいな業務   不要な業務
      ↓           ↓              ↓
        業務プロセスの可視化        廃止
               ↓ 業務プロセスフローの作成
         プロセスの効率化
          ・実施者の最適化
          ・むだな手順の抽出
          ・標準化（ルール化）
          ・セット化
          ・実施・確認の可視化
               ↓
         実施時間の短縮
         実施頻度の減少
```

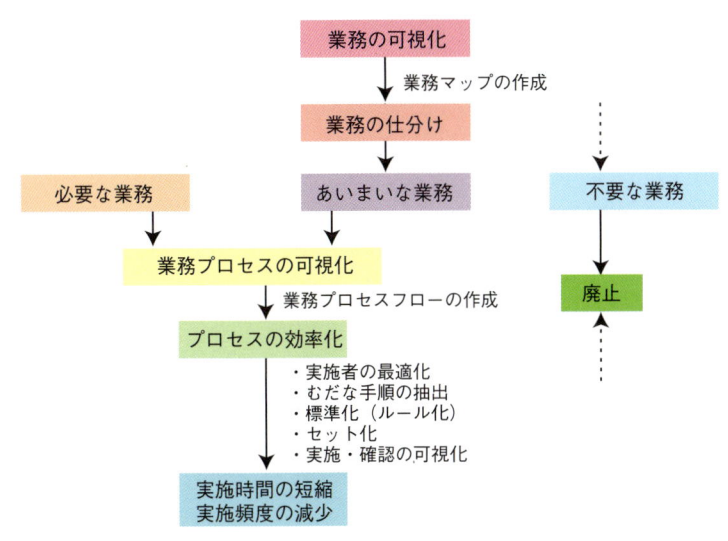

図1　業務効率化の手順

2)を作成します．通常，毎日の業務のなかから項目単位で「むだ」が発見されることは少ないのですが,「申し送り」「医師と看護師別々のミーティング」など，非効率な動き方が明らかになることは多く，見直しのきっかけになります．また,「消毒綿球(綿球に消毒薬をかける)の準備」など，物品調整により不要となる業務も抽出しやすいというメリットがあります．

2 業務プロセスの可視化

廃止できない重要な業務であっても，実施手順にむだが潜んでいることは多いものです．それを発見するには業務の手順や動き方を細かく拾い上げ可視化する必要がありますが，これを「業務フロー(あるいは業務プロセスフロー)」といいます．

業務フロー作成のメリットは，①業務を構成単位に分割することにより問題の絞り込みが容易である，②時系列が明らかになり手順や行動の因果関係が理解しやすい，などです．

もし，見直し業務に迷った場合には，ヒヤリ・ハットやトラブル報告を業務フロー作成の切り口にすると効果的です．報告された時点ですでに問題意識が高まっていますので，スタッフが業務フローを作成する際も詳細なデータをていねいにまとめる傾向があります．

また,「報告」からの業務の見直しは「スタッフが発信源」という印象になるため，変更が受け入れられやすく定着しやすいのも特徴です．さらに，問題解決にもつながりますから一石三鳥といえるでしょう．

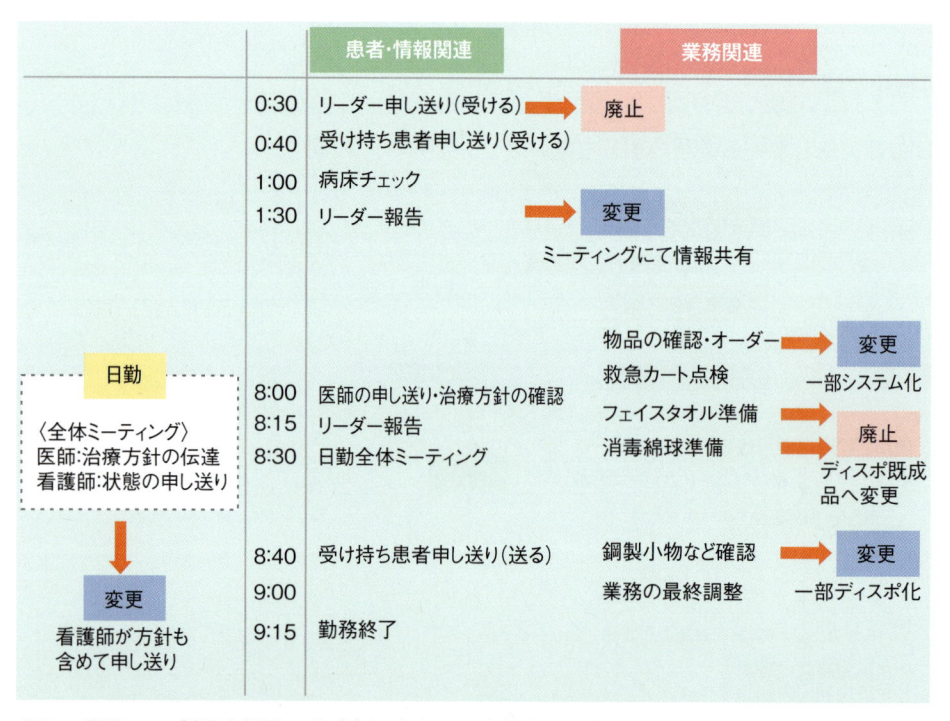

		患者・情報関連	業務関連	
	0:30	リーダー申し送り(受ける)	廃止	
	0:40	受け持ち患者申し送り(受ける)		
	1:00	病床チェック		
	1:30	リーダー報告	変更	
			ミーティングにて情報共有	
日勤	8:00	医師の申し送り・治療方針の確認	物品の確認・オーダー 救急カート点検	変更 一部システム化
〈全体ミーティング〉 医師:治療方針の伝達 看護師:状態の申し送り	8:15	リーダー報告	フェイスタオル準備 消毒綿球準備	廃止 ディスポ既成品へ変更
	8:30	日勤全体ミーティング		
↓	8:40	受け持ち患者申し送り(送る)	鋼製小物など確認 業務の最終調整	変更 一部ディスポ化
変更	9:00			
看護師が方針も含めて申し送り	9:15	勤務終了		

図2 業務マップ(深夜勤務の作成例:患者への直接ケア・記録を除く)

業務の仕分け

業務の効率化とは，いわば「むだな業務の廃止と時間の削減」です．「やらなくてはならないこと」と「やらなくてもよいこと」を整理できれば，最も単純かつすみやかに効率化を図ることができます．

1 何を基準に「不要」と判断するのか

「むだな業務（手順）の廃止」に異論はないと思いますが，何をもって「やらなくてもよい」と判断するのかはコンセンサスを得ておく必要があります．たとえば「業務の意義や目的」を判断基準とした場合，目的があるなら必要な業務であり，目的がないならすみやかに廃止すべき業務と考えます．

ほかに「業務の効果」「実施のリスク」などさまざまな角度から判断しますが，いずれにせよ皆が最終的に「業務の削減」に納得できることが重要です．

2 あいまいな業務にどう対応するか

臨床では，「要不要」の判断が難しいことがあります．たとえば伝統的に行っている（恒常化している）業務は，外部からはむだに見えても，行っている当人は気づかなかったり必要性を感じて（信じて）いたりすることもあるでしょう．

その場合は，「勤務異動のタイミングで見直す」さらに「頻度を減らせないか，作業時間を短縮できないか」という視点で考えてみます．そのうえで，可能な限りの廃止と短縮を検討することが望ましいといえます．つまり，先に述べた「業務プロセスの可視化」を行い，業務手順をできるだけ細かく客観的に評価することが重要となります．

3 「必要」に潜む「むだ」

ヒヤリ・ハットやトラブルに対し講じた「改善策」のなかには，「むだ」だと感じる対策がしばしばあります．たとえば「確認の確認の確認……」という曖昧な作業の連鎖などです．

確認を重ねることで患者への影響を防ぐのですから，「確認」は「必要」には違いありません．しかし，「確認」が不十分だからといって，さらに「確認」を重ねることは効率的とはいえません．おそらく，次に問題が発生したときには「きちんと確認」という念押しが加わることになるでしょう．

このような場合には，「確認する」ことから「実施・確認したことがわかる」しくみに切り替えることが効率的かつ効果的です．たとえば，チェックリストの活用や実施結果を記載する集計表などを活用します．

チェックリストは，慣れないスタッフが業務を覚えるうえでも有効です．どこでつまずくのか一目瞭然ですから，修正もサポートもすみやかに行うことができます．当院で使用している主なチェックリストを**表1**に示します．

表1 主なチェックリストの種類と内容

チェックリストの種類	内容とメリット
入室時チェックリスト	「褥瘡チェック」「看護必要度チェック」「転倒リスクチェック」「看護指示入力」など，入室時に必要な入力や確認内容が網羅されており，入室の忙しいなかでも忘れずに実施できる．応援看護師も何が残っているのか一目瞭然のため，手伝いやすい
物品チェックリスト	患者の持参物品などをチェック，退室時には病棟看護師とダブルチェックし，荷物の紛失や忘れを防ぐ
患者情報シート	伝達事項や注意点など1枚のシートに情報をまとめ，口頭での申し送りや個人のメモを廃止する
環境整備チェックリスト	「ベッド柵」「ドアノブ」「TV台」など，各勤務で清拭すべき場所が網羅されている．空いた時間に1か所ずつ実施することが多く，実施忘れを防ぐ．また未実施が明確なため，応援看護師が手伝いやすい
退院時チェック表	ICUからの退院が年に数回あるが，スタッフが慣れていないため退院手続きの手順や確認・入力項目などを明記する
基本ベッドチェック表	患者が退室後，次の入院を受けるために準備すべき物品や準備の仕方（パイピングを外す，○○は捨てないなど）を明記する

このほかにも，嚥下機能チェックシートや口腔内チェックシートなど患者評価に使用するチェックシートなどもある．チェックリストの確認により迷わず，忘れずに実施できる．

「誰が，どうやる？」業務の調整

ICUはまさに専門職種が集う部門であり，それぞれの専門性や独自性が高いほど，セクショナリズムが発生しやすくなります．そのため，互いの連携が十分に図れない場合，作業効率が低下することがあります．この専門分化の結果生じる非効率性は，①スケジュールの調整，②他部門と調整可能な内容の検討，によって逆に効率性を上げることができます．

1 スケジュールの調整

「さっきガーゼ交換したばかりなのに，いまからシース抜去？」．このような非効率な場面は，臨床では意外と多いものです．看護師がリハビリを実施した直後の理学療法士の訪問や，清拭直後の人工呼吸器の離脱開始なども同様の事態でしょう．これらは一見スタッフレベルで調整すればよいことのように感じますが，毎日のことですからシステム（ルール）として決めておいたほうが遵守されやすく改善が容易です．

「医師は朝9時までに処置の予定を連絡・指示する」「リハビリ終了時に，翌日の内容（予定）と時間を担当看護師と検討する」「医師は10時までに退室の可不可，退室時間などをICUの看護管理者と相談する」など，部署の決まりとしてルール化します．

2 他部門との業務調整

「誰がその業務を実施すべきか」という判断は，効率化だけでなく安全性を考えるうえでも重要です．「移譲すべき内容＝依頼業務」と「協働すべき内容＝負担軽減業務」を抽出し，他職種を交えて今後の実施方法を検討します．そして，これらを除いた業務が，看護師の本来の業務と判断できます．

依頼業務

依頼業務を検討する際には，実データを示すことが有効な場合が多くあります．その場合は，たとえば看護師長・主任，あるいはデータの解釈と説明に長けた者が中心となって検討することが効果的です．業務量を前面に出した「負担・大変」などの姿勢は「嫌な仕事を押しつける」印象が強くなりますので，避けたほうが話し合いはスムーズに進みます．

大事なことは「誰がそれを行うことが最も効果的で効率的なのか」ですから，専門性を前面に検討します．そうすると「薬剤に関しては薬剤師が」「機器関連は臨床工学技士が」，と自然に業務を移譲する方向に動くはずです．

負担軽減業務

協働を進める場合には，スタッフからコアメンバーを選定し他職種を交えて「一緒にできること」を自由に検討してもらうと，よい結果につながりやすくなります．経験上，上司が決めて実施させるより協力が得られやすく，決定事項の浸透が早くなります．また，発展性も高いと感じることが少なくありません．

当院では，これまで「足浴のタイミングに合わせて，理学療法士がベッドサイド坐位を促す」「看護師のケアカンファレンスのテーマに応じた資料を関連職種が準備する（たとえば，鎮静の検討では薬剤師が使用方法や副作用，現在使用している薬剤との相互作用などをまとめ提示する．人工呼吸中の患者の呼吸パターンの評価では，臨床工学技士〈ME〉がグラフィック評価に関する資料を提示するなど）」「MEの整備する物品範囲の拡大」「薬剤師のベッドサイド業務の拡大」など，業務からケア，教育にいたるまで広く協働の方法を検討してきました．

ICUチームとして，対等なディスカッションのなかで役割を明確にし，関係性を築いたうえで業務を調整することが，効率化への早道です．

ME
medical engineer
臨床工学技士

ケアの効率性

ケアの効率性は「経費（時間）」で判断しますが，ケアの効率化を図る場合には「プロセス」だけでなく，「アウトカム」も合わせて検討します．安くて早くて便利でも，患者に悪影響があっては本末転倒ですし，効率性が悪くてもアウトカムが改善するのであれば容認することもあります．

ケアの効率性を評価する際の視点を図3にまとめます．たとえば，気管挿管患者のケアの効率化を図るために，従来の「テープ」から「アンカーファ

スト（カテーテル固定用パッチ）」に物品を変更する場合を考えてみます．プロセスとして「装着・交換の難易度」「使用中の操作性」，アウトカムとして「安全性（事故抜管の頻度や皮膚トラブルの発生率など）」を評価し，そのうえで「使用にかかわる経費（物品費・人件費・維持費など）」を検討することになります．

　一般に，効率化の最終目標は「経費削減」にあると考えられています．その意味では，ケアの物品や方法を変更した際に費用対効果を検討することは，きわめてあたり前のマネジメントといえます．

効率化のポイント

最後に，効率化を図るうえでの効果的な手段について紹介します．

1　目標と手段の明確化

　効率性が高いとは，目標により短時間で到着することを示します．つまり目標が明確であるほど，具体的な手段をもつものほど達成しやすいといえます．筆者は，漠然と「効率化を図りたい」といって効率化を図れた人を知りません．何のために，何を，どうするのか，より具体的なプランを立てることが重要です．

2　見える化

　チェックリストの活用については先に述べましたが，とにかく「見える化」することは非常に効果的です．互いに（あるいはチームで）業務を補完

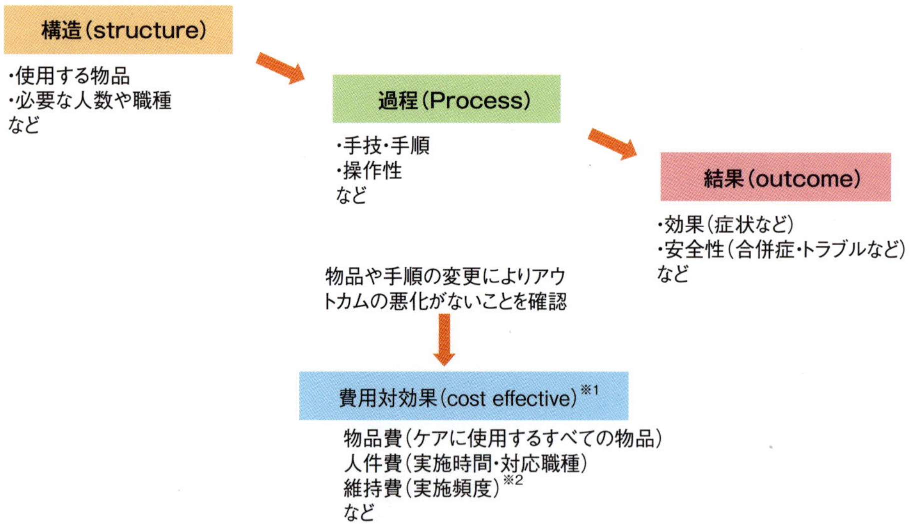

構造（structure）
・使用する物品
・必要な人数や職種
など

過程（Process）
・手技・手順
・操作性
など

結果（outcome）
・効果（症状など）
・安全性（合併症・トラブルなど）
など

物品や手順の変更によりアウトカムの悪化がないことを確認

費用対効果（cost effective）[※1]
物品費（ケアに使用するすべての物品）
人件費（実施時間・対応職種）
維持費（実施頻度）[※2]
など

※1 今回の変更に関連するケアや処置があれば，その費用も計算する
　　（たとえばアンカーファストであれば，挿管チューブの巻き直しや口腔ケアなど関連する時間の変化など）
※2 実施頻度を考え1週間，1か月，1年など一定期間での変化を評価する

図3　ケアの効率性を検討する際の評価の視点

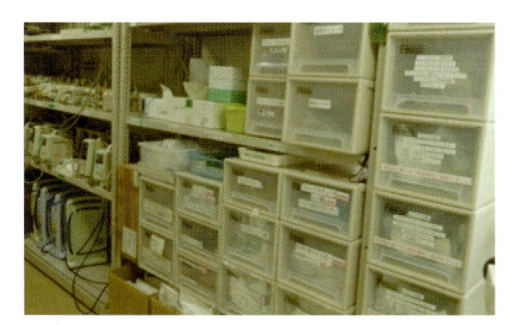

図4 NPPV開始時の準備ボックス
NPPV開始時には，ボックスを1つ持っていけば必要な物品が揃う

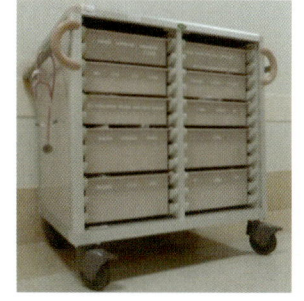

図5 小児用物品カート
小児のケア・処置・治療に必要な物品（各種サイズ）が揃っている．緊急入室時もこのカートを引っ張っていけば，受け入れは準備完了する

する場合，進行状況が見えることは，より効率的な人員配置を可能にします．また，やるべきことが明確であれば，安心して実施することができます．

3 標準化（ルール化）

　患者の状態に応じた方法を検討することは非常に重要ですが，通常の手順に迷うことはむだな時間を費やすことに等しいといえます．患者の個別性に応じた対応をするためにも，基本的なケアや処置，管理方法は標準化しておきます．標準化を図る際には，一つひとつのケアや処置のプロセスを振り返ることになりますが，業務フローを作成すると無駄な手順の抽出が容易になります．

4 セット化

　多種多様な患者を管理するICUでは，慣れない処置や機器の準備を行うことも少なくありません．とくに緊急時にはいち早く物品を準備することが求められますが，急ぐときにかぎって「物品が足りない」という事態に直面します．これを回避し，効率的に準備をするためには「セット化」が効果的です．

　たとえばNPPVの物品を1患者使用物品ごとにボックスへ入れておきます（**図4**）．緊急時には，ボックスを1つ引き抜いて持って行けば準備は完了します．準備物品を間違えることもなく，慌てることもありません．また，小児の入室がまれな施設であれば，小児の緊急入室に対応するための「小児用物品カート」（**図5**）などを準備しておくと効率的です．

　当院では，このほか「人工呼吸中の吸入」「インスピロン」「開胸セット」など，①使用頻度が低い，②物品の準備忘れなどのヒヤリ・ハット報告があったもの，などは積極的にセット化するようにしています．

*

　業務の効率化を図るためには，物品管理などの構造的なものから業務自体の見直し，一つひとつの業務内容の見直し，そして他職種との協働など多くの方向から検討を重ねることが重要です．

第2章 クリティカルケア領域におけるマネジメントの実際

● **業務**のマネジメント

質評価

卯野木 健

「質」とは何か

1 変わる医療の質評価

かつては，行っている医療や看護やその結果を客観的に評価することはまれであり，「感謝されたからよかったね」とか「難しい手術だったけど治ってよかった」などと主観的に，かつ個別に評価されることが多くありました．また，とにかく"ベスト"なことを行う努力が重要視されたといってよいでしょう．

近年，医療の質評価は，たとえば「当院ICU在室患者の合併症発生率は○％」といったように，主観ではなくできるだけ客観的な方法で行われ，かつ，個々の患者というよりもある一定の集団に対して行われることが標準的です．

1980～90年にかけて，医療の質の定義，モニタリング，評価が注目され始めました．この背景には，医療費の高騰に伴い社会が効果的で効率的な医療を求めたこと，従来から行われている医療行為の効果に関する疑問が医療従事者のなかでも増加したことが要因に含まれます．

「質」というのはさまざまなレベルで語られるので，定義をするのはなかなか難しいことです．質が高い肉，質が高い航空会社，質が高いホテル，どれも顧客が求めるニーズが異なるので，同じく定義することはできません．

たとえば，質が高い航空会社とはどのような会社であるかを考えてみましょう．まずは安全があげられるでしょう．顧客としては，墜落だけは避けたいものです．サービスも重要な要素です．コンソメスープが無料で配られるとうれしいものです．そのほかにも目的とする路線に就航していることや，価格，いつも定時運行してくれることなどは航空会社の質にかかわっているでしょう．

2 注目されるクオリティ・インディケーター（QI）

これらのように事業によってさまざまな「質」が考えられるなか，医療の質を示す「クオリティ・インディケーター（QI）」というものが注目され始めました．具体的には，医療施設認可合同委員会（JCAHO）が1980年代後半よりQIの開発に取り組み始め，看護の領域では，1998年にアメリカ看護師協会（ANA）が，NCNQを立ち上げ，「看護の質」や医療安全に関して検討を開始しています．

現在，米国の医療機関において測定された看護に関するQIの情報は，NDNQIに蓄積され，登録施設は自施設のデータと比較することができる（ベンチマーキング）ように整備されています．

本稿では，医療の質，とくに集中治療室における看護の質に関するQIについて解説します．

QI
quality indicator
医療の質指標

JCAHO
Joint Commission on Accreditation of Health Care Organization
医療施設認定合同審査会

NCNQ
National Center for Nursing Quality

NDNQI
national database of nursing quality indicator

ANA
American Nurse Association
アメリカ看護師協会

なぜQIが必要なのか

逆をいえば，なぜQIが必要なかったのでしょうか．QIは特別なものではありません．自分たちが行っている実践やその結果を示すための単なるインディケーター（指標）です．似たようなものは日常生活でも，看護実践でも多く使用しています．

私たちは何かを変化させようとするとき，たとえば体重を落とそうとするとき，テストの点数を上げようとするとき，血糖値を下げようとするとき，フロセミドを使用してマイナスバランスにもっていくときなど，ほとんどの場合，なんらかの指標を使用しています．たとえば尿量をもとにして，「前回のフロセミドは10mgだったので，今回は20mgにしてみよう」などとその指標がフィードバックされて次の行動に影響を与えます．

このようになんらかの指標を使いながら行動を変化させ（ここでの行動とはフロセミドの量），最善の方法を見つけ出すのです．なんらかの指標を使いながら改善を行っていくことは，非日常的なことではありません．むしろ，日常的に行っていることを意識することが大切なのです．

QIを考えるとき，いまあげた例よりももうすこしマクロ（1人の患者というよりも患者集団）な視点でみることがポイントです．それは集中治療室かもしれませんし，病院全体かもしれませんし，地域まで広がるかもしれません．しかし，もしあなたが看護部長や副看護部長でないのであれば，通常相手にするのは集中治療室などの1つの看護単位であることが多いと考えられます．

チームの目標としてのQI

看護師の集団は，何か1つの目標に向かってまとまりにくい集団です．

もちろん，特定の患者(たとえば瀕死だけれどもがんばれば助けられそうな患者)では，救命といった目標に一丸となって取り組むことができるでしょう．しかし，それは例外的なイベントであって，通常の平穏な場合はどうでしょうか．

　ある人は，自分の患者をきれいにしたいと思って一所懸命に洗髪しているかもしれません．別の看護師は，同じ患者を受け持っていても清潔ケアにはあまり興味がなく，ひたすらほかの気道圧開放換気(APRV)が行われている患者のグラフィックモニタを眺めているかもしれません．ほかのスタッフはとにかく早く仕事を終えたいので入力作業を一所懸命にやっているかもしれません．

　こういったなかで，「〇〇くんは受け持ち患者の清潔ケアに時間をかけすぎていて，ほかの看護師の手伝いをしない」「〇〇さんは機器にしか興味がない．もっとベッドまわりをきれいにしたらどうなの？」「〇〇くんは早く帰ることしか考えてない．まだ外回り業務が残っているのに」などとお互いの行動に対する攻撃が始まりやすいのです．

　こういうことはどこの施設でもあることでしょう．さまざまな人が仕事をしているのですからあたり前のことですが，看護師の集団で難しいのは，集団としての目標が立てにくいことです．「今年のICUの目標は？」となるとなかなか思いつきません．せいぜい「愛のあるICU」などという抽象的で「まあそうだったらいいねえ(汗)」というような目標になってしまいがちです．あるいは「患者誤認ゼロ」といったような工事現場じゃないんだからと言いたくなるような目標になってしまいます．

　そういう場合に役に立つのが，QIなのです．QIは自分たちが実際に行っているケアやその結果に焦点をあてるため，各スタッフは自分たちがどのようなケアを行っているのか，その結果，患者はどうなっているのかを知ることができます．そしてそれらは行動が変化すること，実践が向上することによって変化しうるのです．

　このQIさえあれば，スタッフは目をキラキラさせてその向上に向かって走りだすわけではありませんが，さまざまな価値観(私はそれぞれの価値観は尊重すべきだと思います)が混在するなか，「チームで行っているケアは指標で表すとこうなりますよ」という情報は，スタッフにとっての動機付けになりえます．

医療の質とは何か

　前述したとおり，医療の質をどのように定義するかはそれほど簡単ではありません．さまざまな考え方が存在するなか，米国医学研究所(IOM)が提唱する分類があります(表1)．

　簡単にいうと，「効果的で，効率的で，安全で，タイムリーで，平等で，患者中心の医療が行われていれば質が高いですよ」ということになります．

IOM
Institute of Medicine
米国医学研究所

表1 IOMの提唱する「医療の質」

- 効果的（effective）
- 効率的（efficiency）
- 安全（safety）
- タイムリー（timely）
- 平等（equitable）
- 患者中心（patient-centered）

「効果的」とは，行われている診療や看護の効果があるかということであり，これは適切な患者に，その効果が科学的に裏付けられた医療を行うという根拠に基づく実践（evidence based practice）といえます．あなたは効果が証明されていない，あるいは効果がないことが証明されているケアを行っていませんか？ということです．

次に「効率的」とは，医療が費用に対し効率的（cost-effective）に提供できているということです．効率的でない医療には，医療材料を無駄に使用したり，効果が明らかではない高価な医療機器を使用するということや，単価が高い医療従事者が，本来の業務とは別の業務を行うことも含まれます．ある高価な口腔ケアで使用するアイテムが，安価な口腔ケアで使用するアイテムとVAP予防，手間の観点で効果が同じであれば，安価なほうが効率的であるといえます．

「安全」は，周知のとおり患者に危害を与えないということですが，いわゆるインシデントやアクシデント，ヒヤリハットなどそういうものだけではありません．患者が予期しない合併症，たとえば人工呼吸器関連肺炎や深部静脈血栓なども安全にかかわる質です．

「タイムリー」は，必要なときに必要な医療が提供できるということです．鎮痛薬が必要なときにすぐに鎮痛薬が与えられることや，緊急性の高い患者が救急外来の待合室で長時間待たされないことなどはタイムリーにかかわることです．

「平等」は，性別や人種，居住地域や社会的，経済的な地位によって提供する医療が異なってはならないということです．

「患者中心」は，患者のニードや嗜好，価値観に基づいて医療を行うことを示しています．これらは医療の質であって看護ではないのではという反論もあるかもしれません．勘違いしてはいけないのですが，ほとんどの看護は医療のなかに存在します．医療のなかには医師の診療行為も入っているし，同時に看護も入っています．看護師は，医療の質に対してさまざまな貢献をしているのです．

QIとは何か

前述の質を示す数値的な指標のことを，クオリティ・インディケーター（QI）といいます．このQIは施設の医療の質を評価する際に必須となります．QIは現在の状態を示すとともに，改善した場合の評価指標となります．

このような指標を用いた介入はQIのみでなく，医療において一般的に行われる糖尿病患者における血糖コントロールや血圧コントロールで行われることと同じです．

1 QIの分類

QIが表す3つの領域

QIは，それが表しているものから3つの領域に分けることができます[1]．その領域とは，「構造（structure）」，「過程（process）」，「結果（outcome）」です．

「構造」は，医療提供者あるいは医療提供者が使える資源や医療提供者が医療を提供する環境を示します．そのなかには，医療従事者の教育レベルや人数，設備，診療や看護の制度などが含まれます．ICUに関することでは，医師の診療制度，closed ICUか，などは「構造」に含まれ，また，特定の認定を受けた看護師の数も含まれると考えてよいでしょう．さらに，さまざまな職種，たとえば薬剤師，臨床工学技師や理学療法士，作業療法士の配置も「構造」に含まれます．これらの「構造」に関する指標は急激に変化することは少なく，比較的安定しています．「構造」には，医療を生み出す環境としての機能があります．

構造（structure）

「構造（structure）」に分類されるQIのいくつかは，医療従事者のパフォーマンスに影響を及ぼすことが示唆されています．Treggiariら[2]は24のICUに入室した急性肺障害（ALI）患者1,075人を対象に，そのICUのシステム（closed ICUかopen ICUか）と予後の関係を調査しました．24のICUのうち，13のICUがclosed ICUであり，11のICUがopen ICUでした．結果，ALI患者の死亡率はclosed ICUの方が低い（調整オッズ比 0.68，95％信頼区間 0.53-0.89; p=0.004）ことが明らかになりました．

ALI
acute lung injury
急性肺傷害

この調査のなかでは，ALIを発症してから3日後の一回換気量も調査されています．12 mL/kg PBWを越える一回換気量で換気を行っていた患者は，open ICUで31％，closed ICUで10％（p<0.001）と有意な差を認めました．ALI患者に対する人工呼吸において，一回換気量は予後に影響するとされており[3]，本調査では，診療システムの違い，つまり「構造」の違いが，後述する「過程」（ここでは，ALI患者に対する一回換気量設定）を通じて，「結果」（ここでは死亡率）に影響を与えている一例です．

PBW
predicted body weight
予測体重

このように，「構造」は医療従事者の行動に影響を与え，患者の予後に影

響を与える可能性があるものの，それらは限定的であり，医療の質の指標としての「構造」の有用性はかぎられています．この構造は前述のように「安定」しているため，持続的なモニタリングは必要がないことが少なくありません[1]．

過程（process）

「過程（process）」は，医療従事者が行っている活動のこと，すなわち，実際に行われている診療や看護などのことです．診断や治療以外にも，ventilator bundleの実施や，適切な手指衛生，適切な血糖コントロール等の合併症予防も「過程」に含まれます．

数多くあるガイドラインに従ったケアが行われているかも含まれるでしょう．これらには，患者の予後に大きく影響を与えることが明らかなものが多くあります．反対にいえば，患者の予後に影響を与えると証明されたものが推奨される医療行為として行われています．

結果（outcome）

「結果（outcome）」は，医療を提供した結果，引き起こされた患者の健康状態に関連する結果です．この健康状態には身体的な変化，たとえば生存率や症状の緩和のみでなく，社会的，心理的な変化も含まれています．また，健康的な行動をとることや，医療に関連する有害事象を避ける行動をとることなどの行動の変化も含まれます．これらは提供している医療の効果を評価するうえで，重要な指標となります．

さらに，医療に対する主観的な評価，たとえば患者満足度も「結果」に含まれます．加えて，費用も医療の効率を評価するうえで重要な指標となります．ICUにおいては，予後や在院日数，ICU在室日数のほか，人工呼吸期間や合併症に関する指標も「結果」に含むことが少なくありません．そのほか，退室時，あるいは退室後のADLやQOLも「結果」となります．

3つのQIの特徴

それぞれQIを用いて測定し，質を評価しようとする場合，それぞれがもつ特徴が存在します．たとえば，「過程」に関するQIは，医療従事者にとって行うべき活動が明確であり，結果の評価，改善を行いやすいという特徴があります．具体的には，手洗いを適切なタイミングで行っている率が低いという結果が出た場合，その指標を改善するように活動を行えばよいことは自明のことです．

一方，「結果」に関しては，与えられたQIに関する解釈が難しくなりやすいのです．なぜなら，「死亡率」や「人工呼吸期間」などは多種多様な要因が絡んでおり，特定の行動を変化させることによって改善するか明確でないためです．これら，「構造」「過程」「結果」に関するQIの特徴に関して，**表2**に示します．

2 ICUにおけるQI

ICUにおいて考えられるQIを，「構造」「過程」「結果」に分けて**表2**[4]に示

します．

　QIとなりうる条件は，患者にとって重要で妥当性，信頼性，反応性があり，解釈可能で，実行可能なものです．重要さを考えるにあたって，発生率が比較的高いものや，患者の生死に関連するものを重要であると考えることが基本となります．しかし，異なる種類のICUや職種，職位（責任の範囲）によってそれぞれのQIに対する重要さの認識は異なると考えられます．

3　看護の質を表すQI

看護の質とQI

　前述の「効果的（effective）」「効率的（efficiency）」「安全性（safety）」「タイムリー（timely）」「平等（equitable）」「患者中心（patient-centered）」は，看護によっても影響を受けうることが想像でき，看護の質と考えてもよいと考えます．ただし，看護がどのくらい関与しているかは，それぞれのプロセスやアウトカムによって異なるでしょう．

表2　ICUにおけるQIの例

構造（structure）
集中治療医を中心としたラウンド
多職種が参加するラウンド
重症度
患者：看護師比率

過程（process）
DVT予防
ストレス潰瘍予防
VAP予防
頭部挙上
人工呼吸器からの離脱
ターゲットを定めた鎮静プロトコル
毎日の鎮静中断
毎日の抜管可能性の評価
ARDS患者に対する低一回換気量
早期経腸栄養
血糖コントロール
緩和ケア
症状の記録とマネジメント
家族とのカンファレンス
CPRに対する事前指示

結果（outcome）
予定外抜管率
VAP発生率
CV-related BSI発生率
家族満足度
死亡率
人工呼吸期間
ICU滞在日数

Curtis J et al：Intensive care unit quality improvement: a "how-to" guide for the interdisciplinary team. Crit Care Med34(1)：211-218，2006より翻訳して引用

たとえば，中心静脈路挿入時の合併症（気胸や動脈穿刺）は「安全性」にかかわる医療の質ですが，「看護師の行動によって，これらの合併症が変化することはない」と考えることが一般的です．疼痛のある患者にどれだけ早く鎮痛薬を投与できるかは「タイムリー」に影響を与えますが，これは看護師がどの程度事前指示をもらっているか，どの程度患者の疼痛の状況をタイムリーにとらえるかにかかっていることが多いと考えられます．

QIのうち，直接，看護が測定されているもの（たとえば手洗いの遵守率），あるいは看護師が行うケアに大きな影響を受けるものをnursing-sensitive quality indicator，あるいはnurse sensitive quality indicatorとよびます．

nursing-sensitive quality indicatorとは

米国のNDNQIは，2010年7月の時点で1540施設から提供されたnursing-sensitive quality indicatorを蓄積していますが，そこでのnursing-sensitive quality indicatorには，医療に関連する感染や転倒・転落，褥瘡などが含まれています．ICUにおいて，何がnursing-sensitive quality indicatorとなりうるのかを明確に表すのは困難です．

これにはいくつかの理由があり，集中治療領域では患者に対する医療は多くの職種により集学的に行われており，単独の職種で直接影響を与えることが困難であるということが第一にあげられます．しかし，nursing-sensitive quality indicatorは看護師独自で医療の質に与えるもの以外にも，看護師が行うケアに大きな影響を受けるものも含まれることに注意する必要があります．

「看護師が行うケアに大きな影響を受けるもの」を考える場合，看護師が「どの程度」質に影響を与えるのかを評価する必要が生じますが，それを数値化するのは難しいことです．人工呼吸器関連肺炎（VAP）は，看護師が行う口腔ケアや頭部挙上といった行為に影響を受けていますが[5]，VAPに関しては，抗菌薬のチョイスが4割，口腔ケアが2割，そのほかは患者の全身状態かなどといったことがはっきりわかる訳ではありません．

私見では，たとえば鎮静深度や離床までの期間，心停止からCPR開始までの時間など，看護師が行う行動によって患者のアウトカムが変化するものに関しては，nursing-sensitive quality indicatorととらえてよいと考えます．看護師の質と量は，内科ICUの人工呼吸期間と関連するという報告[6]もあり，人工呼吸期間もnursing-sensitive quality indicatorとなりうる可能性はありえます．しかし，何がnursing-sensitive quality indicatorかを考える際に，施設間でnursing-sensitive quality indicatorは異なる可能性があることを無視してはなりません．

たとえば，鎮静深度の決定に，看護師の意見が大きく反映される施設では，鎮静深度はnursing-sensitive quality indicatorとなりえますが，医師単独の考えがそのまま実行に移される施設では，nursing-sensitive quality indicatorとはなりえません．つまり，何がnursing-sensitive quality indicatorかは，施設によっても異なると考えられます．これは同一の施設

VAP
ventilator associated pneumonia
人工呼吸器関連肺炎

内でも同様であり，重症患者が入室するICUとそれ以外の病棟では，看護師の責任範囲（どのような質に影響を与え，責任を持つ必要があるのか）や，意思決定への影響が異なることは容易に想像できます．つまり，看護全体のnursing-sensitive quality indicatorを定義することの難しさを表しています．

今後，nursing-sensitive quality indicatorを定義するにあたっては，領域特有の役割にも焦点をあてながら，看護師の責任範囲や，医療提供においてどの程度その意思が反映されているか，あるいはされるべきなのかを検討する必要があるでしょう．

QI測定の実際とフィードバック

現在，当院ICUで測定しているQIのうち，患者属性や重症度（APACHE II）などの構造にあたるものを除いたものを表3にあげます．

APACHE IIも含めこれらの測定は，すべて看護師によって収集されています．各グループ（係活動）は自分たちの指標を継続的に測定，分析し，毎月の月例のミーティング前に共有フォルダにグラフとコメント，考察が入力されます．月例のミーティングの時点では，資料はほぼ完成されているので，必ずしも担当者が出席する必要はありません．

ミーティングの資料は全員に供覧され，スタッフは自分たちのチームのパフォーマンスを知ることができます．一般的に看護師は自分たちのパフォーマンスを知ることは少ないか，あってもネガティブなものであることが少なくありません（たとえば褥瘡発生率やインシデント発生率など）．このようなフィードバックを行う際には，ポジティブなデータも多く出す

表3　当院ICUのQI

領域	内容
process	手指衛生率（直接観察法）
process	手指消毒薬消費量
process	鎮静薬の投与量と鎮静深度
process	離床率
outcome	人工呼吸器関連事象（VAE）
outcome	皮膚トラブル
outcome	計画外抜管
outcome	人工呼吸期間
outcome	在室日数
outcome	せん妄発生率

VAE
ventilator-associated event
人工呼吸器関連事象

ことが重要です．改善していくプロセスを共有することで，組織として学習することは多いのです．

データの多くはファイルメーカーを使用し一元管理しているので，さまざまなデータ間の関連を検討することも可能です．このように，組織として質を継続的に算出し，それらをもとに病棟の目標を定め，常に改善を続けることが重要です．

おわりに

QIは医療の質を表す指標であり，提供する医療を可視化し，医療の質を向上させるために必須となります．しかし，nursing-sensitive indicatorは未開発な部分が多くあります．今後は，ICUにおける医療の質において看護師が及ぼす影響を明らかにすること，ICUにおける看護師の役割や責任に関する明確化，多施設データの蓄積システムの整備が必要となると考えます．

引用・参考文献
1) Donabedian A：医療の質の定義と評価方法（東尚弘訳）．健康医療評価研究機構，2007
2) Treggiari MM et al: Effect of intensive care unit organizational model and structure on outcomes in patients with acute lung injury. American journal of respiratory and critical care medicine176:685-690,2007
3) The Acute Respiratory Distress Syndrome Network：Ventilation with lower tidal volumes as compared with traditional tidal volumes for acute lung injury and the acute respiratory distress syndrome. N Engl J Med342:1301-1308, 2000
4) Curtis J et al: Intensive care unit quality improvement: a "how-to" guide for the interdisciplinary team. Crit Care Med34:211-218, 2006
5) Hawe CS et al: Reduction of ventilator-associated pneumonia: active versus passive guideline implementation. Intensive Care Med35：1180-6, 2009
6) Thorens JB et al: Influence of the quality of nursing on the duration of weaning from mechanical ventilation in patients with chronic obstructive pulmonary disease. Crit Care Med23：1807-1815, 1995

第2章 クリティカルケア領域におけるマネジメントの実際

業務のマネジメント

病床コントロール

坂本 美賀子

病床コントロールの必要性

1 病床は医療資源の重要なファクター

医療サービスを適正に機能させるためには，医療資源を集中させ，かつ効率的に活用することが求められます．そのなかで，病床も医療資源の重要なファクターの1つです．患者の状態や治療方針に即した病床が選択され，しかも，安全かつ効率的な病床コントロールが可能となる病床管理が必要です．

2 「病床機能報告制度」のスタート

医療を取り巻く環境の変化（人口構造）として，2025年には75歳以上が全人口の約18％となります．各病床を有する医療機能の現状と今後の方向性について，病棟単位で「高度急性期機能」「急性期機能」「回復期機能」「慢性期機能」の4区分のうち1つを選択し，各都道府県に報告する病床機能報告制度が2014年10月からスタートしました．

その結果を受けて，各都道府県単位で，各期の機能はもとより医療サービス全体のあり方を医療設備をも含めて決定することになります．

つまり，地域医療ビジョンの病床必要量に収斂していくこと，2025年の医療需要や医療提供体制を鑑みて具体的施策（設備や医療従事者の確保・養成）の構築などの資源の効率的活用がより重要となります．さらなる医療機能の分化・連携が推進されることから，各施設においても病床機能のあり方の検討が急がれるところです．

以下，病床コントロールについて，当院の場合を例として示します．

当院における病床コントロールの実際

　当院の病床には，大きく2種類があります．1つは，集中治療室系病棟である集中治療室16床，救命救急集中治療室4床，ハイケアユニット12床，救命救急ハイケアユニット18床，救命救急病棟20床の計70床．もう1つは重症観察室8床を含む一般病棟318床です（図1）．

1　病床再編プロジェクトチーム発足

　当院では，高度急性期病院として断わらない医療を実現し続けるために，「病床再編（病床配置と機能の検討）」「連携強化（地域包括ケア病床をもつ病院との深化したアライアンス構築，高度急性期患者の集患）」「外来機能強化（高度急性期型外来の構築）」「人材創出（医療専門職の創出）」を4本柱とした事業計画に取り組んできました．当院の医療サービスの対象は，重症度も緊急度も高く専門的な高度急性期治療を要する患者となります．

集中治療室系病床
- ICU 16床
- EICU 4床
- EHCU 18床
- HCU 12床
- EW 20床

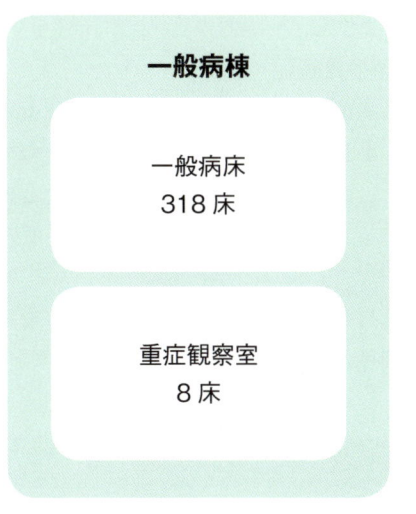

一般病棟
- 一般病床 318床
- 重症観察室 8床

図1　当院における病床の内訳

2014（平成26）年度診療報酬改定によって，高度急性期病院における重症度要件が厳格化
断らない高度急性期病院を実現し続けるためには

- 病床管理や病床機能のあり方の検討
- 医療資源の効率的活用

■救急・重症患者の受け入れ強化（空床確保）
■患者の重症度に応じた適切・効率的な病床管理
■重症度の高い患者を安全にケアができる一般病棟での体制整備

図2　高度急性期病院での重症度要件厳格化による喫緊の課題

2014(平成26)年診療報酬改定では，高度急性期病院における重症度要件が厳格化(図2)され，病床管理や病床機能のあり方の検討が喫緊の課題となりました．

　そこで，①救急・重症患者の受け入れをさらに強化すること，②一般病棟では複数疾患を抱える重症度の高い患者を安全にケアができる体制を整えること，③特定入院料の算定基準を管理しながら患者の重症度に応じた病床管理を行うこと，を目的に，2014年4月病床再編プロジェクトチームが発足しました．メンバーは，病床管理を担当する副院長および副看護部長，各科の病床管理担当医師，集中治療室系師長，重症観察室を有する病棟師長，救急外来師長，また診療情報管理室，医事企画室から事務部門も加わり構成されました．

　病床再編プロジェクトは，2つのタスクに分けて進められています．「タスク1」では，救急・集中治療系の入退室基準の見直しと患者フローの見直しが行われています．「タスク2」では，救急・集中治療室から病棟への受け入れ体制の見直し，重症観察室の入退室基準と患者フローの見直し，重症観察室の人員配置や増室の検討が行われています．ここでは主に「タスク1」での取り組みについて示します．

救急・集中治療室入退室基準の見直し

　それまでの集中治療室系病棟への入室基準は，対象疾患や患者状態などが明記されていました．しかし，より厳格に管理していくために，客観的指標であるバイタルサイン，血液検査値，異常理学所見などの基準値をユニットごとに設定しました．また重症度，医療・看護必要度の項目も追加されました(図3)．

　退室基準には，①客観的指標が改善傾向にあり，状態が安定している患者，②重症度，医療看護必要度A項目3点未満，B項目3点未満となった患者，

旧　基準の構成	見直し点
1　運営方針 2　入室基準(対象患者) 　(1)意識障害または昏睡 　(2)急性呼吸不全または慢性呼吸不全の急性増悪 　(3)急性心不全(心筋梗塞を含む) 　(4)急性薬物中毒 　(5)ショック 　(6)重篤な代謝障害(肝不全，腎不全病など) 3　客観的指標 　バイタルサイン，血液検査値，異常理学所見等 4　退出基準	【入室基準】 ・客観的指標として"重症度，医療・看護必要度"の項目追加 ・バイタルサイン，血液検査値，異常理学所見等の基準値をユニットごとに設定 【退出基準】 ・"重症度，医療・看護必要度"の項目を満たさない患者を追加 ・積極的加療を行わない方針となった患者を追加

入退室がさらに慎重に検討されるようになった
重症度，医療・看護必要度，算定条件の管理が厳格化され，
効率的活用や重症度に応じた病床の選択がされるようになった

図3　当院における入退室基準見直し

③積極的加療を行わない方針となった患者,が追加されました.
　これらの基準をもとに,治療方針やアウトカム,精神的な問題や社会的な問題なども加味しながら多職種カンファレンスでの入退室患者の検討がなされています.また患者・家族へは日々の状態説明などとあわせて退室時期や退室先に関する説明を事前に行い,さらに退室先である部署へは,次の退室候補患者がどのような状態であるか情報提供を行い,病棟側も重症度や看護度に応じて病室の準備をしています.このように,日々,救急・重症患者の受け入れのための空床確保を行っています.

患者フローの見直し

　当院では専門性に基づく高度な医療の提供を目的として,臓器別センター制が取り入れられています.従来の内科,外科といった縦割りの区分ではなく,1つの臓器を中心に内科,外科が同じ立場で緊密な連携・協議による診療体制の構築を図ってきました.そのため,救急,集中治療室から一般病棟へ直接退室することも少なくありませんでした.
　しかし,近年,複数疾患や多様な合併症を有する患者,高齢・重症度の高い患者が増加傾向にあり,一般病棟での安全なケアの提供が難しい場合も出てきました.患者の重症度や医療・看護必要度,実際のケアに要する時間やマンパワーなども考慮し,集中治療室からハイケアユニット,重症観察室など,より安全にケアの提供ができるように退室先を検討することで,患者フローの拡大化が起こっています(図4).

2　クリティカルケア領域における病床コントロール

　退室患者は,前述した入退室基準をもとに,多職種カンファレンスで退室候補が検討され,最終的に主治医・集中治療室長の許可により決定します.患者状態は刻一刻と変化することも多いため,退室候補の検討は,朝(9時45分)と夕(16時30分)の1日2回行われます.

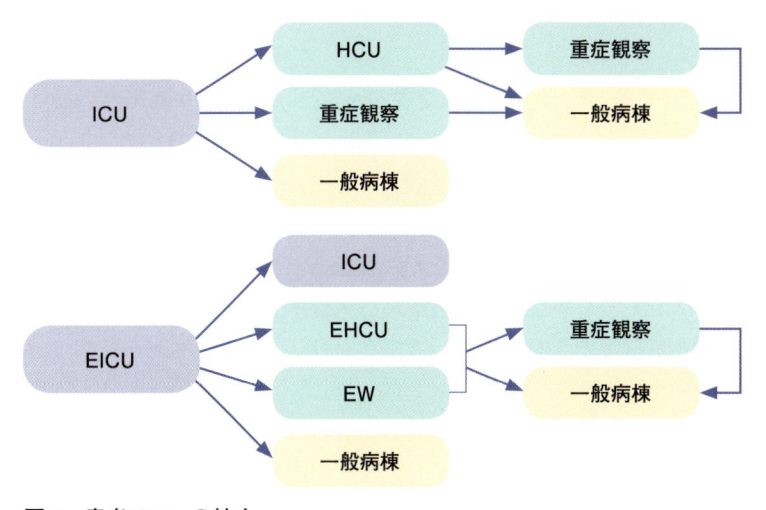

図4　患者フローの拡大

夜間でも緊急入院や院内急変患者がすぐに受け入れ可能となるように，退室候補や退室先を明記した対応表を作成し，夜勤のリーダー看護師・当直師長に示しています．

当院では，平日の朝10時から，全病棟の師長，救急外来師長，病床管理担当副看護部長が集まって，病床管理ミーティングを毎日行っています．各病棟の病床数，空床数，重症度など互いに情報交換し，入院患者の調整，応援体制の強化なども行ってきました．また，集中治療室の重症度，医療・看護必要度の数値や特定入院料の算定率もその場で伝え情報共有することで，救急・重症患者の受け入れが優先的に可能となるように病院全体での空床確保を行っています．

このように断わらない急性期専門医療を提供し続けるためには，医療資源を効率的に活用し，患者の受け入れ能力を向上させることが必須です．しかし，患者の高齢化，疾病構造の複雑化に伴う重症長期化する患者の存在が要因となり，クリティカルケア領域の病床コントロールに難渋している現状もあります．

病床コントロールの現状

当集中治療室は，救急・重症な循環器疾患患者が年間1,300例以上，緊急を含む心臓血管外科術後患者が年間300例以上と入室患者の多くを占めており，2013年度の集中治療室および救命救急集中治療室の利用率は93％前後で推移していました．平均在院日数は10日前後，集中治療室平均在室日数は，4日前後です．しかし，集中治療室の特定入院管理料の算定率は，目標値を下回るなど，効率的な病床運用とはいいがたい状況です．

経皮的心肺補助装置(PCPS)や大動脈内バルーンパンピング(IABP)等の補助循環装置の使用数増加など，患者の重症化は明らかであり，2011年救命救急センター指定後，複数臓器が重篤な状態で緊急搬送されてくる患者も増加しています．また，経カテーテル大動脈弁留置術(TAVI)や心房中隔欠損のカテーテル治療(amplatzer)などの新規治療の導入が高齢患者の治療選択の拡大につながりました．

病床コントロールの問題点

疾病構造が複雑となり，単一診療科による管理だけでは困難なことから，より厳重に集学的な管理を要する患者が今後も増加していくことは否めません．このような重症長期化した患者が，算定率の低下および病床コントロールにも影響しています．

また，気管切開後，呼吸・循環動態は安定しているような患者の収容先として，病棟に8床の重症観察室があります．しかし重症観察室に患者が停滞することで病態的には安定した患者が退室できず，集中治療室在室日数延長の一因となっています．これらのことから，病床コントロールにおける問題点として，重症長期化した患者の存在，重症観察室での患者の停滞，の2点があげられます．

重症観察室での患者の停滞においては，病床再編プロジェクトの「タス

PCPS
percutaneous cardiopulmonary support
経皮的心肺補助装置

IABP
intraaortic balloon pumping
大動脈内バルーンパンピング

TAVI
transcatheter aortic valveimplantation
経カテーテル大動脈弁留置術

ク2」において，救急・集中治療室から病棟への受け入れ体制の見直し，重症観察室の入退室基準と患者フローの見直し，重症観察室の人員配置や増室の検討が行われます．

次に，重症長期化した患者の存在に関する問題への取り組みを示します．

3 クリティカルケア領域における効率的な病床コントロール

重症長期化する患者の存在を減らし，クリティカルケア領域のベッドコントロールを効率的に行うために取り組むべき課題は，多職種協働での早期離床および合併症回避，早期アウトカムの設定，後方連携先を含む教育体制の強化です．

多職種協働での早期離床および合併症回避

当院では，クリニカルパスの作成や分析を繰り返すなかで，チーム医療が推進されてきました．各職種や診療科の障壁も少ない職場風土ができあがっておりチーム医療は当院の強みでもあります．

当集中治療室には，医師，看護師のほかに，専従の臨床工学技士（ME），理学療法士（PT），専任の薬剤師，栄養士が配置されています．2012年からは臨床工学技士の集中治療室24時間常駐が導入となりました．それらの多職種が専門的な知識や技術を駆使し，日々治療やケアにも積極的に介入しています．人工呼吸器装着中でも条件を満たせば，立位や歩行リハビリにも取り組むなど，積極的に早期離床に取り組んでいます．鎮痛や鎮静，せん妄の評価スケール，口腔内の評価スケールなど，評価とケアが標準的にできるように，さらに評価精度も定期的に調査しながら精度を高めていく取り組みも行ってきました．

また当院には，総合的品質管理（TQM）という統合的に医療の質管理を行っている診療支援サポート部門があります．医療安全管理，感染管理，医療行程管理（クリニカルパス），褥瘡対策，NSTなどが組織横断的な活動を行っており，有用な情報提供や改善提案がなされます．それらが治療やケアに活かされることで合併症回避にもつながっています．

TQM
total quality manegement
総合的品質管理

4 早期アウトカムの設定

現在，集中治療室では，日々のカンファレンス，週1回の集学的カンファレンス，長期化した患者を対象としたアウトカムカンファレンスが行われています．いずれも多職種（医師，看護師，薬剤師，臨床工学技士，理学療法士，栄養士，医療ソーシャルワーカー）が参加し，それぞれの専門的見解を自由に発言し，かつ実際に介入できる環境にあります．とくにアウトカムカンファレンスでは，患者・家族とともに多職種が参加して患者の状態を共有し，今後の方針を決める有効な場となっています．

アウトカムとは対峙的な印象をもたれがちですが，「クリティカルケア領域における終末期医療のあり方」の検討は今後の重要な課題と考えられます．高度な医療資源を提供できる当院において，医学的適応，患者の意向，

QOL, 周囲の状況という臨床倫理の4つの側面から，果たしてこの治療が患者・家族にとって価値があるものなのか，疑問を抱く場面に遭遇することもあります．

　家族とともに患者にとっての価値を十分に検討すること，その家族らしい意思決定ができること，患者・家族がよりよい最期を迎えらえること，家族が悲嘆を表出できるようにすること，家族も満足のいく看取りができるようにケアの方向性を示すことなどについて，看護師が中心となって家族に対するアプローチをしていかねばなりません．そのためにも医療チームでの症例ごとの振り返りや教育体制の構築など，医療者の倫理的感性を高めていく取り組みが重要と考えます．

5 教育体制の強化

人材の計画的育成

　重症化の早期認知と病態の進展悪化の予防に努め，患者フローを効果的に稼働させるには，人材育成は継続的重要課題です．現在，集中治療室と病棟間，ハイケアユニット間での内部研修を行っており，2014年度は集中治療室から計10名の看護師が対象となりました．それぞれに2か月での教育プログラムを実施し，双方ともに連携の必要性を強く感じ，互いの強みを学べる貴重な機会となっています．

　またクリティカルケア領域に興味をもち，活躍が期待できる人材の計画的育成は，組織のなかで仕事を効果的・効率的に進めるうえで重要です．高い看護実践力，チーム医療の調整力が期待され，リソースとして適切に活用することにより，医療および看護ケアの質向上につながることは間違いありません．このような人材の育成が，集中治療室における重症化回避，早期回復へとつながり，病床管理の効率化の実践を導くと考えられます．

　ジェネラリストの計画的育成として，集中治療室ではクリニカルラダーに準じた教育プログラムを活用し，段階的に個人の成長に応じた教育を進めてきました．教育プログラムは段階的役割，実践可能な看護や項目を明確にし，次の段階へ進むためのチェックリストやレポート，学習会や研修なども示しています．重症患者やME機器をみることへの緊張や不安軽減のため，臨床工学技士を巻き込んだ体験型学習やシミュレーション室を利用したシナリオ研修など効果的な学習法にも取り組んでいます．

　また60名のスタッフを6グループに分け，プリセプターの負担軽減も意識したグループ教育を実施，集中治療室のスタッフ全員が互いに教育に関わり，部署全体で学習する風土づくりにも努めてきました．今後は院内で始まっているパートナーシップを集中治療室にも導入予定です．

　そのほか，重症度，医療・看護必要度の記録に関して，正しい記録ができること，正しい評価ができることを目的とした定期的な記録の監査や学習会の実施，評価者・院内指導者育成にも取り組んでいます．計画的に研修に参加させ，2014年度15名の評価者・院内指導者が育成されました．

働きやすい職場環境の調整

このような人材育成を行うことも，働きやすい職場環境であることが条件となります．集中治療室という救急・重症患者が多く，緊迫した環境下でスタッフはストレスを抱くことが少なくありません．そのため，①各勤務帯には可能な限り役職者を配置し，業務面・精神面の配慮を行うこと，②フィッシュ哲学に基づいた楽しい職場づくりに努めること，③育児中などワーク・ライフ・バランスを配慮した勤務体制を考慮していること，④リフレッシュのための勤務希望は可能な限り調整すること，⑤スタッフへの希望調査の結果をふまえ役割や研究メンバーの選出を行うこと，など働きやすさ，やりがいを意識した職場環境の調整に取り組んでいます．

おわりに

断わらない最良の急性期専門医療を提供し続けるためには，医療資源を効率的に活用し，患者の受け入れ能力の向上が必至です．効率的な病床管理の実践を目指し，集中治療室として取り組むべき使命は，多職種が参加して，重症化の早期認知や合併症の回避，全身管理を適切に行い早期回復へ導くことです．

効率よく効果的に管理が行えるシステムの構築やその評価方法の開発，医療の質指標(QI)，成果指標を明確にすることも早急な課題です．

また，患者・家族の満足度も意識した患者参加型のアウトカム設定，医療スタッフの倫理的感性の向上を目指した取り組みも必要です．これらの基盤となるスタッフの教育体制の強化，計画的な人材育成が継続的重要課題と考えます．

第2章 クリティカルケア領域におけるマネジメントの実際

業務のマネジメント

受け入れと申し送り

辻 佐世里

クリティカルケア領域における患者の受け入れ

　クリティカルケア領域における患者受け入れは，各施設により異なります．そのなかには院外からの救急搬送患者，院内の急変患者，予定された過大侵襲術後患者など，数パターンがあります．いずれの場合も，入室依頼があった際のマネジメントは，①受け入れのためのベッドを確保すること，②安全に受け入れることができる人員を確保すること，③病状に応じた対処を迅速に行うための準備ができること，④医師との連携をスムーズに行い，適切な処置が迅速に施されること，です．

　予定入室ではなく緊急の入室の場合は，可能なかぎり短時間で患者を受け入れる必要があり，コミュニケーションを密に図りながらそれぞれの役割を遂行しなくてはなりません．誰がどのような役割を担うことが受け入れまでの時間短縮につながるかを，的確に判断するマネジメントが必要です．

1　病床コントロール

一般病棟の管理者や医療チームとの連携

　当院ICUは12床で，過大侵襲術後患者と院内急変患者を受け入れています．しかし，HCUなどの後方病床はありません．そのためICUから退室する際は，患者の当該診療科の病棟へ転棟しますが，「ICUに入室する前に入院していた病棟に戻ること」を基本ルールとしています．

　病床稼働率が90％を超えている状況の場合では，一般病棟に空床が少なく，本来の診療科とは異なる病棟に入院していることもあり，基本ルールに従うと，ICUから戻る病棟が見慣れていない状態の患者をみることになります．そのため管理者は，患者の病状・病態を考慮して，当該診療科病棟へ転棟したほうがいいか，もとの診療科とは異なる病棟に戻ってもいいかを判断し，転棟先の管理者と交渉して，後方病床の確保をしています．

　ICU在室期間が長期となった患者に対して，転棟先のスタッフは患者の

状態がわからないことから，患者をみていくことに不安になりやすい状況となります．その場合は，患者の現在の状態と観察の注意点や必要な看護などを加味して説明し，一般病棟でも安心して患者をみることができ，安全に円滑に患者の転棟が行えるようにしています．また，人工呼吸器を装着したままで一般病棟に転棟になる際は，ICUで勤務している集中ケア認定看護師に転棟先の病棟に出向いてもらい，患者の病態とアセスメントに基づいた看護についての情報提供を行い，継続して患者の看護ができるようにしています．さらに人工呼吸器についてのレクチャー等を行い，呼吸器に関するトラブルがないようにしています．その後は呼吸サポートチーム（RST）など必要な医療チームに引き継ぎ，一般病棟で安全に患者をみることができるようにコーディネートしています．

RST
respiratory support team
呼吸サポートチーム

このように，ICUに緊急患者を受け入れるためには，ICUに在室している患者が一般病棟に円滑に転棟できるように，一般病棟の管理者や医療チームとの日々の連携が必要です．

後方病床を確保するためのルールづくり

ICUの病床が満床である際に緊急入室患者の受け入れ病床を確保することは，管理者が最優先で行うことになります（図1）．

当ICUでは，満床の際は医師が重症度を判断し，比較的軽症患者を押し出し候補患者として2名の選出をしています．その患者が退室する病棟の管理者と連携を取り，押し出し候補患者であることを告げ，いつでも転棟できるように病床を確保してもらっています．また，押し出し候補になっ

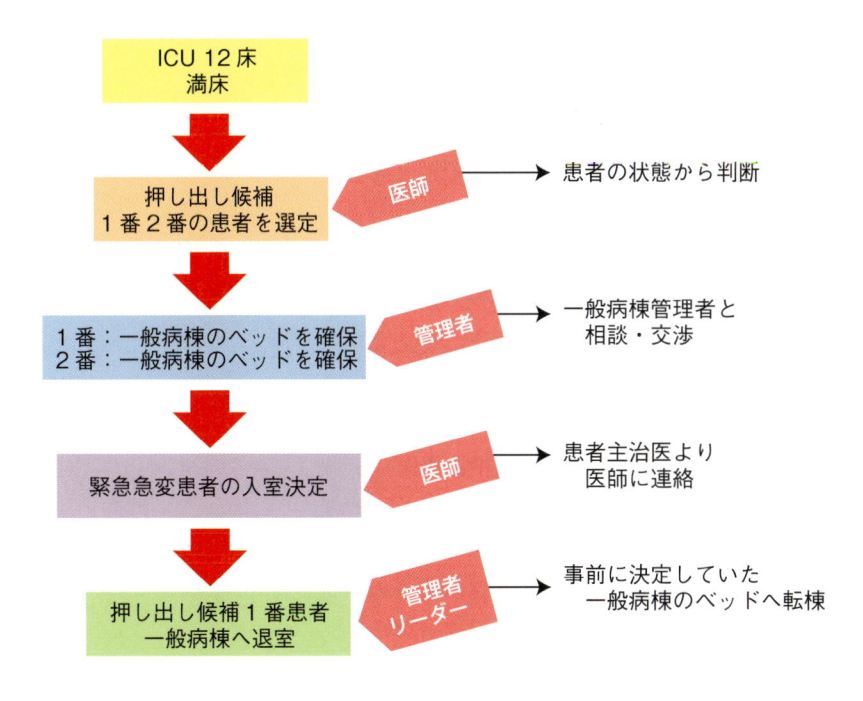

図1　入室時のフロー

ている患者とその家族には，ICUに緊急の入室があった際は，時間を問わず一般病棟に転棟することを説明し了承を得ています．

　緊急患者の受け入れは管理者が不在の時間帯になることが多く，その際に受け入れ病床の確保に混乱がないようにしておく必要があります．生命の危機状態にある緊急患者を受け入れるというストレスフルな状況のなか，病床コントロールというさらなるストレスをかけないようにすることがマネジメントを行ううえで重要であると考えます．

　また，ICUから転棟する患者を受け入れる一般病棟のスタッフにも，混乱を生じないようにしておく必要があります．そのためにも，管理者が一般病棟の空床の状況やスタッフの勤務状況を確認しながら，安全に受け入れてもらえるように早めに交渉しておくことが大切です．ときには院内の病床管理者（ベッドコントローラー）と相談し，病床の確保をしています．これによって，管理者不在の際もICUスタッフと転棟先の一般病棟のスタッフとの連携が図れ，患者の看護を継続して行うことができると考えます．

　ICUのベッドコントロールに必要なことは，転棟先の管理者に患者の状態や継続していく看護についての情報提供を頻繁に行い，円滑に受け入れてもらえる体制を整えておくことです．つまり，クリティカルケア領域における患者受け入れのための準備としては，まずは後方病床を確保するためのルールづくりにあると考えます．

2　受け入れのための人員確保

リーダー看護師による人員の采配

　人員の采配は，その日のリーダー看護師が担うような体制をとっています．リーダー看護師は日々の勤務者の技能に応じた患者割りあてを行い，患者の状態を把握しながら，そのなかで緊急患者の受け入れに必要な看護師の要員を確保しています．患者の病態把握，スタッフの経験値等を含めた技能を把握し，緊急事態になっても患者を安全に守ることができるような人員采配を心がけています．

　管理者は，日々の担当割りあてを考える際，いつでも緊急患者を受けられるような割りあてになっているのかをリーダー看護師に問いかけ，必要時は指導・教育を行っています．リーダー看護師は，それをふまえて現在の入室患者の状態とスタッフの技能を的確に判断し，誰が緊急患者を受けるかを決定していきます．

　当ICUの入室の取り決めとして，患者の主治医から集中治療医に患者の状態とともに入室依頼がされ，集中治療医が入室の有無を判断し，管理者もしくはリーダー看護師に入室決定の指示が出ます．リーダー看護師は集中治療医より患者の状態に合わせた初期治療の指示が出されるため，受け入れ病床の位置と受け持ち看護師を決定します．緊急入室患者の情報を的確に判断し，受ける看護師が対応できる技能があるか，ない場合は不足部分を補うための看護師がいるかを見極めて，スタッフのマネジメントを

行っています．

　満床の際は，1人の患者の退室・転棟を行ってから受け入れ準備と受け入れを行うため，さらに人員采配がむずかしくなります．スタッフ数がかぎられているために，1人に対する業務負担が大きくならないように配慮することも必要です．これらを加味したうえで，誰が受け入れ，誰が手伝いに入るのか，応援スタッフになるのかを考え指示を出していきます．

リーダー看護師へのサポート

　管理者はこの采配でリーダー看護師の成長の有無を確認し，指導が必要であれば振り返りからリフレクションできるようにします．さらにコルブの経験学習モデル(**図2**)に基づき，リーダーを行うスタッフの個々の深い学びに繋いでいくことが必要です．

　管理者は，この緊急受け入れの場を個々のスタッフの成長度の確認の場ととらえ，客観的に観察することが重要と考えます．緊急受け入れ時は可能な限りリーダー看護師のリーダーシップや，ほかのスタッフのメンバーシップを観察し，個々の成長を見極めていきます．また緊急時こそチームワークが必要であることから，チームとして機能しているのか否かも同時に観察し，機能していない場合はどこに問題があるのかを評価していく必要があります．客観的評価をフィードバックすることで，スタッフの成長を促すことができると考えます．

　さらに緊急受け入れ場面を客観的に観察することで，急変患者の救命および，入室患者の安全が確保できるための人員采配ができているのかを判断し，不足しているところをサポートしていくことができると考えます．つまり，必要時には管理者がマネジメントの手本を示すことが，リーダー看護師の学びになっていきます．

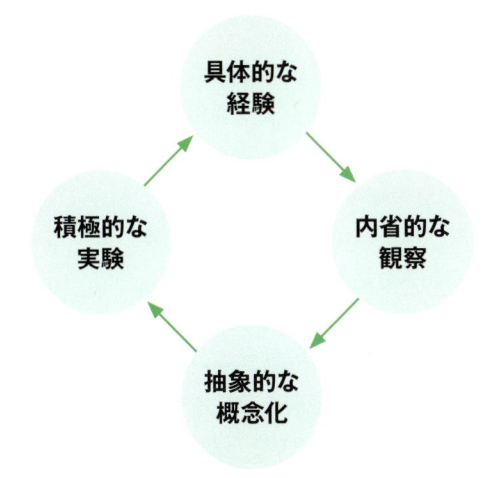

図2　コルブの経験学習モデル
松尾睦：経験からの学習―プロフェッショナルへの成長プロセス，p16，同文館出版，2006を参考に筆者作成

3 病状に応じた対処を迅速に行うための準備

医師や他職種とのコミュニケーション

　クリティカルケア領域での患者受け入れの際は，状態が悪化している患者の受け入れまでの時間をできるかぎり短時間にすることを目指す必要があります．そのため，病床と人員の確保ができたら，ただちに受け入れの準備を行います．人工呼吸器等の医療機器と気管挿管，CVカテーテル・Aラインの挿入など，必要な機器・物品の準備を行います．また安全に迅速に患者を受け入れるためには，医師と協働しやすい環境を整えることも重要です．

　担当看護師は，患者受け入れの準備ができたら，必要な処置がスムーズに遂行できるように応援スタッフと連携を取り，患者を待たせることなく医師が冷静に処置を行え，短時間で初期対応が終了できることを目指してマネジメントを行います．とくに緊急入室時は医師から口頭指示が出やすい場面であるため，コミュニケーションエラーが起きないように日頃から医師との協働を意識して行動し，指示の復唱など確認の徹底を行うことが重要になります．日頃から医師と看護師だけではなく，職種に関係なくメディカルスタッフの全員が，それぞれの垣根を低くして，コミュニケーションをとりやすいような環境を整えることが必要です．また，日常的に確認作業が省略なく行われているのかを定期的に点検することも重要です．

物品や機器の準備と確認

　管理者は，必要な物品や機器の準備のための導線を確認し，物品の保管場所などを含めた管理を行うことも重要であり，緊急入室時こそ客観的にその確認ができると考えます．急変患者をより早く受け入れることができるために，準備の際にスタッフが無駄な動きをしていないか，物品管理の視点で観察することで，物品配置が適切であるか，物品の定数は適当かなどが確認できます．客観的な評価をスタッフにフィードバックし，ともに検討して，物品の配置や定数を決定していくことで，スタッフがより効率よく業務遂行できると考えます．

　当ICUは，緊急入室時に必要な物品や急変時の処置に対応するための物品をセット化して，短時間で準備ができる工夫をしています．セット化管理することによって，緊急入室の対応や急変対応処置に不慣れなスタッフであっても短時間で準備ができ，入室までの時間を短縮することが可能です．また，使用したセットを次に備えて準備する際，不慣れな看護師も何が必要なのかを考えながら準備できるため教育の観点からも活用しています．

　緊急入室患者に必要な治療が施され落ち着けば，担当看護師と応援でかかわったスタッフ，リーダー看護師が入室にかかった時間や処置等の介助に関して振り返りを行い，よかった点・改善点を話し合う時間を設けています．この振り返りで，次回はさらに安全に迅速に受け入れができるために，具体的な行動レベルまで落とし込むことを目的にしています．この振り返り時間を確保できるようにしていくことが管理者には必要と考えます．

クリティカルケア領域における申し送り

1 申し送りとは

　一般的に「申し送り」とは，業務の継続に必要な情報を後任者に伝えることです．臨床では，看護師が自分の勤務終了時に，次の勤務者へ患者の状況を報告することをさします．申し送りには患者の個人情報が含まれるため，相手の理解度や患者の把握状況などをふまえ，必要な情報を整理し，申し送ることが求められます．また，数値的なデータも含めて正しく伝えることも重要です．何よりも相手の理解度に合わせてわかりやすく，共有の用語を使って伝えることが望ましいと考えます．

　当ICUの申し送りには，①入室時の申し送り，②日々の勤務者間の申し送り，③勤務交代時の全体申し送り，④退室時の申し送り，があります(**表1**)．

　電子カルテの普及に伴い，入室患者の情報は事前にカルテから収集することができるようになりました．そのため，申し送りはカルテに記載されていない患者情報を伝えることになってきています．どのような情報をカルテから収集とし，何をどこまで申し送るのか，施設内，もしくは病棟間，病棟内であらかじめルール化しておくことが，時間短縮にもつながるため

申し送りの種類	申し送りの項目	ポイント
入室時の申し送り	・カルテに記載されていない患者情報 ・患者の持参物品 ・家族待機の有無	・時間短縮のため，申し送りをルール化する ・電子カルテから事前に患者情報を収集する ・持参物品の取り違えや破損・紛失に注意する ・申し送り時に確認したことはカルテに記載する
日々の勤務者間の申し送り	・挿入されているデバイス，現在投与中の輸液，使用している医療機器の設定 ・看護ケアの具体的な方法，患者・家族の思考など	・受け手と送り手がベッドサイドで確認する ・可能なかぎりカルテ記載をし，ベッドサイドでの申し送りが長時間にならないようにする
勤務交代時の全体申し送り	・患者数や発生したインシデント内容，本日のイベント ・全患者の状態	・全スタッフが全入室患者のことを把握する ・リーダー看護師育成の一環として活用する ・短時間で終了するよう端的にまとめる
退室時の申し送り	・離床の進行状況，疼痛の状態，病棟から開始・再開することになる指示(内服薬や食事など) ・継続してほしいケア ・持参物品の確認	・持参物品の確認はチェックリストを用いる

表1　各申し送りの項目とポイント

重要と考えます.

2 他部署からの入室時の申し送り

　当ICUは電子カルテからの情報収集が前提であることから，予定入室の際は，入室前日にカルテから情報収集を行い，患者訪問をして入室オリエンテーションを行っています．そのため，事前に患者の情報を把握したうえで患者の受け入れができることから，入室時の元病棟からの主な申し送り事項は，チェックリストをもとに患者の持参物品の確認と家族待機の有無の確認を中心に行っています．

　ICUへの患者の持ち込み物品は最小限としていますが，入室する患者全員が同様の物品を持参し，眼鏡や義歯なども含まれるため，取り違いや破損・紛失がないように厳重な管理が必要です(図3)．スタッフが物品管理に関して意識した行動がとれるように指導していく必要があります．

　手術終了後のオペナースからの申し送りは，持参物品(輸血や寝衣・スリッパなど)の確認とカルテ記載ができていない情報(最終に使用した薬剤や，バイタルサイン，意識レベルなど)となります．また，挿入されているドレーン類はカルテ記載されているため，申し送りはありませんが，カルテ記載が間に合わずに記載できていない場合にのみ申し送りを行います．

確実な申し送りをするために

　申し送りの受け手がカルテに記載されている内容からでは理解が不十分である事項について，送り手に確認しています．確認したことはカルテに記載し，申し送り事項が途絶えないようにします．一般病棟からICUに患者が移動することから，病棟スタッフだけではなく，他病棟のスタッフからの申し送りになるため，患者の申し送り事項が途絶えることや，不十分になると，その内容次第では患者の不満や不安につながるだけではなく信頼を失うことにもなりかねません．

　また，申し送り内容の確認をする際も，複数の病棟のスタッフに連絡を取ることになり煩雑になりやすいため，正確に確実に申し送りを行い，必要事項はカルテに記載することを徹底していくことを，教育していく必要があると考えます．

3 日々の勤務者間の申し送り

　看護師は勤務交代ごとに申し送りを行います．挿入されているデバイスと，現在投与中の輸液，使用している医療機器の設定などは直接ベッドサイドで確認をしながら申し送りを行います．受け手と送り手がベッドサイドで指示と照合しながら確認をすることで，呼吸器や薬剤の指示変更後の変化や，変更理由などの詳細を確認できると考えます．これは，安全点検の目的も加味しています．デバイスが抜けていないか，ラインの屈曲や閉塞はないか，輸液は指示どおりに投与されているか，呼吸器設定に問題はないかなどの確認と点検を同時に行っています．

また,ベッドサイドで申し送りを行うことで看護ケアの具体的な方法,患者・家族の思考など,継続していくための詳細な内容について確認がとりやすいと考え,ケアの継続が2つ目の目的となります.しかし,可能なかぎりカルテ記載を行い,ベッドサイドでの申し送りが長時間にならないようにすることも,時間管理の上で必要です.

IGICU入室用　物品チェックリスト

（　　　）科（　　　）病棟　名前（　　　　　　　　）

	事前確認	入室時	退室時
*必ずご準備ください（チェックではなく数を記入）			
ティッシュペーパー（1箱）			
歯ブラシ,歯磨き粉			
T字帯　または　フィットショーツ（1枚）			
下着（1〜2枚）			
*手術に応じて必要となるもの			
腹帯（お腹の手術）　1〜2枚			
バストバンド（胸の手術）			
三角巾（脳外科手術）			
*必要に応じてご準備ください			
お箸・スプーン（食事をしない場合は不要）			
おむつ			
義歯・義歯ケース			
補聴器(右・左)・ケース			
電気シェーバー			
*看護師が準備するもの			
看護ケア計画書もしくはパス			
心リハ計画書			
内服指示表			
内服薬（あり・なし）・その他（　　　　　　）			
冷所薬（あり・なし）			
家族待機		あり・なし	
看護師サイン		（　）（　）	（　）（　）

・荷物はすべて記名のうえ,GICU看護師が持参するカゴに入れてください
・患者さんの上記以外のお荷物は（病棟預かり・GICUロッカー預かり）を致します（貴重品はお預かりできません）
・病棟へお戻りになられた際には,お荷物が揃っているかご確認ください

（関西医科大学附属枚方病院看護部）

図3　ICUの物品管理表

4 勤務交代時のリーダー看護師からの全体申し送り

全体申し送りの目的

　勤務交代時は，リーダー看護師がスタッフ全員に向けた全体申し送りを行っています．その際，患者数や発生したインシデント内容，本日のイベントなどを伝達した後に，全患者の状態を端的に要約し申し送っています．

　その目的の1つは全入室患者の把握です．ICU入室患者は，急変する可能性が高いため，勤務する全スタッフが全入室患者のことを把握することは重要と考え，申し送りを行っています．もう1つの目的は，リーダー看護師の育成の一環としての申し送りの活用です．リーダー看護師は，全患者の状態把握を行い，端的にまとめ申し送りを行うため，リーダーとして病棟のマネジメント力だけでなく，まとめる・要約する力が必要となります．

　さらに時間をかけた申し送りでは，その後の業務にも支障があるため，短時間で終了することを目指すことも大切と考え，申し送り時間は10分以内と決めています．申し送り時間が長くなったときには指導し，端的にまとめることができるようにしています．

申し送り順序の統一

　申し送りの工夫の1つとして，申し送りの送り手も受け手も患者の状態把握がしやすいように，申し送り順序を統一しています．初めにカテコラミンのサポート量や輸液負荷などを含めた循環動態，呼吸器モード・酸素のサポートをしたうえでの呼吸状態，代謝，腎・肝機能データ，止血データとドレーン量や性状・感染徴候などの検査データと関連情報（悪化の有無など），鎮痛鎮静，リハビリの状況，最後にインフォームド・コンセントの内容や家族について等としています．順序を統一することで申し送るリーダー看護師も要約しやすく，受け手もその順序で聞くことができるため，何が問題かが把握しやすいと考えます．

　申し送りを行うことに関しては賛否両論ありますが，目的を明確にすることでスタッフ育成の一環にできるのではないかと考えます．

5 退室時の申し送り

　患者が退室する際は，患者を担当したICU看護師から病棟看護師に申し送りを行います．目的は看護ケアの継続と持参物品の確認です．患者の状態に関してはカルテに記載できていないことが中心になり，離床の進行状況や，疼痛の状態，病棟から開始・再開することになる指示（内服薬や食事など）の内容について，継続してほしいケアについて申し送りを行います．

　その後，チェックリストを用いて持参物品の引き渡しを行っています．

＊

　このように，クリティカル領域での申し送り場面は多くありますが，管理者は何をどのように申し送るのか，目的を明確にし，効果的に申し送りが行えるように整える必要があると考えます．

> **コラム　申し送り伝達手段の検討**
>
> 看護を24時間継続するためには，勤務交代時に行う申し送りが必要不可欠とされてきました．しかし，近年ではそれに費やす時間などを考慮して申し送りを廃止したところもあります．
>
> そこで，看護記録などをはじめとした伝達手段について，各施設において検討することが必要かもしれません．
>
> （道又元裕）

患者情報取り扱いの注意点

最後に，患者情報の取り扱いの注意点についてです．

医療安全と質の確保のために，多くの患者情報が必要になることは周知の事実ですが，患者情報についてその共有や利用とともにプライバシーへの十分な配慮が求められています（**図4**）．患者が自己情報コントロール権を主張し，情報の共有を拒否したり，提供した情報の共有範囲を制限したりすることは，現時点ではあまりありませんが，「担当看護師にだけ伝えるつもりだった」という患者の声を聞くこともあります．

このようなことが増加しつつあることからも看護管理者は，スタッフに対し，厚生労働省の「医療・介護関係事業者における個人情報の適切な取扱いのためのガイドライン」の内容や，個人情報保護法の内容など，医療者として知っておくべき事項の指導・教育を行うとともに，情報を取り扱うものとしての倫理的配慮ができるような感性を育成していく必要があります．

「看護者の倫理綱領」の条文5に，「看護者は，守秘義務を遵守し，個人情報の保護に努めるとともに，これを他者と共有する場合は適切な判断のもとに行う」[1]と示されているように（**表2**），医療従事者，看護者だから知りうる事項も多くあり，それをICU内の担当看護師間での共有だけでなく，患者が一般病棟に移動する際は，部署が違う看護師と情報を共有することになるため，その情報の取り扱いには十分な注意が必要です．

看護師は，患者から取得した情報のより適切な取り扱いを心がけ，患者の信頼の維持に努める必要があります．プライバシーは，患者の主観によってその範囲を変えるものであるため，信頼性の維持は患者情報の収集と利用にあたってプライバシーをいかに守ることができるかということと考えます．安全で質の高い医療・看護の実現のためには，情報共有を通じて，情報プライバシーの確保とのバランスを取る必要があります．

クリティカルケア領域では，患者が生命の危機状態にあり意思表示できない場合は，治療の決定などに関して患者家族が代理意思決定を行わなくてはならないこともあり，取り扱う患者情報は患者・家族にとってデリケートな問題であり，その共有には十分な注意が必要です．

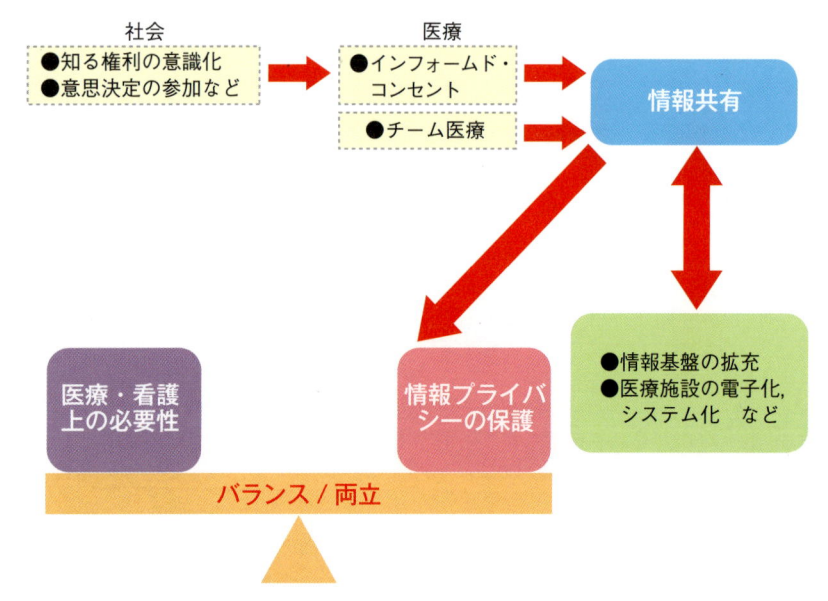

図4 情報共有とプライバシー

太田勝正:看護と情報.看護管理学習テキスト第5巻「看護情報管理論」2015年度刷,第2版(井部俊子ほか監,上泉和子ほか編),p 36,日本看護協会出版会,2015より一部改変

表2 「看護者の倫理綱領」条文5とその解釈

「看護者は,守秘義務を遵守し,個人情報の保護に努めるとともに,これを他者と共有する場合は適切な判断のもとに行う」

[解釈]
　看護者は,個別性のある適切な看護を実践するために,対象となる人々の身体面,精神面,社会面にわたる個人的な情報を得る機会が多い.看護者は,個人的な情報を得る際には,その情報の利用目的について説明し,職務上知り得た情報について守秘義務を遵守する.診療録や看護記録など,個人情報の取り扱いには細心の注意を払い,情報の漏出を防止するための対策を講じる.質の高い医療や看護を提供するために保健医療福祉関係者間において情報を共有する場合は,適切な判断に基づいて行う.また,予め,対象となる人々に通常共有する情報の内容と必要性等を説明し,同意を得るよう努める.家族等との情報共有に際しても,本人の承諾を得るよう最大限の努力を払う.

日本看護協会:看護者の倫理綱領,2003より引用

引用・参考文献
1) 日本看護協会:看護者の倫理綱領,2003
2) 井部俊子ほか監修:看護管理学習テキスト第1巻「看護管理概説」2015年刷,第2版,日本看護協会出版会,2015
3) 井部俊子ほか監修:看護管理学習テキスト第5巻「看護情報管理論」2015年刷,第2版,日本看護協会出版会,2015
4) 松尾睦:経験からの学習―プロフェッショナルへの成長プロセス,同文舘出版,2006
5) 井部俊子ほか監修:看護管理学習テキスト第2巻「看護組織論」2015年刷,第2版,日本看護協会出版会,2015
6) 厚生労働省:医療・介護関係事業者における個人情報の適切な取扱いのためのガイドライン,2004

第2章 クリティカルケア領域におけるマネジメントの実際

業務のマネジメント

物品管理

山本 由美

はじめに

　病院が取り扱う物品には，医療材料を主として医薬品，試薬，滅菌品・再生品，手術器械・鋼製小物，医療機器，リネン，文具・日用雑貨，印刷物などきわめて多種多様にわたる「モノ」が存在します．物品管理は，病院の収入の中心である医療請求と支出に大きくかかわるため，クリティカルケア領域にかぎらず病院全体としても重要です．

　なかでもクリティカルケア領域は，侵襲性の高い治療や看護を行うために迅速に対応できるよう，高額な医療材料や高規格な医療機器も多くあります．

　質が高く安全で効率的な治療や看護が行える環境を構築する観点からも，クリティカルケア領域における物品管理に関する看護管理者の役割は，物品の安全性，効率性，経済性を維持することです．また経営コストを考慮した適正な管理，無駄なく効率的な管理が求められます．

　本稿では，当院での実践をもとに物品管理について解説します．

表1　当院の概要

公立昭和病院
病床数：512床，感染症6床
診療指定等：救急指定病院，がん診療連携拠点病院，災害拠点病院，DPC Ⅱ群病院，指定地域医療支援病院，地域周産期母子医療センター
クリティカルケア領域概要：
救命救急センター（東京都北多摩北部唯一救命救急センター），ICU8床（救命救急用6床，特定集中治療用2床），救急病棟20床（4：1看護），救急外来（1次から3次対応）
○特徴：3部署が一体化した組織
○医療スタッフ：医師10名・研修医3名，看護師75名・看護助手3名，専任臨床工学士2名，専任薬剤師2名

在庫管理における問題点

1 SPDによる在庫管理

当院の概要を，表1に示します．

当院は積極的な経営改善に取り組むため，診療材料や再生滅菌物などについては，2012年より一部オーダーエントリーシステムと連動したSPDでシステム的に中央物流管理（一元的管理）しています．供給されるすべての材料は，ロット・有効期限が管理され，特定保険医療材料に識別シールを貼付し，煩雑な診療状況でも確実に使用状況を医事課へ報告し保険請求業務もれも防止できます．

2 クリティカルケア領域における在庫管理の問題点

一方，クリティカルケア領域で使用する高額な診療材料物品は，ほかの診療科や病棟への施設間転用ができないことも多く，SPDから外れて診療材料室へ現場が直接請求するケースも少なくありません．よって，ストックされた診療材料，医薬品，滅菌品・再生品の物品管理は，看護管理者および現場の看護師に任されている現状です．

クリティカルケア領域は，患者の病態や患者数の予測が困難であることや各種の病態の治療や処置によって必要とする材料は大きく変化するため，いつでも対応可能となるよう「備える」環境が求められます．診療材料の在庫不足は直接診療に影響することことから，看護師の過剰在庫を抱える心理（図1）が関係し安心のための在庫確保につながり，とくに週末や長

> **SPD**
> supply processing & distribution
> 病院で使用する物品の選定，調達・購入方法の設定，物品・取引・情報の流れを物品管理コンピュータシステムを使い管理し，病院経営改善，効率化に資する物品・物流管理システム．

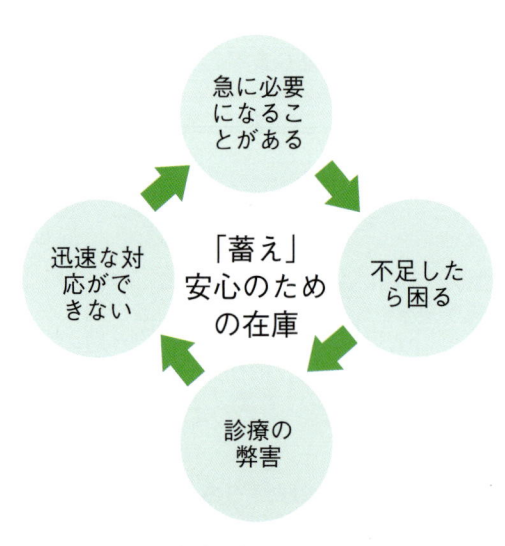

図1　過剰在庫を抱える心理

期連休前などに過剰請求を行うため在庫を抱えがちです．

　診療材料の管理では，在庫確認，補充業務，使用期限と期限切れや期限切れの切迫品など管理する業務内容が多岐にわたり，看護以外の間接業務としての業務量は多く煩雑化します．これらは，看護師の看護実務時間の10.7％[1]を占めており，デッドストックの要因となる不動在庫の検討まで行う時間的余裕がありません．ストックする材料が過剰か過少かの判断は，品目の多さからあらかじめ定数を設定しても非常に難しい状況ですが，デットストックがあると有効利用できないばかりか，コストに与える影響は大きくなります．

在庫・請求管理業務を「見える化」する

　物品管理のフォーカスは，①在庫・請求管理業務を「見える化する」ことと，②他職種との協働・連携だと考えます．

　看護管理者は，過剰在庫か否かを見極める判断力が必要です．不動在庫は，診療科や医師により異なった材料を使用することや，医師・看護師が治療や看護に専念したいと考え採算性を気にしない姿勢[2]が要因ともいわれています．

　安全でよりよい医療を行うために，まず診療現場の看護師や医療スタッフに，安心のための在庫確保でなく適正な物品管理・コスト削減の必要性を理解してもらうことが重要です[3]．そこで実務者である看護師や医療スタッフが物品管理に対して重要性を理解するよう目標設定を明確に示した年間目標を立案し，当センターで作成した物品管理5Sをモットーに看護師や医療スタッフで共有しています(図2)

　物品管理5Sは，「整理・整頓」が効率的な業務の実現には重要ですが，「清潔・清掃」により安全を確保し，また「選択」により不動在庫を見極めること

目標　診療材料に関わる物品管理のを徹底し不要な物品を管理しない
（昨年よりすべての行動目標値を縮減する）

行動目標

1　過剰在庫の縮減
2　誤った請求・過剰請求の防止
3　デッドストックをなくし滅菌有効期限切れ1か月前の返却
4　診療材料費の縮減への取り組み
5　保険請求業務漏れの防止

物品管理5S

整理／整頓／清掃／清潔／選択　物品管理5S

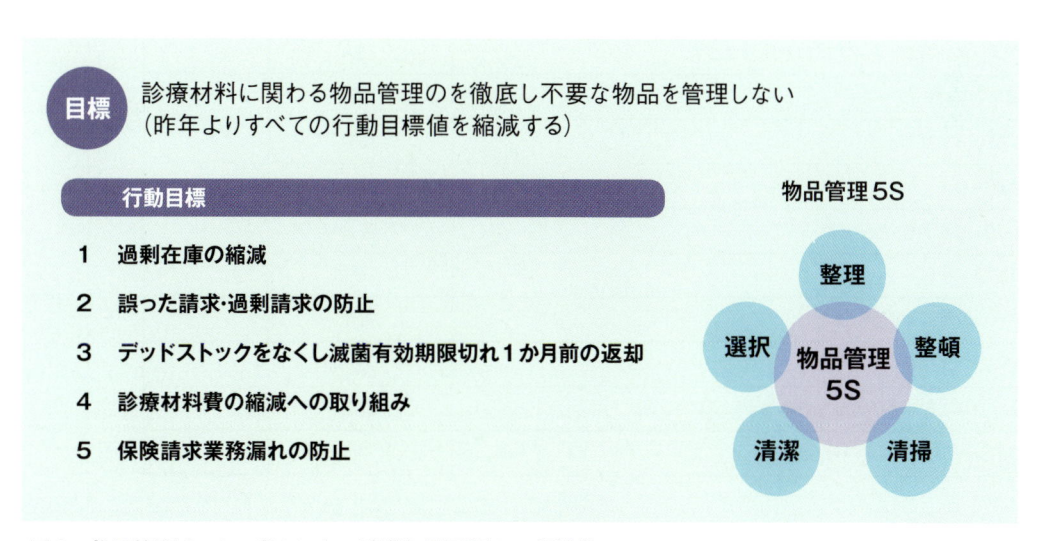

図2　物品管理の5S，当センター看護年間目標の一部抜粋

も重要な視点です．不動在庫の見極めについては，6か月に一度の実際の成果指標をデータで表現し，実務と物品管理の現状を可視化し評価しています．より根拠をもった適切な使用を看護のなかで見極めていく必要があると考えます．

ICUスタッフのコスト意識向上のため，物品の定数管理を皆さんにお願いすることになりました．
月1回の棚卸作業（日切れチェック）
日切れ1か月前に師長へ報告
請求に関しては現行どおり　マネジャー
テプラで物品名・定数を記載

呼吸器関連定数管理表　　　　　　　　　　担当者
○月分　　　　　　　　　　　　　　　　　奇数月××　偶数月△△

科　目	現在数	定　数
白バイトブロックMD-09011	10	
レディケア	20（2袋）	
メラ吸引持続吸引チューブ	3	
バイトブロック	大・中・小各10	
エアロフロー　10Fr 12Fr	各1	
トラヘルバー　8Fr 10Fr	各2	
ミニトラック	3	
気切バンド（ソフトホルダー）	3	
メラソフィット8CF-8	2	
トロッカー　（20, 24, 28, 32)40cm　（18, 16, 14)25cm	各2　包交車	
エアロチャンバー	各1	
直納　エアウェイアダプター（EtCO$_2$センサー）	30	
直納　チェストドレーンバッグ	1	
エアゾールマスク（インスピロン用マスク）	2	
直納　アンカーファスト	12	
ニプロバイトブロック	100	
ネオパーク	1	
ボーカレイド7.0/7.5/8.0	各2	
メラソフィット	5	
コーケンP型　内径6.0/5.5	各1	
スピーチ　11mm	2	
メラソフィット　7.0mm/8.0mm	各2	
ソフトシールカフ付き　8.0mm	1	

図3　ICUの物品管理表

1 個々の担当を定めた在庫管理

マネジメントの主体には看護管理者，看護師だけでなく医師や他職種すべてを含みます．不動在庫やデットストックの削減は，経費削減に直結することの理解を促すことから開始し，ICU内になる物品全体をカテゴリー分けし，それぞれに担当者(看護師だけでなく医師や他職種すべて)を定めました．

各担当者は，扱う項目と確認日，定数見直し，補充業務などすべてを管理します(図3)．作業方法は一任しているため，自身のロッカーに貼り付けて管理するなどの工夫がされています．担当者が「業務を見える化」することで，特定の物品を管理し在庫確認・請求業務の窓口になり，コスト意識も高まりました．

組織で業務を円滑にするには，個人の高い能力(看護師個々が業務に対して責任をもち行動すること)と集団のチームワークの両立が必要[4]です．個々の担当を定めた在庫管理により，一人ひとりが主体的・積極的なかかわりをもち全員の力で物品管理を実践することで，過剰在庫，不動在庫が取り組み前より48％減少しました．

2 診療材料費の縮減への取り組みの1事例—業務の標準化とコスト管理

当院ICUで人工呼吸器装着時に使用する加湿方法は，24時間で交換する人工鼻(HME)とヒーターワイヤー付加温加湿器がありますが，患者の状態により交換時期や使用状況が看護師により違いがありました．そこで専任臨床工学技士と協働しプロトール化に取り組み，ICUに入室した患者102名を対象に，ランニングコスト・人工呼吸器装着期間に着目しプロトコール使用前後の比較検討を行いました．

ランニングコストはプロトコール後1か月で3万9,357.3円のコストダウンが実現しましたが，人工呼吸器装着期間への影響はとくにありませんでした．しかし，以前より加湿判断について医師とのカンファレンスも多くなり，人工呼吸器からの離脱や抜管の情報をより早い段階で評価する機会が増え，適切な加湿判断が行える結果となりました．またプロトコール化により管理スペースを要するヒーターワイヤー付加温加湿器の保管数や人工鼻の在庫数などの見直しが可能となりました．

患者の安全を担保し，かつコストダウンが可能になるような取り組みは，日頃の業務の標準化や在庫管理スペースの整理整頓，看護と費用対効果など「業務の見える化」を可能にし，看護師の診療材料に関する意識が変化するだけでなく，患者に有益な看護が実現するとともに準備時間の短縮化にもつながります．業務の標準化とコスト管理の取り組みは，あらゆる診療材料で行う必要があると考えます．

HME
heat and moisture exchanger
人工鼻

表2　当センターにおける薬剤使用頻度の高い10品目名と消費数・回転率・変更数

品名　規格	定数	1日平均消費	1日回転率%	3日分平均消費	3日回転率%	変更定数
ノルアドレナリン注射液	200	33.6	16.8	100.8	50.4	50
生理食液20mL	50	24.2	48.4	72.6	145.2	30
酢酸リンゲル液500mL	25	9.4	37.6	28.2	112.8	12
生理食塩水50mL	30	8.5	28.3	25.5	85	15
ヘパリンナトリウムキット	30	7.8	26	23.4	78	15
サブパック	10	7.3	73	21.9	219	12
生理食塩水TN100mL	30	6.2	20.6	18.6	62	12
フロセミド20mg	20	6	30	18	90	10
ナファモスタットメシル酸塩	12	5.9	49.1	17.7	147.5	10
ニカルジピン塩酸塩10mg	70	5.7	8.1	17.1	24.4	10

3　過剰在庫か否かを見極めるABC分析[5]による医薬品在庫定数の見直し

ABC分析と「業務の見える化」

　専任薬剤師と協働し，ICUの在庫医薬品の定数見直しのため，過去の使用実績からABC分析し使用数と回転率で検討しました．ICUで使用経験のある医薬品は310品，このうち在庫は282品．在庫のうち一度も使用していないものが73品がありました（全体の25％）．282品目のなかで，1日平均消費数が定数を超えたものはなく，定数に対して1日平均で最大回転率は73％，最少回転率は8.1％でした．消費数の多い上位10品を表2に示します．

　分析では，過剰在庫の存在，過剰薬品名が明確になり使用していない25％の薬品は，定数から外し，定数も週末に備えた在庫数を予測するため3日平均消費数と3日回転率を算出した結果を基に在庫数を増減しました．調整後3か月間での10品目のうち，過少在庫となった事例はありませんでした．また以前と比べ極端な在庫不足や過剰在庫はなくなりました．医療品の管理業務は，薬剤の品質にかかわる品質管理とコスト管理が必要のため今後も専任薬剤師と協働し適正な在庫管理が必要であると考えます．

　今回使用したABC分析は，物品管理の方法として代表的なものです．この方法は，在庫管理や商品発注，販売管理などで重点管理を行う際に，要素項目の重要度や優先度を明らかにするための分析手法です．重点品目，

ABC分析
在庫管理などで原材料，製品等の管理に使われる手法．「重点分析」ともいう．

使用頻度，価格など分析する内容を定め大きい順に並べることで，重要品目を何にするか，どの適度の使用率か価格率かなど把握することができます．

クリティカルケア領域における物品は，一度はABC分析を行い，順位づけて管理を検討することも「業務の見える化」として有効だと考えます．一方，使用率の低いものでも時に必要になることがあるのがクリティカルケア領域の特徴です．使用率の下位項目を把握することも不動在庫，デットストックをなくす取り組みに必要です．

多職種連携の効果

物品管理は，他職種との協働・連携をすることができれば，患者の安全確保とより効率的かつ経済的な管理が可能となり，また看護師は看護業務の効率を向上させることが可能です．当院ICUでは医療機器や薬剤管理については，専任臨床工学技士と専任薬剤師との協働・連携で実現しています．たとえば臨床工学技士は，安全管理の面において当センターの医療機器の日常点検および修理・トレーサビリティ(履歴追跡)の職員間での共有，医療機器にかかわる診療材料請求など物品管理をしています．物品配置は，かぎられた収納スペースやベッド周囲を有効活用し，運用効率を考慮した環境調整が実践可能です．

他職種との連携は，とくに物品管理を通じて安全情報や事故対策においての情報を常に共有することができ，診療，看護の効率化を可能にしてくれます．クリティカルケア領域における物品管理について，医師をはじめとする他職種との協働・連携には，チーム医療の効果を上げるためにも，現場の医療材料のコスト削減意識と適正使用に基づいた正しい情報交換を定期的に繰り返し行うことが必要です．

コラム　物品管理の目指すところ

「臨床現場における看護師のコスト意識の実態」[1]の結果では，現場の看護師意識は，「テープの端は使い切る」「有効期限の近いものから使用」「アルコール綿をむだなく使用」「セット化し物品のむだを省く」「ディスポ製品を選択し費用削減」において有意に高いとされています．しかし，「物品管理をきちんとしている意識」の平均が有意に低く，物品をむだなく使う意識が高くても，物品管理をきちんとしているとはいえないと考えていることがうかがえます．つまり，物品を管理しているというよりは，良質に使用している人であることが考えられます．

医療収入が伸び悩む病院では，人件費増大への対応，最新医療機器の導入などの設備投資などは避けられず，また，医薬品，医療診療材料などにむだが生じないようなぎりぎりの物品管理が迫られています．

この物品管理は，いまやそう簡単にできるくらいの数量ではありません．大学病院などの大病院においては，薬品，医療材料，診療材料などの数は1～2万点以上にのぼるといわれており，さらに，その費用は病院支出の約3割(ちなみに人件費は6割以上)ともいわれて

おり，手間も費用も並大抵ではないのが現状です．病棟や外来の単位ごとにみてもかなりの物品が存在しており，これを看護師が片手間に素敵に管理することは不可能だということです．

物品管理の基本は，①定数管理，②材料の購買管理，③搬送業務の一元化，④（可能であれば）デジタル管理です．この原則を前提に，①在庫の削減，②不良在庫（有効期限切れ，不動在庫等）の防止，③診療材料の請求もれ防止，④看護師等の物品管理業務にからむ雑務からの開放（本来業務への専念）を期待して，アメリカの病院経営コンサルタントであるゴードン・フリーセン（Gordon A Friese）が1960～70年代に提唱した，「購入物品，滅菌再生物など院内流通物品の管理供給一元化構想プラン」である院外物品管理システム（SPD）が導入されました．

このシステムは，基本的には診療材料・医薬品など，主に日常的に購入する物品の購買・供給・搬送等を一元管理することが基本です．その結果，物品の標準化，物流の効率化や業務の平準化を図り，物品管理部門本来の購買管理・在庫管理・搬送管理・消費管理等を一元管理することにより，看護業務からこれらの一連の業務を軽減し本来業務に専念できる看護環境改善をはかったものです．

導入以前は物品の在庫数を見て，そのつど伝票を提出し発注を行っていましたが，SPD導入後は物品準備の時間から解放され，その分をケア時間に割けるようになった可能性があります．効率的な病院経営に欠かせないシステムとなったのではないかとポジティブに評価してもよいでしょう．

しかし，もっとも重要な点は，物品の標準化や物流の効率化によって本当に業務の平準化やケアの充実化につながるようにすることです．人的・物的原価として支出があり，利益によって資本を形成するということと，サービス業として技術とサービスを提供し，それにより収入がもたらされることに違いはありません．したがって，このような点を理解しつつ，現場における看護師は物品管理の達人になる必要性はなく，むしろ物品管理に時間を費やすことなく物品を医療サービス受ける人々に対して効率的，安全に使いこなすことが本質であろうと考えます．

（道又元裕）

引用・参考文献
1）森木妙子ほか：臨床現場における看護師のコスト意識の実態．看護・保健科学研究誌7(1)：111 - 116, 2006

引用・参考文献
1）柴山純一ほか：経営戦略としてみた手術部のIT化とその実績．手術医学35(1)：43-47, 2014
2）笹原庸介：運用管理部門としてのSPD．イザイ医材10：45 - 51, 2009
3）林重雄：コンサルタントから見た医療材料管理のノウハウ．イザイ医材9：6 - 14, 2008
4）大串正樹：MaINの概要．ナースのための管理指標MaIN2, 第2版（井部俊子編）, p2-14, 医学書院, 2013
5）ITMediaエンタープライズ：ABC分析．情報システム用語事典
　http://www.itmedia.co.jp/im/articles/0503/22/news124.html　より2014年9月10日検索

第2章 クリティカルケア領域におけるマネジメントの実際

業務のマネジメント

安全管理・リスクマネジメント

寺岡 美千代

　クリティカルケア領域では，生命維持装置をはじめ複数の医療機器が装着された重症患者を管理しています．行われる医療行為が複雑で患者は急変しやすく，迅速で的確な対応が求められます．多重課題を同時進行していく複雑なシステムはエラーを誘発しやすく，発生した場合は患者の生命を大きく揺るがすことになり，医療安全上リスクの高い領域です．

　また，患者にはドレーンやチューブ類が留置され，鎮痛・鎮静薬が与薬されていたり，意識レベルが低下している場合もあり，自らの意思を明確に表出することが難しい状況に置かれています．そのため，患者自らが安全管理に参加することは難しく，看護師に患者の安全管理が委ねられているといっても過言ではありません．

　リスクマネジメント[注1]では，起こるかもしれないことに先手を打つこと，起きてしまった場合，迅速に適切な組織的対応が取れる体制を構築しておくことがポイントとなります．

注1) リスクマネジメントと医療安全管理は同義語として扱う（2002年4月厚生労働省医療安全推進総合対策）．

ヒヤリ・ハットの概要

　日本医療機能評価機構（JCQHC）の「医療事故情報収集等事業 平成25年年報」[1),2)]のヒヤリ・ハット[注2]事例収集・分析・提供事業の報告，全医療機関の発生件数情報報告（複数回答可）によると，クリティカルケア領域（年報の分類中，以下をクリティカルケア領域として扱う：救命救急センター，ICU，CCU，NICU，救急外来）でのヒヤリ・ハット発生件数は全体の約6.4％（1,949/30,257件）でした（図1）．また，病院全体での発生事例概要をみると「薬剤」が最も多く，次いで「療養上の世話」，その次に「ドレーン・チューブ」の順でした（図2）．

　クリティカルケア領域では「薬剤40.0％」，「ドレーン・チューブ26.2％」，「医療機器8.2％」の順で（図1），一般病棟とは異なるヒヤリ・ハットの発生傾向があります．

注2) インシデントとヒヤリ・ハットは同義語として扱う（2002年4月厚生労働省医療安全推進総合対策）．

JCQHC
Japan Council for Quality Health Care
日本医療機能評価機構

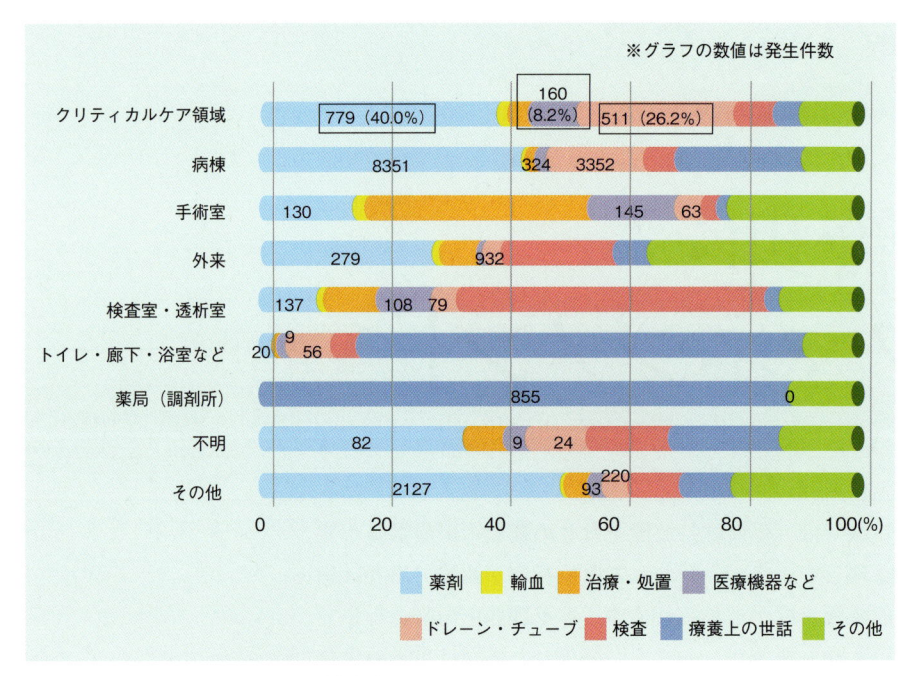

図1　ヒヤリ・ハット発生場所別事例概要

公益財団法人日本医療機能評価機構：ヒヤリ・ハット事例収集・分析・提供事業　2013年1月-12月データをもとに著者作成

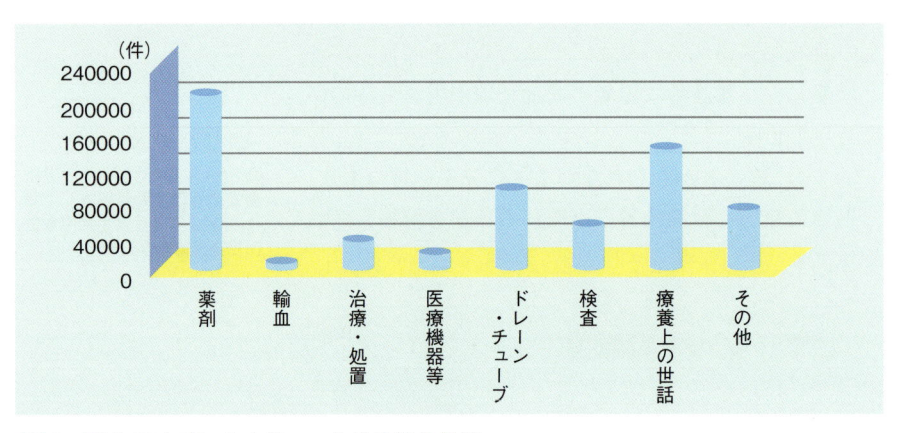

図2　平成25年度　ヒヤリ・ハット発生報告件数

公益財団法人日本医療機能評価機構・事故情報収集等事業　平成25年年報，p154.をもとに筆者作成

1　クリティカルケア領域でのヒヤリ・ハット

「薬剤」関連のヒヤリ・ハットは，一般病棟と同様に最も発生頻度の高い状況にあります．具体的には，投与量・投与濃度・投与速度・投与時間の間違い，投与忘れ，投与ルート間違い，薬剤の血管外漏出などです．とくに，クリティカルケア領域では，急変に対応した迅速な薬剤変更がしばしば発生するためヒヤリ・ハットが起こりやすい環境にあります．

輸液ポンプやシリンジポンプを用いて投与する薬剤が多く，患者の痛み

感覚が低下（痛み閾値が上昇）している場合があり，薬剤の血管外漏出リスクが高くなります．また，循環作動薬や鎮痛・鎮静薬等多種類の薬剤を同時に使用するため，投与量や投与速度の管理が重要となります．そして，一般病棟では使用しない特殊薬剤を高用量で用いるため，配合変化によるリスクを回避することも必要となります．

「ドレーン・チューブ」関連のヒヤリ・ハット

「ドレーン・チューブ」関連のヒヤリ・ハットは，クリティカルケア領域が一般病棟に比べて発生割合が高くなっています．クリティカルケア領域は，呼吸・循環状態が不安定な患者や大侵襲手術患者，意識障害のある患者が入室し，多種類・複数のドレーン・チューブが留置されています．また，ドレーン・チューブ類の接続外れや閉塞などの観察不足や，予想外の患者の動き（不穏・せん妄）から自己抜管が発生します．

ドレーン・チューブ類抜去のほとんどが患者の自己抜去によるものであり，予定外抜去による影響を考えたとき，これらのヒヤリ・ハットを防ぐことは看護の重要な役割です．

「医療機器」関連のヒヤリ・ハット

「医療機器」関連のヒヤリ・ハットも，クリティカルケア領域では発生頻度が高い状況にあります．輸液ポンプをはじめ，人工呼吸器，血液浄化装置，補助循環装置，モニタリング器機など多くの医療機器を使用しており，複数の器機を取り扱う環境で業務するためヒヤリ・ハットが発生しやすい状況にあります．また，医療機器のアラームは，患者の状態をスピーディに警告してくれますが，アラームの設定間違いや設定忘れ，アラームへの馴化により患者対応に遅れが生じやすい環境にあります．

「療養上の世話」関連のヒヤリ・ハット

「療養上の世話」関連の主なヒヤリ・ハットは，転倒・転落です．クリティカルケア領域では患者自らが動いて転倒することより，ストレッチャーやベッドのストッパーがロックされていない場合や，ベッド柵の固定が不十分な場合，不穏状態となった患者の思いもよらない行動で起きる転落，早期離床の際に起きる転倒などがあげられますが，一般病棟に比べこの種のヒヤリ・ハットは多くありません．

*

看護管理者は自施設のヒヤリ・ハット発生概要の傾向を把握し，リスクマネジメントプロセスを実践することがポイントとなります．

リスクマネジメント教育

医療機関では，医療安全管理室の設置，医療安全管理者や専従スタッフの配置，部署単位でのリスクマネジャーの任命，医療安全に関する委員会の設置など医療安全管理体制を整備しています．それによって2007（平成19）年4月の第5次医療法改正[3]に伴い，1年に2回程度，全職員を対象とし

た医療安全管理のための研修を実施することが義務化されました．

これを受けて各施設では，医療安全研修を実施しています．研修内容は「医療安全管理者の業務指針および育成のための研修プログラム作成指針―医療安全管理者の質の向上のために―」[4]で示されたものになっています．

また，クリティカルケア領域の医療安全研修は「集中治療室（ICU）における安全管理指針」[5]で，医療従事者に対して①医療安全に対する意識を高めるための研修を実施すること，②研修項目には，生命維持装置をはじめ各種医療機器の使用法や保守点検，医薬品管理，投薬，院内感染制御対策，不穏患者への対応，医療従事者間での情報伝達の方法，停電・災害などの非常事態への対応，患者および家族への情報提供と対応，医療事故発生時の対応など，③生命維持装置などの医療機器に関しては，とくに職員採用時や職員の異動時，および新規機種導入時などに，容態の急変への対応や医療機器の使用方法について実際の事例や器具を用いた実習を実施すること，が基本として示されています．

クリティカルケア領域では，本指針に則って看護管理者は部署のリスクマネジャーとともに，リスクマネジメント教育計画を作成し実施することになります．

また，リスクマネジメント教育はOJTとOFF-JTを組み合わせて行います。OJTでは部署のヒヤリ・ハットの事例を用いて作業のなかに潜む危険を話し合い，予知と対策を行う訓練を定期的に実施するKYT（危険〈kiken〉＋余地〈yochi〉＋トレーニング〈training〉），インシデント事例の振り返りやインシデント分析のプロセスがあります．

リスクマネジメントのプロセスに則り，先手を打つ

1 リスクマネジメントのプロセス

リスクマネジメントは，管理プロセスと同様「リスクの把握」「リスクの分析・評価」「リスクへの対応」「対応の評価」のプロセスで行われます（図3）．「人は誰でも間違える（To Err is Human）」ことを前提に，間違いが事故につながらないように，新たなケア技術や医療機器を導入する際にはPDCAサイクルマネジメントを行います．

2 起きる可能性のあることに対して先手を打つ

クリティカルケア領域では，重症患者であるがゆえに1つの間違いが生

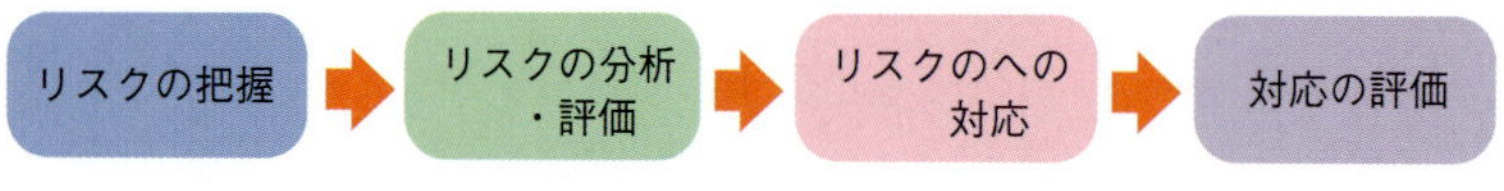

リスクの把握 → リスクの分析・評価 → リスクのへの対応 → 対応の評価

図3　リスクマネジメントのプロセス

命を脅かす結果につながります．新しいケアや機器を導入する際は，あらかじめリスク（どこで，どのような間違いが起きる可能性があるか）をアセスメントし，スタッフ全員に技術や機器の取り扱いをシミュレーションした後に導入することがあります．

たとえば，人工呼吸器関連肺炎（VAP）の予防ケアとしてVAPバンドルを実践する場合，バンドルの1つに"適切な鎮静・鎮痛を図る．とくに過鎮静を避ける"ケアがあります．このケアでは，鎮静評価スケールとしてはRichmond Agitation-Sedation Scale（RASS）の使用が推奨されており，このスケールをスタッフ全員が適切にスコアリングできる必要があります．そのために，学習会を実施したのちベッドサイドで正しくスコアリングできているかどうか，スタッフ全員の実践状況を確認します．

同時に，評価が適切に行われなかった場合のリスク（鎮静薬の中断や減量を行った場合に突然の興奮や予定外抜管，ライン・チューブ類の自己抜去などが起きる可能性）をアセスメントし，患者の変化に対応できる準備と教育を行います．

また，10数年前になりますが，気管挿管患者にカフ圧計を用いてカフ圧管理を始めたときにも，全員が安全に実施できる技術を習得した時点でベッドサイドに導入しました．気管挿管した簡易なモデル人形を準備し，カフ圧管理の意義とカフ圧計の操作を説明したのち，1週間程度かけて全員の技術チェックを行いました．導入後は，適切にカフ圧計を操作できているかをモニタリングし，カフ圧計の不適切操作で発生する傷害をアセスメントした準備も行いました．

新しいケア技術を導入する際には，ある程度時間をかけてリスクを吟味し，スタッフ教育を行い，一定水準のスキルが獲得できたと判断した時点で導入するなど，慎重に対応します．また，新しいケア技術を導入した後も，報告されるインシデントレポートから，リスクを再評価・分析し，ケアの見直しや実施の継続を判断します．

３ インシデント報告を受ける際の注意点（表1）

インシデント発生時はタイムリーに発見者から報告があるため，事案によっては他職種を含む関係者で発見当日にカンファレンスを実施し，原因と対策を検討します．また，似通った事案が連続で報告された場合は，申し送りの際に警鐘をならし，管理者がベッドサイドをラウンドする際に警鐘事例関連のケアの実践状況を確認します．意図的に情報発信する（部署で何が起きているのか，インシデントレベルではなく実際起きたら患者にどのような影響があるのかを説明する）ことで，スタッフの危機意識を高める働きかけをします．

インシデント事例によって，注意喚起をどのように促すかは，看護管理者のリスク認識力によるところが大きいため，1：29：300の法則（図4）に則りインシデントと丁寧に向き合い，実際患者に提供された場合の影響を

考えて判断しています．

1：29：300の法則(ハインリッヒの法則)は1件の大きな事故の裏には，29件の軽微な事故，そして300件のヒヤリ・ハット(事故には至らなかったもののヒヤリとした，ハッとした事例)があることを示しています．

重大事故防止のためには，事故の発生が予測されたヒヤリ・ハットの段階で対処していくことが必要です．ヒヤリ・ハット事例の「収集と分析」によって導き出された原因を検討し，対策を実施することによって，その後に発生するかもしれない重大事故を防止できる可能性を指摘したものです．

リスクマネジメントの実践で大切なチーム医療

クリティカルケア領域では，医師，看護師，薬剤師，栄養士，臨床工学技士，理学療法士など多職種が専門的視点から患者ケアに介入します．薬剤は使用する種類が多様であり，投与方法や副作用，配合禁忌等の幅広い知識が必要です．また，生命維持装置や生体情報をモニタリングする医療機器が多く，日々新しい機器も導入されます．そのため，チームで相互に業務を補完することが重要です．

医療機器については，クリティカルケア領域には臨床工学技士が専従で

表1　インシデント報告を受ける際の注意点

- 発生時の状況をていねいに確認する．どのような状況で発生したかに焦点をあてる
- 情報共有する場合は，起きたインシデントだけではなく，発生時の状況を共有する
- システムに問題がなかった確認する(システムの問題か個人の問題かで対応が異なる)
- 決められた手順で実施したかどうかを確認する
- 報告してくれたことを褒める
- インシデントを反省ツールとして利用しない．「またこんなことをしたの」「どうすればよかったと思うの」と一方的に個人を責める発言をしない
- 有害事象が起きた場合は，スタッフを支援する

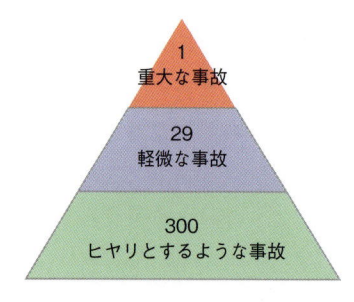

図4　ハインリッヒの法則(1：29：300の法則)

配置されている施設も多くなり，リスクマネジメントは臨床工学技士と協働していくことになります．たとえば，補助循環装置が作動している患者の場合，主に機械のチェックは臨床工学技士が行い，装着されている患者の観察は看護師が行うなど役割分担をしながら，常時ベッドサイドにいる看護師が器械等のアラームにも迅速に反応し，必要時臨床工学技士と連携をとるなど相互に業務を補完しています．新しい機器が導入される際の取り扱い説明や教育，リスクアセスメントも臨床工学技士が行います．

また，当施設には病棟薬剤師が配置されており，薬剤について「適切な時期に，適切な量が適切な方法で使用されているか」ベッドサイドでチェックがされています．栄養についても病棟配属の管理栄養士が，栄養内容や開始時期，方法などをチェックしています．患者ケアにかかわるすべての職種が，それぞれ専門的な立場で業務チェックを行い，相互に指摘するシステムがあります．

とくにクリティカルケア領域では，毎日実施する多職種合同カンファレンスやラウンドを通して，各職種が専門的視点で意見交換し，相互に指摘しあう職場風土を醸成することもリスクマネジメントを推進していく看護管理者の役割であると考えられます．

システムエラー対策，ヒューマンエラー対策

1 システムエラー対策

インシデントの発生要因には，患者，マネジメント，ハードウエア，ソフトウェア，環境，同僚，本人などがあります．「人は誰でも間違える」ことを前提に，インシデントの発生原因に対して人とシステムの両方に戦略的にアプローチすることが必要です（表2）．

これまで，インシデントレポートから明らかになったシステムエラーを改善するために，マニュアルの改訂や手順の追加を繰り返してきました．しかし，マニュアルや手順を修正しても，順守するのは人であり，改訂や追加のたびにマニュアルが厚く，複雑になり順守率はますます低下し，悪循環に陥っている現状があります．マニュアルや手順の改訂をする前に，種々のチェックシートがきちんとチェックされているか，手順が順守さているか，「チェックシートのチェック」「手順順守のチェック」を定期的に行うシステムが必要だと考えます．

以前，人工呼吸器チェックシートの記入もれや誤記入がないか（決められたタイミングで人工呼吸器の設定条件と実測値の記載，気管チューブの位置，カフ圧などチェック項目が適切に記入されているか）を監査した際，1か月で5割程度の記入漏れや記入不備が明らかになりました．記入もれや不備は，チェックシートの用語が理解できない，チェック項目の確認方法が解らないことが原因でした．

表2 システムエラー対策（4step/M）

	4step/M（エラー対策）		エラー対策発想手順
エラー発生防止	STEP Ⅰ 危険を伴う作業遭遇数の低減 （Minimum encounter）	エラーが発生する可能性のある作業に遭遇しないようにする	①やめる（なくす）
エラー発生防止	STEP Ⅱ 各作業におけるエラー確率の低減 （Minimum probability）	エラーを誘発しない環境にする	②できないようにする
エラー発生防止	STEP Ⅱ 各作業におけるエラー確率の低減 （Minimum probability）	エラーを誘発しない環境にする	③わかりやすくする
エラー発生防止	STEP Ⅱ 各作業におけるエラー確率の低減 （Minimum probability）	エラーを誘発しない環境にする	④やりやすくする
エラー発生防止	STEP Ⅱ 各作業におけるエラー確率の低減 （Minimum probability）	エラーを誘発しない環境にする	⑤知覚能力をもたせる
エラー発生防止	STEP Ⅱ 各作業におけるエラー確率の低減 （Minimum probability）	エラーを誘発されないようにする	⑥認知・予測させる
エラー発生防止	STEP Ⅱ 各作業におけるエラー確率の低減 （Minimum probability）	エラーを誘発されないようにする	⑦安全を優先させる
エラー発生防止	STEP Ⅱ 各作業におけるエラー確率の低減 （Minimum probability）	エラーを誘発されないようにする	⑧できる能力をもたせる
エラー拡大防止	STEP Ⅲ 多重エラーの検出策 （Multiple detection）	エラーに気づく	⑨自分で気づかせる
エラー拡大防止	STEP Ⅲ 多重エラーの検出策 （Multiple detection）	エラー発生を検出する仕組みにする	⑩検出する
エラー拡大防止	STEP Ⅳ 被害を最小とするための備え （Minimum damage）	エラー発生に備える	⑪備える

公益財団法人日本医療機能評価機構医療事故防止事業部：医療事故情報収集等事業平成25年年報をもとに著者作成

早速，チェックシート使用の意義と表示用語の見直し，チェック項目確認方法の説明を行い，記入不備がないよう周知徹底しました．その後も，一定期間チェックシートの監査を続け，改善はしましたが，チェックもれはゼロにはなりませんでした．しかし，チェックシートを監査することは不備な記載をしている個人が特定されますので（チェック者のサインを記入するため），スタッフの「きちんとやろう」という意識づけにつながりました．

インシデントが起きた際は，チェックシートや手順を改訂する前に，チェックシートの確実な記入や手順が順守されているか，順守されない理由は何かをまず確認することが必要です．

2 ヒューマンエラー対策

医療施設認定合同審査会（JCAHO）による警鐘事例（3,548件，1995年1月〜2005年12月）の分析結果では，根本原因の66％はヒューマンファクターの1つであるのコミュニケーションエラーでした（図5）．このことから，コミュニケーションエラー低減に重点を置いた取り組みが重要と考えます．

クリティカルケア領域では患者の状態変化が早いため，医師をはじめ他職種に患者の状態報告や相談を迅速かつ正確に行うことが重要です．そのため，SBAR（エスバー）とよばれるコミュニケーションツールの活用を推進しています．

SBAR（図6）は，アメリカ海軍の潜水艦乗組員が使用していたスキルを

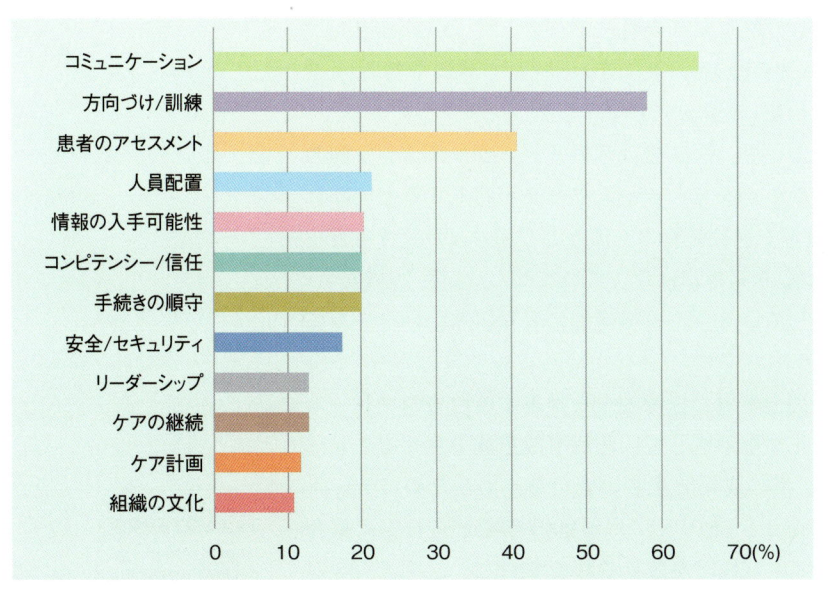

図5 JCAHO（医療施設認定合同審査会）による警鐘事例の原因分析（%）

The Joint Commission：Quality and safety key performance result. Improving americans hospitals The joint commission annual report on quality and safety, The Joint Commission, p46, 2007をもとに翻訳して引用

S	**Situation（状況）** 所属と名前　（私は，＿＿＿＿＿病棟の＿＿＿＿＿です） 患者名と場所（＿＿＿病棟＿＿＿号室の＿＿＿＿＿さん＿＿歳（性別）が， 患者に状態（＿＿＿＿＿＿＿＿＿＿＿＿＿＿＿＿＿＿＿＿＿＿＿＿呈しています）
B	**Background（背景）** 例）＿＿＿＿＿さんの入院目的は＿＿＿＿＿＿＿＿＿＿＿＿です 　　血圧は＿＿＿＿ 脈拍は＿＿＿＿ 呼吸は＿＿＿＿ 意識レベルは＿＿＿＿です 　　　🖉 異常所見のみ伝える
A	**Assessment（評価）** 例）「私は＿＿＿＿＿＿＿＿の疑いがあると思います」 　　「……………………かもしれません」「…………が心配です」 　　　🖉 私の考える問題を伝える
R	**Recommendation（提案）** 例）「すぐに来てください」「あとでよいので診てください」「…の検査が必要と思います」など 　　　🖉 具体的な要望や提案を伝える

図6　SBARの一例

アメリカの医師が医療版として取り入れ発展してきました．S（situation：状況），B（background：背景や経過），A（assessment：評価や判断），R（recommendation：提案や依頼）の頭文字です．

SBARを活用することによって，医師をはじめメディカルスタッフ間のコミュニケーションがとりやすくなり，チームワークが向上するといわれています．当院でも，新人教育や継続教育の一環としてSBARの教育を行っていますが，組織をあげての取り組みにはなっていません．今後，医療安全・リスクマネジメントを推進していくうえで組織的に取り組みたいツールです．

また，2005年アメリカで開発された医療安全を推進するためのフレームワークで，良好なチームワークを形成して，医療事故を減少させるトレーニングプログラムとして「医療の成果と患者の安全を高めるためにチームで取り組む戦略と方法」（Team STEPPS）[6),7)]が2007年頃から日本に紹介されるようになり，導入している施設が散見されます．

このプログラムはヒューマンエラーを低減するために良好なチームワークを形成するコアスキルを習得し，医療従事者の満足度を上げ，組織全体が医療安全文化の醸成を自覚できる方法[7)]と紹介されています．ヒューマンエラー対策の1つとして参考にしてください．

Team STEPPS
team strategies and tools to enhance performance and patient safety
医療の成果と患者の安全を高めるためにチームで取り組む戦略と方法

引用・参考文献
1）公益財団法人日本医療機能評価機構医療事故防止事業部：医療事故情報収集等事業平成25年年報，
http://www.med-safe.jp/pdf/year_report_2013.pdf　より2014年10月1日検索
2）公益財団法人日本医療機能評価機構：平成25年年報，
http://www.med-safe.jp/index.html　より2014年10月1日検索
3）厚生労働省：第5次医療法改正の概要，
http://www.mhlw.go.jp/shingi/2007/11/dl/s1105-2b.pdf　より2014年12月19日検索
4）厚生労働省 医療安全対策検討会議 医療安全管理者の質の向上に関する検討作業部会：医療安全管理者の業務指針および育成のための研修プログラム作成指針―医療安全管理者の質の向上のために―，2007
http://www.mhlw.go.jp/topics/bukyoku/isei/i-anzen/houkoku/dl/070330-2.pdf　より2014年12月10日検索
5）厚生労働省医療安全対策検討会議：集中治療室（ICU）における安全管理について（報告書）
http://www.mhlw.go.jp/topics/bukyoku/isei/i-anzen/hourei/dl/070330-5.pdf　より2014年10月1日検索
6）東京慈恵会医科大学附属病院医療安全管理部編：チームステップ[日本版]医療安全―チームで取り組むヒューマンエラー対策．メジカルビュー社，2012
7）AHRQ（Agency for Healthcare Research and Quality）：TeamSTEPPS®：National Implementation
http://teamstepps.ahrq.gov/　より2014年10月10日検索
8）河野龍太郎：理に適ったエラー防止策．医療におけるヒューマンエラー―なぜ間違えるどう防ぐ．第2版，p92-93，医学書院，2014
9）Joint Commission on Accreditation of Healthcare Organizations：p.46
http://www.jointcommission.org/assets/1/6/2007 annual report.pdf#search='Improving+Americas+Hospitals+The+joint+commissions+Annysl+Report+on+Quality+and+Safety+2007　より2014年10月10日検索
10）公益社団法人日本看護協会：医療安全推進のための標準テキスト，
http://www.nurse.or.jp/nursing/practice/anzen/pdf/2013/text.pdf　より2014年12月10日検索

第2章 クリティカルケア領域におけるマネジメントの実際

業務のマネジメント

災害対策

縣 美恵子

災害は，地震・津波などの「自然災害」，交通事故・産業事故・テロなどの「人為災害」，核物質・生物薬（細菌やウイルス）・化学物質などの「特殊災害」に大別されます．災害直後から救出活動が始まり，救出された方々の救命治療・集中治療を担当するのがクリティカルケア領域の役割です．

災害対策では，平常時の減災対策と災害発生時への備えを，通常業務内にいかに浸透させておくかが管理のポイントです．看護管理者は，過去の災害報告から多くを学び，救出者が最も集中する期間にICU業務を継続できるためのシステムを構築しておきます．

災害とは

災害対策基本法には，災害とは「暴風，竜巻，豪雨，豪雪，洪水，崖崩れ，土石流，高潮，地震，津波，噴火，地滑りその他の異常な自然現象又は大規模な火事もしくは爆発その他その及ぼす被害の程度においてこれらに類する政令で定める原因により生ずる被害をいう」（第一章総則第二条）と示されています．

ICUの役割

発災後は，①超急性期（〜72時間），②急性期（〜1週間），③亜急性期（〜1か月），④慢性期（1か月〜）という時間的経緯で医療需要が変化していきます．

ICUは救出救助者が最も集中する超急性期に，主に外傷患者，挫滅症候群，広範囲熱傷等の重症患者を受け入れます．また，多くの医療機関が機能不全に陥ることから血液透析患者や慢性疾患急性増悪患者の搬送受け入れも想定した準備が重要です．

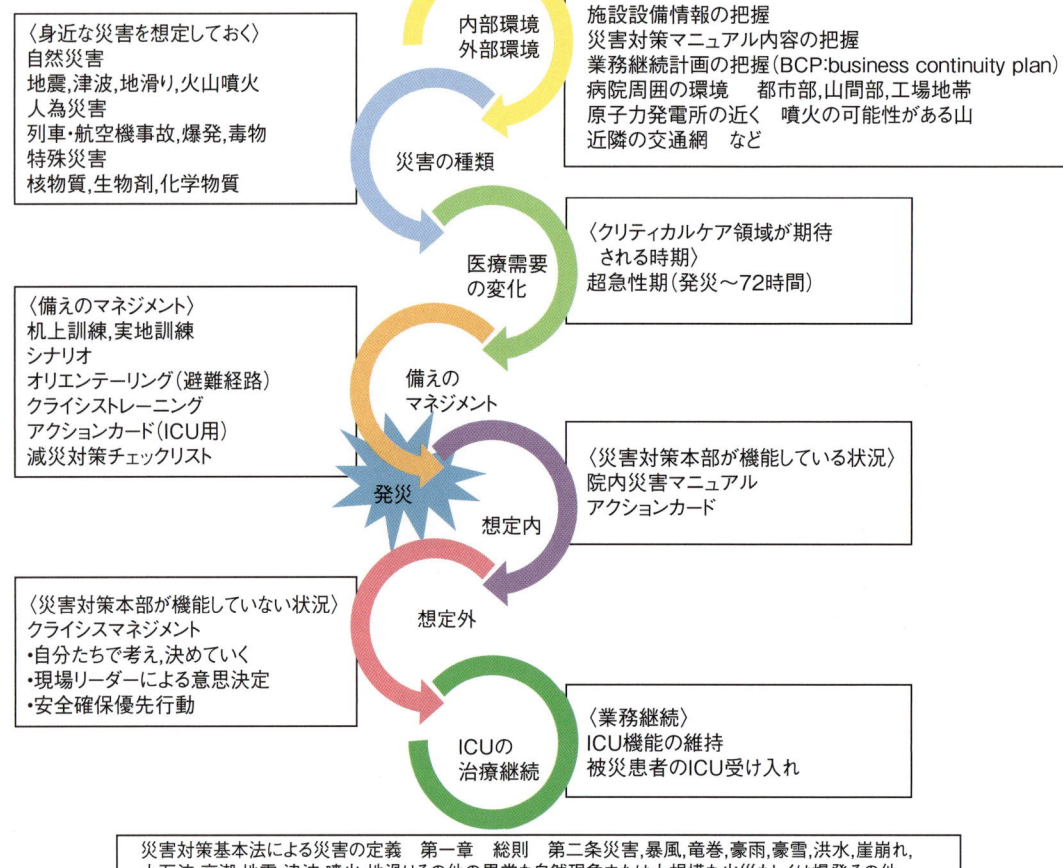

```
〈身近な災害を想定しておく〉        内部環境              施設設備情報の把握
自然災害                        外部環境              災害対策マニュアル内容の把握
地震,津波,地滑り,火山噴火            ↓                 業務継続計画の把握(BCP：business continuity plan)
人為災害                     災害の種類              病院周囲の環境　都市部,山間部,工場地帯
列車・航空機事故,爆発,毒物          ↓                 原子力発電所の近く　噴火の可能性がある山
特殊災害                                          近隣の交通網　など
核物質,生物剤,化学物質
                           医療需要               〈クリティカルケア領域が期待
                           の変化                 される時期〉
                            ↓                  超急性期(発災〜72時間)
〈備えのマネジメント〉
机上訓練,実地訓練
シナリオ                    備えの
オリエンテーリング(避難経路)     マネジメント
クライシストレーニング           ↓
アクションカード(ICU用)         発災              〈災害対策本部が機能している状況〉
減災対策チェックリスト         想定内              院内災害マニュアル
                            ↓                 アクションカード

〈災害対策本部が機能していない状況〉 想定外
クライシスマネジメント              ↓
・自分たちで考え,決めていく
・現場リーダーによる意思決定       ICUの               〈業務継続〉
・安全確保優先行動              治療継続              ICU機能の維持
                                              被災患者のICU受け入れ
```

災害対策基本法による災害の定義　第一章　総則　第二条災害,暴風,竜巻,豪雨,豪雪,洪水,崖崩れ,土石流,高潮,地震,津波,噴火,地滑りその他の異常な自然現象または大規模な火災もしくは爆発その他その及ぼす被害の程度においてこれらに類する政令に定める原因により生ずる被害をいう

図1　クリティカルケア領域の災害対策

ICUの災害対策

　自院の内部・外部環境の把握,予想される災害種類の把握,備えのマネジメント,想定内・想定外への準備,ICU治療継続計画などを行います(図1).

1 内部・外部環境の把握

　医療機器の多いICUでは,ライフラインの停止が最も大きな不安材料です.吸引設備が使用できないとき,停電になったときなどの対応について具体的に書かれたマニュアルの作成が重要です.

　災害対策に関する書籍はたくさんありますが,「いざ自院のICUで吸引ができなくなったときにどうすればよいのか」などについて知るためのマニュアルが必要です.いざというときに知っておきたい情報をスタッフか

<施設設備に関係する情報>

施設設備	確認しておきたいこと
電源設備	☐ 予備電源（自家発電）の運転切り替えに要する起動時間は？ ☐ 予備電源運転が継続できる時間の目安は？ ☐ 後方医療用発電機の台数と設置場所は？ ☐ 常用回路コンセントがある場所は？　色は？ ☐ 非常回路コンセントがある場所は？　色は？ ☐ テーブルタップを使用している場所は？（会議室，休憩室なども含む）
給水設備	☐ ICU用給水設備の設置場所はどこ？ ☐ ICUの給水方式は何式？（例：ポンプ圧送方式，落差式など） ☐ 自院の水供給源はどこから？（例：市水など）
ガス設備	☐ ガス供給が停止するとどうなるの？ 　（例：冷暖房，給湯，中材の消毒など）
エレベーター制御	☐ 非常時の運転はどうなるの？（予備電源による運転が可能かどうか） ☐ 地震時，火災時の管制運転システムはどんな仕組みになっているの？ ☐ もし，人が乗っているとどうなるの？ ☐ 閉じ込められたらどうするの？
医療ガス設備	☐ 集中治療室用の災害時用緊急停止シャットバルブはどこにあるの？ ☐ バルブを閉めたらどうなるの？ ☐ 災害対策用の酸素供給設備はどこにあるの？ ☐ 吸引設備が使えなくなるのはどんなとき？ 　（例：電源とシール用水供給不良） ☐ 吸引が使えなくなったらどうするの？
防災設備	☐ ICUの防災設備はどうなっているの？ 　①自動火災報知設備（例：定温式〈熱〉，作動式〈熱〉，煙感知器） 　②ガス漏れ火災警報設備 　③屋内消火栓設備 　④スプリンクラー（設備作動の設定温度，放水停止制御弁設置場所） 　⑤消火器 　⑥防火扉 　⑦排煙設備 　⑧誘導灯（例：避難口誘導灯，通路誘導灯，階段通路誘導灯など）
入退室システム制御	☐ 非常時の自動ドア制御システムはどんな仕組みになっているの？

<内臓バッテリー稼働時間情報>　停電時にどれぐらい使えるの？

医療機器	機種名	新品フル充電の場合の目安
☐ 人工呼吸器		（　　　）分
☐ ポンプ		（　　　）分
☐ モニタ		（　　　）分
☐ IABP		（　　　）分
☐ PCPS		（　　　）分（流量　　L/分，揚程圧　　mmHg）
☐ 血液浄化装置		（　　　）分
☐ 電子カルテ	ノート型	（　　　）分

図2　いざというときに知っておきたい情報リスト例

ら聞き取り，項目別にQ＆A方式でまとめておくと効果的です．発災時にはベテランの看護師だけではなく，ICU経験の浅い看護師も災害対応を行いますので，経験の浅いスタッフの不安や素朴な疑問を抽出したQ＆Aを作成することがポイントです（図2）．

2 院内マニュアルとICUの役割

オープン型管理（各科対応），クローズ型管理（専従医対応），救命ICU，術後ICUなど施設によってICUの運営や役割は異なりますので，自院のICUの災害時の役割を院内マニュアルで確認しておく必要があります．

たとえば，手術室と連携して行う対策が記述されていれば，手術室との合同訓練の企画も管理者が行う災害対策業務の1つとなります．

3 疾病構造を想定した対策

災害の種類により特徴的な疾病構造があります．たとえば地震の場合は，外傷やクラッシュ症候群，津波の場合は誤嚥性肺炎，火山噴火の場合は外傷，熱傷，窒息といわれています．病院の立地場所などから起こりうる災害の種類を想定し，可能な範囲から準備を始めます．

4 医療継続計画（BCP）

BCP
business continuity plan
医療継続計画

「災害時における医療体制の充実強化について」（平成24年3月21日医政局発第0321第2号厚生労働省医政局長通知）において各医療機関は，自ら被災することを想定して災害対策マニュアルを作成するとともに業務継続計画（BCP）の作成に努めるよう指導を受けています．

ICUは，集中治療の需要が最も多い発災直後から3日間を中心にICU機能の維持，被災患者の受け入れができるための体制を整備しておきます．

経時的な状況把握

発災直後には災害対策本部が院内に設置され，病院業務の継続のためにさまざまな最新情報が必要となります．ICUにおいても，機能維持や被災患者の受け入れがどの程度可能か判断するために経時的な状況把握を行います．主な情報として，人的情報・施設設備情報・医療資源情報などがあげられます（図3）．

災害派遣医療チーム（DMAT）出動準備

DMAT
disaster medical asistance team
災害派遣医療チーム

ICUには災害派遣医療チーム（DMAT）隊員も多く所属していると思いますので，管理者は，災害対策本部からの指示を受け，隊員選定などの準備も発災直後から始めます．

定数管理（医療材料・医薬品）

災害時用在庫を抱えすぎることで病院経営への影響が懸念されますので，BPC策定時には災害対応の知識がある医師を含めて病院全体で検討します．

病床コントロール

発災後72時間は，ICU患者の積極的なトリアージを行い，新たな患者の

ICU/CCU用　　　　　　　　　　　　　　　　　　　　　　　　　記載責任者(○○△子)

確認項目	～30分以内（　時　分）	～1時間（　時　分）	～2時間（　時　分）
人的被害状況			
患者数(死亡含む)	名	名	名
（死亡）	名	名	名
（重症）	名	名	名
（中等症）	名	名	名
（軽症）	名	名	名
人工呼吸器使用中	名	名	名
CHDF使用中	名	名	名
PCPS使用中	名	名	名
医師数	名(負傷　名)	名(負傷　名)	名(負傷　名)
看護師数	名(負傷　名)	名(負傷　名)	名(負傷　名)
薬剤師数	名(負傷　名)	名(負傷　名)	名(負傷　名)
他の職員数	名(負傷　名)	名(負傷　名)	名(負傷　名)
面会者等の人数	名(負傷　名)	名(負傷　名)	名(負傷　名)
施設・設備被害状況			
火災の有無	有　　　無	有　　　無	有　　　無
構造物被害	甚大　軽度　なし	甚大　軽度　なし	甚大　軽度　なし
危険物散乱	甚大　軽度　なし	甚大　軽度　なし	甚大　軽度　なし
電子カルテ使用	可　　　不可	可　　　不可	可　　　不可
水道使用	可　　　不可	可　　　不可	可　　　不可
電気使用	可　　　不可	可　　　不可	可　　　不可
トイレ使用	可　　　不可	可　　　不可	可　　　不可
冷暖房使用	可　　　不可	可　　　不可	可　　　不可
自家発電切り替え	良好　　不良	良好　　不良	良好　　不良
吸引システム	良好　　不良	良好　　不良	良好　　不良
酸素供給システム	良好　　不良	良好　　不良	良好　　不良
医療資源状況			
薬剤在庫状況	十分　　不足	十分　　不足	十分　　不足
医療材料在庫状況	十分　　不足	十分　　不足	十分　　不足
酸素ボンベ在庫数	本	本	本
空床状況	床	床	床
‥‥‥			
情報伝達手段	電話　PHS　トランシーバー	電話　PHS　トランシーバー	電話　PHS　トランシーバー
応援体制	応援が必要　応援に行ける	応援が必要　応援に行ける	応援が必要　応援に行ける

図3　状況把握用紙例

受け入れを目的とした病床コントロールを行います．災害モード体制に備えて予備ベッドが活用できるよう病床配置図を作成し，準備しておきます．

医療スタッフの確保

参集スタッフ数を確保するために，徒歩による所要時間，子育て中スタッフなどの情報を把握しておきます．

5 アクションカードの作成

院内の定期的な災害訓練だけで，「いざというとき」にそれぞれのスタッフが実際に行動できるか，という不安があります．そのため，効果的なツールとして，「アクションカード」を準備している病院が多くなっています．

このカードは，災害の種類別，役割分担別などで作成し，カードのサイズ，文字色，絵の挿入などICUのスタッフが発災時に誰でも活用できるように工夫します．ただし，避難場所，退避条件など院内の災害対策マニュアルに書かれている内容から逸脱しない範囲で作成することが原則です(図4)．

6 ICU内の災害訓練

実際にICU用アクションカードを用いて，手術室など関連の深い部署との合同訓練を計画し定期的に実施します．たとえば，災害係を中心にPCPSや人工呼吸器を装着している患者，透析中の患者，多くのシリンジ

〈アクションカードの種類〉例

A	地震用	A-1 患者受け入れ不可能	A-2 患者受け入れ可能
B	火災用	B-1 火元がICU内	B-2 火元がICU外
C	集団災害用	C-1 外傷搬送	C-2 熱傷搬送

第一発見者

初期消火
(ヘルメット，マスク着用)

①「火災発生」と叫び人を呼ぶ
②火元からベッドを遠ざける
・消防到着まで消化続行
　(天井に達する火災は延焼)
・「延焼中」と叫び責任者へ報告
　(消火を諦める)
・避難・誘導にまわる

師長(リーダー)

確認・通報
(ヘルメット，マスク着用)

・火災場所の確認
・火災の通報　3000番
　「火事です．ICU(　)から出火」
・アクションカード配布
・患者インフォメーション
　「火事です．職員の指示に従ってください」
・避難指示を出す
・逃げ遅れの確認
・酸素バルブ元栓の閉鎖

スタッフ1

安全確保
(ヘルメット，マスク着用)

・ベッドごと火元から遠ざける
・病棟外退避の準備
　人工呼吸器，輸液ポンプ，ドレーン類，牽引，CHDF，PCPSなど
・責任者へ報告
　「患者退避準備完了」
・退避指示を待つ
・応援者を待つ
・ベッドごと避難区画へ水平避難

スタッフ2

避難・誘導
(ヘルメット，マスク着用)
(メガホンを持つ)

・避難路の確認をする
・責任者報告する
　「避難路の確保完了」
　「防災扉の稼働確認」
・退避指示を待つ
・応援者を待つ
・ベッドごと避難区画へ水平避難

図4　集中治療室用アクションカード

> そのとき，身体拘束をどうする？
> そのとき，酸素用シャットバルブを閉める？
> そのとき，どの患者から避難させる？
> そのとき，どの避難経路から選ぶ？
> そのとき，…………を諦める？

マニュアル化したいけれど状況によって違うと思うから1つの方法に絞れないなぁ

想定外の出来事
（クライシス・マネジメント）

想定内の出来事
（リスク・マネジメント）

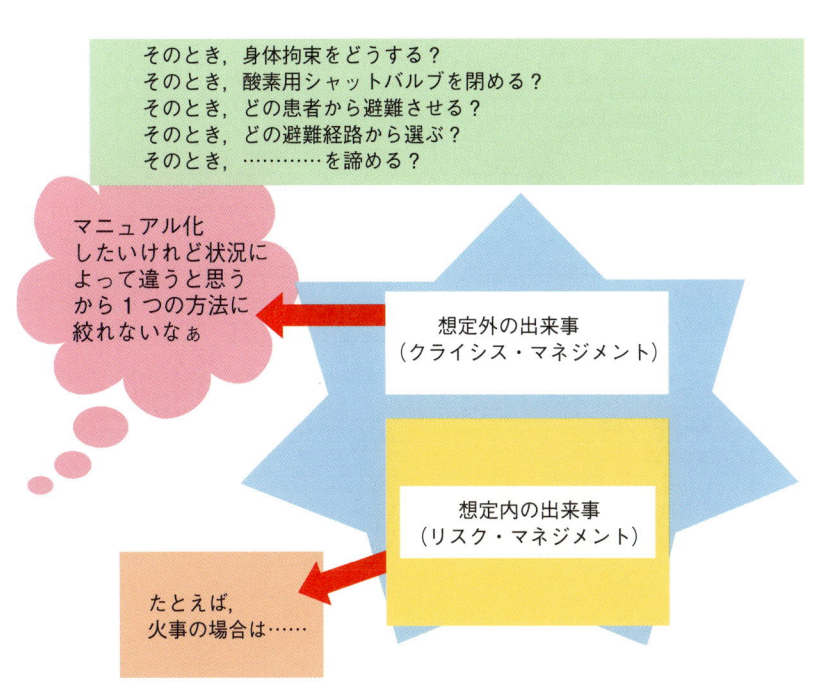

たとえば，火事の場合は……

図5　想定内と想定外のマネジメント

ポンプを使用している患者などを想定したシナリオを作成し，患者役，医療者役を決め，アクションカードに沿って病棟外退避訓練を行ってみます．

ICU患者の病棟外退避がどれほど危険でリスクを伴う行為であるか，夜勤ではさらにそのリスクは高まることなどを体験します．シナリオには被害拡大を防ぐための意思決定を伴う場面も随所に入れ，退避させる患者の順番を決定するなど倫理的葛藤も体験します．

訓練後は，意思決定時の葛藤や退避時に障害となったシステム・物品などについて話し合い，アクションカードの整合性を見直します．さまざまなシナリオをつくり，体験型の訓練を繰り返すことで，減災や生き残るための方法を自分の力でイメージできるスタッフを育てておくことが大切です．

甚大な被害で，災害対策本部がうまく機能しない場合は，現場の責任者の判断で想定外の出来事に対応するクライシス・マネジメントが求められます．あらゆる危機的場面を想定し，避難経路や防災設備を確認するためのオリエンテーリングを企画するなど，現場のクライシス・マネジメント力を日頃から高めておきます（図5）．

7　減災対策の意識を育てる

減災対策チェックリストを作成し，定期的に輪番制で勤務時間内に業務として安全管理巡視を行います．

また，業務開始時に責任者が発災時の役割分担をメンバーに指示してお

	月　　日	巡視者氏名		○×欄に　を記入	
移動，転倒・落下対策	①ICU内の機器・備品をストッパーで固定しているか				
	項目			○	×
	ベッド				
	ストレッチャー				
	人工呼吸器				
	透析機器				
	電子カルテカート				
	包交車				
	救急カート				
	点滴スタンド（架台）				
	点滴処置台				
	②転倒の危険性の高い備品を固定しているか				
	項目			○	×
	医療材料用戸棚				
	医薬品用保冷庫				
	書棚				
	酸素ボンベ専用転倒防止架台				
	ベッドサイドモニタ				
	中央モニタ				
	臥床用体重測定器				
	③高所に物品，備品を置いていないか				
	項目			○	×
	医療材料用戸棚				
	医薬品用保冷庫				
	書棚				
	モニタ用ラック				
	＊高所物品はスプリンクラー作動障害の原因にもなる				
電気プラグの点検管理（トラッキング現象対策）＊「病院等における防火・防災対策要綱」医政発1010第17号	項目			○	×
	電源プラグを長時間差し込んでいない				
	プラグとコンセントの間に埃がない				
	プラグを抜いて乾いた布で拭いている				
防火扉，非常用進入口の確保（避難・誘導対策）	項目			○	×
	防火扉周囲に物を置いていない				
	常時閉鎖防火扉にストッパーを使用していない				
	防火シャッターの真下に物を置いていない				
	酸素ボンベ専用転倒防止架台				
	非常用進入口区画に障害物がない				

図6　減災対策チェックリスト（ICU用）

く，業務引継ぎ時に責任者から責任者へアクションカードを引き継ぐことなども減災対策の意識を育てるのに効果的です（図6）．

まとめ

発災直後に活躍が最も期待されるのがクリティカルケア領域です．発災直後からICU業務が継続できる，搬送患者の受け入れ態勢を短時間で整えることができるシステムの構築がICU管理者の役割といえます．

引用・参考文献
1) 奥寺敬ほか：災害および災害看護に関する基礎的知識—災害の種類，疾病構造，災害サイクル，災害関連死．看護学テキスト災害看護，改訂第2版（酒井明子ほか編），p17-19，南江堂，2014
2) 佐々木勝：特集災害医療と集中治療—災害発生時の集中治療室の役割．ICUとCCU3(37)：185-186，2013

第2章 クリティカルケア領域におけるマネジメントの実際

● 業務のマネジメント

倫理のマネジメント

北村 愛子

　クリティカルケア領域では，意識のない患者や，急な出来事に困惑している患者と家族が対象となることが少なくありません．そのうえ重症患者への治療は効果を上回るリスクがあるため，予後の不確実さが存在します．

　クリティカルケア領域に，最善最良の決断や思いやりの気持ち，配慮が満ち足りるような文化を形成し実践し続けるためには，看護管理による倫理的側面のマネジメントが欠かせません．

　看護管理が注目する倫理的側面は，①多くの患者への公平性や正義の分配，②自律性へのサポートの質，③安楽と安全を守る看護師として倫理観醸成と人材育成，④チーム医療の倫理的な実践，⑤臨床研修や研究の倫理性，⑥看護師の倫理的ジレンマと心身のセルフケアサポートなど多岐にわたり，管理上の倫理的な責任を果たすことに注意を払います．

　本項では，倫理のマネジメントを「よりよい看護を提供していくために，臨床における倫理的な実践を支えるためのしくみづくりや人材育成，人間関係調整，相談機能を駆使し，看護実践の倫理的側面を"業務・環境・人・情報"の観点から管理実践すること」と定義し，倫理のマネジメントに必要な理論と技法，倫理的な配慮を必要とする状況と対応，マネジメントのバリアと看護師のストレス管理，教育について述べ，看護実践とその組織化のなかで必要なことは何かを提示します．

倫理のマネジメントに用いる考え方と管理の役割

1 倫理原則とケアの倫理

「看護者の倫理綱領」と「看護者の基本的責務」

　看護管理の実際では，倫理のマネジメントを「倫理的問題への対応」と「看護者の倫理的責任」の観点からとらえることが多いのではないでしょうか．「看護者の倫理綱領」と「看護者の基本的責務」に対する考えを管理の基盤におき，看護師が基本的責任を果たしているか否かを管理することがその軸

となります.

　クリティカルケア看護の分野では,「過大侵襲下の患者をケアすること」「生命の危機状態から脱すること」を目的に, 一刻も早く日常生活に戻れるよう障害の程度を最小限に止めて回復することを目指しています. その目標に向けて看護することが, 看護師の責任を果たすことになります.

　そこには, 患者・家族の擁護とともに, 心理的危機状態に対するケアも含まれます. このクリティカルケア看護における看護師の基本的責任を果たし, ケアの質を確保することができているのかを管理者は重視する必要があります.

「責任を果たすこと」の観点

　「保健師助産師看護師法」により規定される看護業務は, 傷病者もしくは褥婦に対する「療養上の世話」と「診療の補助」となっています. クリティカルケア看護領域で, 主体性をもって療養上の世話を行おうとするとき, 看護師は, その際に留意しなくてはならないことに関する知識と技術をもって判断しなくてはなりません. どうすれば適切に療養上の世話を行え, 回復促進に至るのかを考え, 療養生活を支援します. 苦痛を伴う場合は, 苦痛を取り除く行為から始まります.

　また, 診療の補助では, 先端医療あるいは集中治療医学, 救命救急医学の観点で治療がなされるため, その補助も特殊な治療への補助技術を必要とします. そのため使用する機器や薬剤の複雑さを理解し, 機器の使用や輸液の管理を行うための注意が必要となります. それらすべての行為が, 看護における重要な行為として看護師の責任を問うといっても過言ではありません.

　よって, クリティカルケア領域で看護師が適切な知識をもち判断をしていくためには, 倫理原則やケアの倫理, 倫理綱領, 法を考慮に入れていくことが大切となります. 倫理性を維持するために, 管理者は毎日の看護実践を監査し, それらを看護基準や教育に組み入れていくことが, 最低限必要な行為となります.

　なによりも, 倫理的な行動を選択しているか, 倫理原則やケアの倫理が考慮され実践されているのかを, 患者・家族との対話や現象を読みながら分析する必要があります. さらにこの責任の観点から看護倫理をみると, 患者・家族の権利を重視し, 生命尊重への看護の責任を考えることが看護実践の倫理的側面の見方になると考えられます.

看護実践の倫理的概念

　フライは, 看護実践の倫理的概念にアドボカシー・責務・協力・ケアリングの概念を述べており, ①擁護(アドボカシー):患者の権利を守るために積極的に支援する, ②責任・責務:援助を求めている患者を受容し, 患者の要求に応えようとする, ③ケアリング:他者との関係・関心を注ぎ理解する, 専心・思いやり, ④協力:看護師が他職種と力を合わせることが看護実践上の倫理的な行動である, と述べています[1]. クリティカルな患者

は意思表示できないことが多く，これらの概念をもとにケアすることは大切です．

さらに，伝統的な倫理原則として，①自律の原則：自律した存在で自己決定の権利を有すること，②無害の原則：害を与えない，③善行の原則：善い行いをする，④真実の原則：真実を伝える，⑤忠誠の原則：約束したことを守る，⑥正義の原則：公平な配分を大切に患者・家族の権利を考える，という原則を考慮しながら臨床での対応を考える必要があります．

2 倫理調整の役割を担う

看護管理者は，チーム医療を推進するために患者・家族と関与する医療者とのパートナーシップを形成し，倫理的な側面の調整活動を実践する機会が少なくありません．

調整活動には，①必要なケアが円滑に行われるために保健医療福祉に携わる人々のあいだのコーディネーションを行う「調整」と，②個人，家族および集団の権利を守るために倫理的な問題や葛藤の解決をはかる「倫理調整」があります．

実際にチーム医療をしていくなかで，医療者間の臨床判断や価値の相違，行動責任のタイミングのずれからチームワークの歯車がかみ合わなくなり，コンフリクトが生じたり成果の遷延化が生じることがあります．あるいは医療の専門化が進み，1人の患者への多数の分科された治療方針が示され，ケアの方向性が定まらないことも生じます．

このような事象に対して，看護管理者が医療者間の相互依存の機能の点を調整し，チームの課題を明瞭にして，患者アウトカムによい影響・変化をきたすために調整責任を負います．ケアの実施責任でもなく，相談に応じて結果を導く責任でもない関係性の論理のなかで，看護管理者の能力を使い，チームアウトカムを出す役割を果たすということになります．この役割はチーム員の人間関係や能力の相違を理解してつなぐという，マネジメントの特徴をもつ役割でもあります．

3 倫理コンサルテーションと管理の役割

倫理的な問題は健康問題を軸とした看護問題と異なり，価値の相違や権利の問題になるため，個人の感覚が際立ちチームのなかで表現しにくい状況にあります．看護師間の価値観の相違や医療チーム内での相違，患者・家族との相違を含めて看護師がジレンマに陥っていることがあり，その内容を明確にできず，感情が昇華できないまま問題解決もできない自己を不甲斐なく感じていることもよくあります．

このようなときに看護師自身が問題を解決できるよう思いをよく聴き，問題の核心をともに見つけ，その事柄をどうすれば乗り越えることができるのかを整理し解決に導く，相談者中心の事例コンサルテーションの対応を果たしたり，相談者の能力や状況が複雑なため，直接情報を収集し事例

に関与しながらチームとともに解決していく事例中心の事例コンサルテーションの形態で，医療チームの相談に応じることもあります．

管理者は，看護実践の質を管理するとともに，看護を提供する看護師の成長に働きかけるようコンサルテーション機能を果たす必要があります．倫理的な問題については，看護師のスピリチュアリティの成長につながり，看護観やプロ意識に強く関与するため重要な相談事項といえます．

倫理のマネジメントに用いる技法

倫理のマネジメントに必要な技法としては，前述したコーディネーションやコンサルテーション等があげられ，熟練したコミュニケーションと問題解決思考，管理者自身の看護観や人間観がその基盤となります．それらを「看護の組織化の専門職である管理職」として，倫理カンファレンスで用いることが有用でしょう．

その場面では倫理的な文化形成と教育的要素，調整と相談の要素が入り，倫理のマネジメントの技法を集約し実践することになります．倫理カンファレンスの実践という角度でマネジメント展開するときの意義と方法，留意点を以下に述べます．

1 倫理調整のためのカンファレンスの意義

実践的思考のトレーニング

倫理調整に用いるカンファレンスは，医療が患者にとってどのような利益・不利益があるのか，最もよい決断はどのように成し遂げられるのかといった，チーム員の思考過程を重視しながら行動のための議論をするカンファレンスです．そのため，結果に導くまでの論理や一人ひとりに生じる感情や価値観，権利に十分に注目すべきだといえます．

よってカンファレンスの意義は，混乱している臨床現場の意見のなかからその価値を見い出し，曖昧さを明瞭にしていくプロセスをたどることであり，人間関係や道徳観を培いながら事象をよく考え，賢明な判断をするということです．このような意義において医療者は自分の価値体系を知ることが大切だと考えます（表1）．

カンファレンスのプロセスでは倫理的な問題事象（気がかり）を生んだ背景の理解とこれから変化する点の理解，そして現状の理解として関与している人々がどのような考えをもっているのかをつなぎ合わせ，どう結果を出し実行していくのかを考えます．そのため倫理カンファレンスは，チームで理解を促進し，倫理的問題発生の予防につながる倫理マネジメントとして重要な場となりえます．

表1　倫理カンファレンスの流れ（自己の価値の気づき）

- 医療における倫理的な問題：倫理的側面での気がかりなことをあげてみる
- ジレンマを自分の価値のなかでの矛盾点として整理する
- 感覚を表現し何がどう問題かを話す（倫理原則やケアの倫理をもとに解釈）
- チームでそれぞれの考えを表現する
  　患者中心な考え
  　効果的な考え
  　効率的な考え
  　安全な考え
- 想定できる決断の妥当性やその影響を考察する

2　倫理カンファレンスの実践方法

カンファレンス実践の枠組みと実施

　倫理カンファレンスは，方略が一定化しているものではありません．一般的にカンファレンスのプロセスとしては，①問題の抽出，②問題解決にむけての議論，③解決策の決定・計画，④実施，⑤評価フォロー（検討）をたどります．そのため，一事象に約30分は必要となります．

　最初に，腑に落ちない，わだかまりに感じる事象（価値に反する際の感覚）を取り上げ，その内容のどの点が自分の考えと異なっているのか，また不明瞭さがあるのかを述べます．次に，その点は倫理原則やケアの倫理の何に相反しているのかを検討し，患者・家族の意向や，医療的な見解，QOL等周辺事象も考慮して看護チームの考えを明らかにしていきます．議論の結果を患者・家族とどう対話するのかも倫理カンファレンスで決定します．参考までに，当院でのケースカンファレンスシートを示します（図1）．

カンファレンスの実施における留意事項

　倫理的問題の確認と議論については，まだ看護管理の仕事と認識されていない現状のため，カンファレンス実施にはいくつかの留意点があると考えます．とくに，医療チームがそれぞれの考えをていねいに表現することは容易ではありません．自己の価値観をていねいに表現できるように，看護師個々の意見を引き出し，尊重することが重要です．

　多角的な考え方があることをチーム内で認め合い，そのなかから最もよいであろうことを検討していく雰囲気が必要です．

　次に，カンファレンスをした倫理的配慮の内容について患者・家族と対話し，実践にいたるように各人が役割を果たす必要があります．看護チームが考慮した内容も患者とともに考える機会となるため，受け持ち看護師

ID		主治医		担当看護師	
氏名		性別　男　女		年齢	❶
疾患名（病名・術式）					

1．治療検査概要と状況
現病歴と主な治療・ケア／状態　❷	対応を必要としている状況　❸

2．議論のための情報整理
医学的適応　Medical Indication　❹	患者の意向　Patient Preferences　❺
QOL　Quality of Life　❻	周囲の状況　Contextual Features　❼

3．今後の治療とケアの方向性
❽

4．患者／家族との合意コミュニケーション
❾

5．医療チーム（医師─看護師─臨床工学技士）ワークの確認事項
❿

❶患者のプロフィールを記入する
❷状況を把握するために必要な経過を記載し，カンファレンスの議題提起者がプレゼンする．
❸集中治療ケアの経過のなかで解決困難な問題を有する点，および倫理的側面の意思決定が必要だと感じるとき，対応を要する状況を記入する．
❹医学的な見解を出し合い，診断し，以下の内容を把握する．
　診断と予後／治療目標の確認／医学の効用とリスク／無益性（善行・無害の原則／利益を考察）
❺患者の自律性に基づく決定がどこまで支えられるかを把握する．
　患者の判断力／代理決定／信頼関係／治療の拒否／事前意思表示（自律の原則にもとづく医療展開を考察）
❻幸福感や人生の質を問う内容を把握する．
　患者のQOL／どのような状況が患者にとって最善か／QOLに影響を及ぼす因子（患者にとってよりよいことは何かを考察）
❼とりまく周辺の状況を鑑みてその効用を把握する．
　家族・利害関係／経済的側面・公共の利益／施設方針・診療形態・研究教育／法律・慣習／宗教（正義の原則を含めた公平さを考察する）
❽患者・家族の利益のために，医療チームが考察した結果から方向性を明確にする．どういった課題があるかも明記し，役割分担する．役割内容詳細は，以下の欄に記入する．
❾カンファレンスをもとにコミュニケーションを図るため，留意点がある場合は余白に記載する．
　インフォームド・コンセント／患者・家族の要望
❿各職種への調整事項をメモしておく．各専門職への連絡伝達（看護チームへの周知は看護師長）など．

図1　ケースカンファレンスシートの例

表2　チームカンファレンスとケアの方向性計画

対応の方向性：家族は患者の生命喪失に伴う自分たちの危機的状況のなかで，医療者からの情報提供を受け，患者の治療の選択を代行し(選択を)実行することができる．

対応の目標	対応の方法
1) 現状が把握でき，選択肢の利点／欠点が理解できる	1) 意思決定の葛藤の原因や影響を及ぼしている事柄は何かを発見する ①家族がもっている価値感をつかむ．また，その背景も同時に把握する．どう感じているのか，なぜそう感じるのかを尋ね，理由を探る． ②選択した際の結果に対する反応の予測と，選択者が陥る状況について想起してもらい，何が決定の妨げになるのかを明らかにしていく ③情報は適切に提供されているか，理解されているかを確認する ④家族員間での意思の相違がないかを確認する ⑤医療者との信頼関係が寄与していないかを把握する
2) 選択とそれに対する反応：悲嘆や恐怖／不安などの感情や心配をほかの家族員と分かち合うことができる	2) 意思決定の葛藤内容を論理的に整理する．矛盾点に気がつくようリフレクションする ①誰のための決定か ②患者が最も大切にしていた価値観はどのようなものなのか，生き方や考え方はどうか ③どんな状況を期待しているのか ④可能な選択には何があるのか ⑤選択のための情報は十分にあると感じているか ⑥自分の価値観との矛盾はどこか
3) 選択肢とその結果に対する十分な知識の提供を受けたうえでの選択ができる	3) 葛藤の原因を除去あるいは軽減し，選択の支援(自分で決定する)を行う ①患者／家族の価値観を認め，重要度にそって，順位・優位をつける ②最も重要な価値を基盤に決定するよう進める ③利点・欠点等，決定するために必要な情報は提供し理解を助ける ④医師と情報提供について調整をする ⑤患者・家族―医療者間の信頼関係を築く．励ます ⑥家族の苦悩している内容／選択肢に対する認識を言葉にして表現してみるよう勧める．どのようなことで悩んでいるかを自覚し，批判的思考に向けて支援する ⑦決定には勇気が必要で努力されたことや，最もいい決断であることを評価し，決定後の家族の精神面を支える
4) 選択後は，選択の結果を受け入れることができる(その後，同じことでの葛藤が生じない)	

やリーダー看護師，管理職，一体誰がどのように患者・家族とともに対話し倫理性を考慮するのか，その実行までを決定する必要があると考えます．管理者は医療者が検討しただけで終わらないようにフォローし，実践につながっているのかを留意します(表2)．

倫理のマネジメントが必要な状況と管理者の役割

　クリティカルケア領域の看護管理では，生命の危機状態が突きつけられ医療者も患者家族も大きなストレス下で対話をしていることから，お互いに理解しあえないまま意思決定することも少なくありません．また，患者・

家族の心理を理解することは容易ではなく，病態の悪さも加わり，過剰な防衛反応として暴言や暴力等も生じることがあります．

以下に，倫理のマネジメントが必要となる主な状況と役割をあげます．

1 インフォームド・コンセントの場面と役割

クリティカルケアの場合，病状説明は医師が中心に行いますが，患者・家族が知りたいと感じていることは，看護師を中心に説明することが多くあります．とくに患者の生活支援のことや治療や処置，今後の予定，モニタリングの意味・現状など一部病態とも関与する場合もありますが，患者に関する情報をていねいにわかりやすい言葉で患者・家族に説明する必要があります．

これらのことは知る権利を支えることになるため，正確さとわかりやすさを指標に説明ができているのかを確認します．また，このことだけは伝えなくてはならないという重要事項の脱落がないように看護チームに指導します．

医師からの病状説明には可能な限り看護師も同席し，医師の説明を補完（わかりやすい言葉に変換）し，患者・家族の理解を確認していきます．その看護師が役割を果たせるように指導，状況（業務分担や場）を整える必要があります．

2 終末期ケアカンファレンス

救命と集中治療が奏功しない場合，終末期を判断しなくてはならない状況になります．生還回復を願う患者・家族，医療者の希望と死とのギャップがあり，どのように終末期における治療とケアを展開していくのか戸惑うことが出てきます．

そのような場合，前述の倫理カンファレンスを医療チームで開催し，熟考します．そこでは主治医でもなく受け持ち看護師でもない看護管理者がチーム全体を俯瞰し，司会進行やその支援をする任にあたることで，患者の終末期ケアの方向性を考え出すチームの力を支える役割を担います．さらに，その結果を家族とともに対話する際にどのような留意が必要か，ともに考え支援することで管理者の役割を遂行します．

戸惑うチームをサポートし，患者と家族の権利を守るよう働きかける，「看護実践の管理」を果たす場面となりえます．その経験は，医療チームのなかで専門職性を高める文化形成にも寄与することになるでしょう．

3 看護師の心理的サポート面談・カンファレンス

このように看護における倫理的側面をみることは，医療人としての人間形成にも同時に関与していくことができますが，人間関係や精神的疲労など，看護師のストレス自己管理が困難になることもまれにありえます．

事象を否定的にとらえた場合，苦悩が多いため，管理者は看護師の知覚

に注意を払いながら精神衛生管理も重視しなくてはなりません．「こんなふうになったのは自分のせいだ」とか「意見が合わず自分は看護師に不向きである」など看護師自身が感じていることをよく聴き，なぜそう思うのかをともに考えていき，その対処方法まで導く必要があります．看護師に解決のレパートリーがなくストレスを感じているとき，そのままにするのは孤立するばかりか負の思考が巡回しやすくなります．ときに時間を設けて看護の意味づけや管理者の看護観，人間観を伝えたり認めたりしながら，看護師自身が自己の変化に気づくことを支援していきます．

その方法としては面談やカンファレンスなどがありますが，相談機能を発揮して参加する必要があります．その結果，看護師自身が自己を癒す力を形成することができるため，管理職はその過程を見守っていく必要があります．

4 臨床研究の倫理的配慮

クリティカルケアの治療は重症病態への対症療法が多く，ときに治療が未確立なこともあり，既存の医学では十分に説明しきれないこともあります．そのため正式に研究という形をとっている場合は，とくにその検証について細かなデータを必要としている場合もあるため，情報管理も行います．その全体責任は研究者が行いますが，管理者は研究のなかで倫理的配慮が実行されているのかを常に監視しなくてはなりません．

倫理のマネジメントの課題

倫理のマネジメントにおいて，"業務・環境・人・情報"の観点で管理者の役割を考察すると，倫理的な配慮ができる看護師の育成と話し合える環境づくり，チームで情報を共有しつつ，意見交換できる方略としてのカンファレンスの実施など，看護実践を組織化する場面の問題点を見つけながら，ときに実践力をもって参加することが必要であると考えられます．

引用・参考文献
1）サラ T フライほか：看護実践の倫理－倫理的意思決定のためのガイド，第2版（片田範子ほか訳），日本看護協会出版会，2010
2）アン J デービス：看護とは何か－看護の原点と看護倫理，照林社，1999
3）日本看護協会出版会：看護師の責任と倫理，日本看護協会出版会，2000
4）北村愛子：倫理カンファレンス．看護のためのクリティカルケア場面の問題解決ガイド（日本クリティカルケア看護学会ほか監修），p130 - 137，三輪書店，2013

第2章 クリティカルケア領域におけるマネジメントの実際

● **業務**のマネジメント

家族へのマネジメント

小杉 一江

　看護師が家族と接触をもつのは主に面会時間であり，家族のマネジメントは面会のマネジメントであるといえます．ここでは，家族のニードと当院ICUの現状から面会を中心に考えます．

家族の特徴

　クリティカルケアユニットで治療を受ける患者は，重篤な疾患や外傷，侵襲の大きな手術などで身体機能がきわめて不安定で生命の危機的状況にあります．臓器をサポートする機器や多くの注射薬，モニターやチューブ類に囲まれた環境にあり，人工気道や持続鎮静によって言語的コミュニケーションの制限を強いられることもあります．

　このような状況のなかで，家族もまた大切な人を失うかもしれないという不安や恐怖から心理的な危機状態となります[1]．突然の出来事に衝撃を受けて緊張している家族は，説明を受けたとしても耳に入らず，ベッドに横たわった患者を目の前にして混乱し，パニック様になります[2]．

　その後，逃避，否認，抑圧，合理化，投影，知性化などさまざまな防衛機制をとって心の平衡を保とうとします．時間の経過とともに徐々に受け入れがたい現実を承認していきますが，患者の容態によっては防御的退行に逆戻りすることもあります．また，患者に死が迫っている場合は悲嘆のプロセスをたどります[2]．

　患者の生命危機状態の入院は，家族の構成員個々に影響を与えるだけでなく，家族全体の統合性を大きく揺るがし，システムとしての家族も危機に陥る可能性があります[1,2]．

　悲しみや怒りの感情，役割変化によって日常生活は従来どおりにいかずに乱れ，家族内のコミュニケーションがうまくとれずにバラバラになります．そのことがさらに個人のストレスを増強させる要因となり，疲労が溜まってお互いを思いやれず，家族としての機能が破綻するのです．家族は患者にとって重要な支援者でありながらも，援助を必要とした危うい存在

であるといえます.

家族のニード

　クリティカルな状態にある患者家族のアセスメントツールであるCNS-FACEによると,家族のニードには,「安楽・安寧」「情報」「接近」「保証」「社会的サポート」「情緒的サポート」があります(表1).それを用いた研究によると,ニードのなかでも「接近」のニードが一番高く観察され,次は「情報」「保証」のニードであり,最も低いのは「安楽・安寧」であったと報告されています[3].また,「接近」「情報」「保証」の3つニードは日数を経過するに従

CNS-FACE
coping & needs scale for family assessment in critical and emergency care settings

表1　家族のニード

ニードの分類	ニードの説明	家族の言動(例)
社会的サポート	医療者,家族,知人などの人的・社会的リソースを求めるニード 社会的サポートシステムを施行するニード	家族同士で相談したり支えあっている PTや医療事務などの他職種への紹介や援助を求める 経済的な問題について相談をする
情緒的サポート	自己の感情を表出することによってそれを満たそうとするニード 情緒的表現を通して,それを受け止めてもらったり対応してもらいたいと,意識的あるいは無意識的に表出されるもの	患者との思い出話をする 不安を訴える 患者の名前を大声で叫んだりすがりつく 悲しんだり泣いたりする パニック状態になる 身の置きどころがなくうろうろしている 怒りや叱責などの言動がある 喜んだり,笑顔が見られる 拒否的な言動がある
安楽・安寧	家族自身の物理的・身体的な安楽・安寧・利便を求めるニード	身体的安楽や休息を求める 待合室や家族控室に関して要望がある 院内や付近の食堂や売店について尋ねる 1人になれる時間,場所を申し入れる
情報	患者のことを中心にしたさまざまなことに関する情報を求めるニード	現在の治療,処置,ケアに関して尋ねる 現在の患者の状態や安否について尋ねる 患者の予後について尋ねる 医療者の話を熱心に聞く モニターを見つめたり,話すことをメモしている 処置やケアの様子を覗こうとする 医療者に何をしたらいいのかを尋ねる
接近	患者に近づき,何かしてあげたいと思うニード	患者へ励ましの言葉をかける 多くの面会回数,時間を求める 患者の身体ケアに参加する 患者へのサポートに積極的である 患者の身体に触れる 患者へねぎらいの言葉をかける 面会したがらない
保証	患者に行われている治療や処置に対して安心感,希望などを保証したいとするニード	医療者に感謝やねぎらいの言葉をかける ICUなどの現在の病棟での治療やケアを望む 医療者に任せたり頼んだりする 処置やケアに理解を示し,安心や信頼を示す言葉がある

渡辺裕子:救急医療・集中治療の場における家族への看護.家族看護学—理論と実践,第4版,p226-248,日本看護協会出版会および
山勢博彰:重症・救急患者家族アセスメントツールの開発—完全版CNS-FACEの作成プロセス,日本集中治療医学会雑誌10(1):9-16,2003をもとに筆者作成

い高くなる傾向で,「安楽・安寧」と「情緒的サポート」のニードは終始低く推移しています[4].

つまり,多くの家族が自分自身の感情サポートや休息や利便よりも,患者の病状や行われている医療など患者を介したニードを常に高くもっているということがうかがえます.

家族支援の基本

患者の身体変化に追従した家族の危機状態は,クリティカルケアユニットに入室したときからすでにみられます.看護師は初対面の場から緊張した家族と向かいあい,短期間で家族状況や家族員個々の心理状態を把握し,関係を確立することが求められます.

看護師にとっても,患者の生命に直結した業務を行いながら危機状態にある家族とかかわることは強いストレスです.「できればかかわりをもちたくない」という気持ちが起きてしまうでしょう.しかし,家族は援助を必要とした存在です.看護師は家族からアプローチされるのを待つのではなく,自ら積極的に近づいて患者の容態を伝えるなどの行動を起こさなくてはなりません.初めの一歩が,関係の確立に大きく影響します.

看護師は家族状況を把握するために,家族が発する言葉や意図的な会話から思いを引き出したり,表情や様子の観察をすることが必要です.時には感情をストレートに表出したり,終始沈黙したままの家族もありますが,ありのままの姿を受け止めることも大切です.

面会制限

面会は,家族にとって患者と会いさまざまなニードを満たす貴重な時間です.患者の病状に不安を抱きながら患者のために何かをし,患者がどのような状態でいるのかを知り,最良の医療が施されていることを確認するために家族は患者のもとに足を運びます.

家族のニードを満たすためには,患者に会いたい家族が自身の生活リズムに合わせて面会できることが最も望ましいと考えます.そのためには"面会時間に制限がない"ということが,条件として必要になると考えられます.しかし,クリティカルケアユニットでは能率的治療や看護,感染予防,患者の安静保持などの理由で面会制限が行われています[5],[6].

1 面会時間

家族のニードの変化

現在,当院の集中治療室では原則的に面会時間は設定していません.開棟当初からしばらくの間は,感染予防や患者の安静を保持するという理由で,1日2回15〜16時および18〜20時の時間帯で,1回5〜10分の面会制

限をしていました．また，面会のときは，家族にガウンや帽子の着用，履物の交換，流水での手洗いという作業をお願いしていました．

しかし，感染予防対策として，手洗いを残しガウンと履物の交換を廃止したと同時に，面会時間を8時30分～20時までの間はいつでも可能であると延長しました．

面会時間延長の前後で家族のニードがどのように変化したかを調査したところ，「家族の希望するケアが患者になされている」「患者が医学的にどのように治療されているか知る」「理解できる言葉で説明してもらう」「患者の病状を知る」が有意に改善したという結果となりました[7]．つまり，面会時間の延長は家族の「情報」や「保証」のニードを満たす手段になったと考えられます．家族を含めた看護のために面会は許される範囲で広げていくことが望ましいという結論に達し，それから数年後に現在の条件となりました．

場所の整備

面会時間に設定がないと，家族はそれぞれの都合で多様な面会スタイルをとるようになります．「家族の仕事時間に合わせて早朝や夜遅い時間に面会する」「1日に何度も面会する」「家族員がそれぞれのペースで一人ずつさまざまな時間に面会する」「何時間もベッドサイドに座っている」などです．なかには終日病院に詰めている家族や24時間交代で待機している家族もあります．そのため，短時間に面会制限をしているときにはあまり必要のなかった家族が待機する待合室や仮眠がとれる場所の整備が必要になりました．

現在，当院には家族の宿泊できる施設はありません．長時間待機している家族はロビーの長椅子で横になるか，4.5畳ほどの畳スペースで仮眠をとっています．ICUの近くに家族が身体を横にしたりくつろいだりできる場所は必要であると考えます．

長時間待機している家族がその場所でお見舞いに訪れた方と会い，会話を交わすこともあります．また，終末期にある患者などは，ICUであっても家族の希望があればともに過ごす時間がつくれるよう付き添いベッドを使用して，患者の傍にいられるよう検討してもよいのではないかと考えます．

ベッドサイドで家族が患者の安静を妨げるような行為はみられませんが，カーテンで仕切られたオープンスペースの場合，隣の患者に迷惑がかからないよう気を遣わなくてはなりません．時間に制限はないといっても，夜間や早朝の面会は静かな面会ができるような調整は必要です．

2 そのほかの制限

感染のリスク予防

感染のリスク予防としては手指衛生が有効で，面会制限で感染発症率が軽減することはないようです[6]．家族の面会経路には必ず手洗い場や乾湿性手指消毒剤があるように整備し，面会のつど手指を清潔にする作業を家族にお願いすることが患者への感染伝播予防の対策になると考えられます．

日常社会においても，飲食店の出入り口に手指消毒剤がおかれている昨

今，家族への手指衛生指導は難しいことではありません．ただし，ユニットへの人の出入り回数が多くなれば，ユニット内の細菌数が多くなると考えられますので，血液疾患など免疫不全のある患者に対しては，個別的に制限をしなくてはならないと考えます．

子どもなどの面会制限

当院では，子どもは感染症の媒体となりやすいという理由で原則12歳以下の家族は面会を遠慮していただいています．子どもがなんらかの感染症に罹患している可能性，入室時に手を洗っても床などを触って汚してしまう恐れがあるなどの理由からです．

また，病床という意味が理解できずに大きな声を出したり走り回ったり，ICUという環境や普段とは違う様相の家族が怖くて泣いてしまうことも理由の一つです．しかし，絶対に面会できないということはなく，患者の状況に応じて相談し，大人が付き添うことを条件に面会することはあります．

当院では，患者と面会者の関係は原則"家族のみ"としています．お見舞いにきた親戚の方はご遠慮いただいていますが，家族や患者が面会を希望された方は許可をしています．その際はできるだけ病状説明を聞いている家族とともに面会をしていただくのがよいと考えます．ただし現代社会では，家族がいないまたは絶縁状態にある患者も多く，誰ならば面会可能であるのか見極めることが難しい場合があります．患者やキーパーソンになる方とコミュニケーションをとり，面会者を決定していくことが必要です．

面会と看護師の負担

面会は，医療者側にとっても家族と会える大切な機会です．「家族ケアが実践できるのは，この時間を逃したらほとんどない」といっても過言ではありません．看護師は面会に来た家族と会話をすることで家族の様子や思い，患者と家族の関係の情報を得ることができます．その情報から家族のニードを考え，情報提供および危機的状態へのケア介入を進めていくことになります．

家族と会話する時間が多くなると看護師と家族は顔見知りの関係となり，信頼関係が築けるようになります．患者を挟んで家族と医療者が良好なコミュニケーションをとっていくことは，患者中心の医療に重要なことであると考えます．しかし，歴史的に閉鎖空間で医療が行われてきた日本では，長時間家族がベッドサイドにいることは看護師に業務を躊躇させる側面もあり，看護師が精神的負担を感じることもあります．

1 業務に対する支障

当院では面会時間に制限を設けなくなってから，看護師から看護業務に支障があるという声が聞かれるようになりました．看護師はその日の患者ケアに合わせて自分の業務スケジュールを考えますが，面会者がみえると

保清ケアや観察，注射薬投与，創傷ケアなどの処置が予定通りにできず，スケジュールの修正をしなくてはなりません．とくに夜間帯は，面会に訪れた患者の取り次ぎと案内に追われて業務が進まないということもあります．家族が面会に訪れたら看護師は患者の様子を説明する時間をとるため，後回しにしなくてはならないケアも出てきます．また，処置や清拭，申し送りなどの最中に家族が来られた場合，すぐに面会ができずに待っていただいたり，途中で退席をお願いすることもあります．

面会のリズムの把握

そのため当院では，業務と面会時間の調整がとれるよう患者の一日の大まかなスケジュールを示してご家族に説明することにしました．さらに通常いつごろ誰が来院するのかを聞き，記録に残して情報共有しています．実際にご家族が面会に訪れた記録も毎回フローシートに残して，家族の面会のリズム把握できるようにしました．また，家族への説明用紙にはさまざまな面会における注意事項とともに，「面会時間を知らせていただくと面会がスムーズである」という旨を記すようにしています(図1)．

それらの情報をもとに看護師は一日のスケジュールを立てていくようになり，ある程度は面会とケアが重ならないように調整はとれました．しかし，急な病状変化や治療，家族の事情でなかなか思うようにいかないことは多々あります．

経験が豊富で技術に自信があり，家族と良好なコミュニケーションがとれる看護師であれば，「いまは待ってもらったほうがよい」「先に面会をする」「顔だけ見てもらって待ってもらう」「ケア中でも面会してもらう」「ケアに参加してもらう」などさまざまな判断をします．面会にみえた家族員やその時の家族の状況によってもその判断は変わってきます．医療側の条件を家族に説明し，その時々の最良を考えて判断をしていくことが望ましいと考えます．また，そのようなやりとりのできる看護師を育てていくことが大切です．

2 看護師の精神的負担

当院のICUは，全人的な看護をめざして6つの専門グループ(呼吸ケア，循環ケア，栄養・代謝ケア，活動・休息ケア，安全を守るケア，患者家族の精神ケア)をつくり，それぞれのケアの質向上を図っています．

家族に対する看護は"患者家族の精神ケアグループ"が中心となり，「入院時のオリエンテーション用紙の作成」「面会制限の解除」「家族がすこしでも一緒にいられるような環境や時間的配慮」「面会時は椅子を差し出して声をかける」「家族の見ていないときの様子を伝える」ことなどを進めてきました．その結果，看護スタッフの家族ケアの意識は高まり，積極的にかかわろうと努力する姿がみられるようになりました．

しかし，一方で怒りや悲しみなどの情緒的反応を強く表わす家族や，一進一退の状態が続き，「これでいいんですか，大丈夫なんですか」と緊迫し

た問いを投げかける家族に出会い，看護師はつらい体験をすることもあります．そのような場面で，看護師は「何か答えなくてはならない」と思いつつ，見られている緊張や恐怖のあまり最低限の処置だけでベッドサイドから退室したり，家族がいないときに病室に入るといった行動をとってしまうことがあるようです．

　当院は各科主治医に治療の権限があるオープンICUであり，方針を確認したり相談できる医師が常時ICU内にいるとはかぎりません．看護師は，家族とかかわる重要性はわかっていても逃避行動を起こしてしまうことに葛藤し，ひとりで戸惑って苦しんでしまいます．

　危機的状況にある患者の家族は心が安定せず，負の感情を抱いていることが多く，その家族に影響を受ける看護師のストレスは大きいと考えます．

患者さまが十分な治療と心身の安静を保てるように，面会するうえでお願いしていることがあります．

①集中治療病棟でのご面会は，基本的にご家族のみの面会とさせていただいています．ご家族以外の方の面会を希望される場合は看護師にご相談ください．また，面会を制限されたい場合も看護師にお伝えください．

②多人数の面会は患者さまの安静を妨げるばかりでなく，他の患者さまのご迷惑となる場合がございます．一度の面会は2～3人でお願いいたします．

③集中治療病棟では面会時間の制限を設けておりません．ただし，午前中の面会は検査や看護ケア中などの場合が多く，お待ちいただく場合がございます．また，消灯後の面会は患者さまの睡眠休息の妨げとなりますので，緊急事態以外はご遠慮ください．
※事前に面会時間をお知らせいただくと，面会がスムーズに行えますので，病棟看護師にご相談ください．

④感染防止のために面会の際にはご家族の方にも手洗い・手指消毒をお願いしています．また，12歳以下のお子さまの同行はご遠慮いただいています．

⑤患者さまの容態・診察・看護ケアの都合により，面会をお待ちいただく場合や，お断りすることがあります．また，面会中に患者さまの治療や診察によっては退席していただく場合がございます．

〈集中治療病棟の1日の主なスケジュール〉

時刻	内容	時刻	内容
6:00	起床，モーニングケア	12:00	昼食
7:00	採血，レントゲン撮影	13:00	検査，リハビリなど
7:30	朝食	18:00	夕食
9:30	点滴交換，処置・ガーゼ交換	19:00	イブニングケア
10:00	看護ケア(清拭など)，リハビリ	21:00	消灯

図1　当院ICUの説明用紙に記載されている内容(抜粋)

さまざまな人の心の動きを察知する経験や，家族の心の動きをプロとして危機理論などを利用して理屈で理解する方法を学んでいくことが，戸惑いを少なくする方法の一つであると考えます．

また，家族の背景や価値観などの情報を得たり，一人で抱え込まないなど組織的なアプローチで解決できる問題には，医師やエキスパートナースなどを巻き込んだチームでケアにあたるシステムをつくる必要があると考えます．

*

面会は単に家族が患者に会いに来る時間ではなく，看護師にとっては家族ケアを実践する時間です．家族を含めた全人的なケアが提供できるよう面会時間を大切に使っていきたいと考えます．

引用・参考文献
1）池松裕子：クリティカルケア看護の対象．クリティカルケア看護Ⅰ―患者理解と基本的看護技術（池松裕子編），p7-10，メヂカルフレンド社
2）渡辺裕子：救急医療・集中治療の場における家族への看護．家族看護学―理論と実践，第4版，p226-248，日本看護協会出版会
3）山勢博彰：重症・救急患者家族アセスメントツールの開発―完全版CNS・FACEの作成プロセス，日本集中治療医学会雑誌10(1)：9-16，2003
4）山勢博彰：重症・救急患者家族のニードとコーピングに関する構造モデルの開発―ニードとコーピングの推移の特徴から，日本看護研究学会誌29(2)：95-102，2006
5）道又元裕：ICUにおける面会―危機状況にある患者・家族のニーズに答える．看護管理10(10)：790-796，2000
6）福島東浩ほか：ICUの面会事情―愛する家族に会うことは，制限されるべきなのか．INTENSIVIST 6(2)：285-289，2014
7）木村貴美子ほか：患者家族が面会に求めるもの―面会時間を変更して．静岡県立総合病院医学雑誌17(1)：83-89，2003
8）和田栗純子ほか：ICUに面会制限は必要か？．日本集中治療医学会雑誌13(3)：269-270，2006
9）JSEPTIC臨床研究委員会：簡単アンケート第37弾―ICUにおける面会制限に関する意識調査（2014年8月実施），
http://www.jseptic.com/rinsho/pdf/questionnaire_140830.pdfより2014年10月12日検索

第2章 クリティカルケア領域におけるマネジメントの実際

● 業務のマネジメント

財務マネジメント

佐藤 憲明

　昨今の病院経営は，医療費の抑制が政策の背景にあり，個々の病院・施設においても重要な課題として取り組まれています．看護管理者も例外ではなく，患者の入退院管理，人件費率などの算定とともに部署内における財務支出の抑制に励む必要があります．

　クリティカルケア領域では，特定集中治療加算や救命救急加算，ハイケア加算などの医療加算の恩恵に預かり，医療収入は他部門に比べ収益性が高くみえる一方で，人件費率は高く，さらには使用する材料費，薬剤費なども多く，必ずしも収益性が高いとは言いがたい状況です．

　クリティカルケア領域で働く医師や医療スタッフは，良心的な医療の提供を行っているからと自分たちのやり方が王道であると考えがちでもあります．少なくともクリティカルケア領域の看護管理者はそうでないことを願いますが，本項では病院経営に必須となる財務管理について解説します．

病院の収益構造

　まず病院の収入構造について理解しましょう．一般的に病院の収入である売上は，外来収入と入院収入に分けられますが，ほとんどの施設では入院収入に依存しています．この入院収入は，病床数が多くなるほど比率が高まります（図1）．

　医療施設の収入は，診療報酬がほとんどで医業外収益は全体の数％にすぎません．看護部門は，病院の収入に直結する入院基本料と患者からの評価を向上させることで病院経営に参画する部門です．もちろん患者サービスを含む医療の質の向上にも務める必要がありますが，病院の収益構造を

売上 → | 外来収入 |
　　　　| 入院収入 |

病床数が多いほど，入院収入割合が大きい

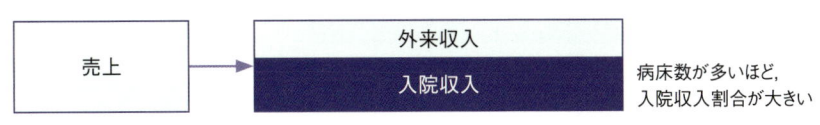

図1　売上の構造

知るとともに自部署内の収益についても正確に把握する必要があります．

財務分析の必要性

　財務分析とは，損益計算書や賃貸対照表などの財務諸表をさまざまな観点から分析し，経営状況や財政状態の良否を判断することをさします．財務上の問題点を明確にすることで，その改善策を検討することが可能になります．したがって，経営の判断材料とすべく財務管理を行うことは，よりよい医療施設経営のために必要不可欠なことです．

　看護部門が病院経営上，知っておくべき数字は，損益計算書を含む財務管理です．とくに看護管理者は，その前提知識として財務諸表について知る必要があります．本来，財務諸表は，損益計算書のほかに，賃貸対照表，キャッシュフロー計算書の3つをさし，その組織（病院）の「財産」「業績」「現金の流れ」を示すものです．とくに現場の看護管理者が知る必要があるのは損益計算書であり，ここでは賃貸対照表および損益計算書とその見方について解説します．

1 賃貸対照表

　賃貸対照表は，病院の財産を表すものであり「財産（資産）」「借金（負債）」「自己資本」をある1点を基準として示したものです（表1）．

　一般的に左列に資産の部，右側に負債の部と資本の部が並べられます．資産には，現金・預貯金やすぐに現金化できる流動資産と固定資産があり，負債には未払費用や税金などが含まれます．また資本は，資本金や未処分利益のことをさします．

　賃貸対照表は，病院の事業運用のための資金・資産がどのように運用されているかを把握するためのものです．また賃貸対照表は，病院の業績報告に用いられるもので年間でも1〜2回提出されます．看護管理者は，在

表1　賃貸対照表

資産の部	負債の部
流動資産 　現金・預金 　売掛金 　有価証券 　商品 　未収金 **固定資産** 　有形固定資産 　無形固定資産 　投資	**流動負債** 　買掛金 　未払費用 　税金 **固定負債** 　長期借入金 **資本の部** **資本金** **未処分利益**

庫分が多すぎる理由などについて経営陣と分析するとよいでしょう．

2 損益計算書

損益計算書は年単位の収入と支出を表すもので，その年の業績評価に用いられます．営業損益，営業外損益，特別損益の3つがあり，総収入から総支出を差し引いたものを利益，支出幅が大きいものを損益(赤字)といいます(表2)．

営業損益には本業の収益と費用が掲載され，本業の収益がわかるようになっており，プラスであれば医業収益が多いことになります．

営業外損益は，文字どおり本業以外の預貯金や受取利息にある利益とそれ以外にかかった支出であり，施設によってはこの医業外損益は営業損益に組み込んで掲載していることもあります．

営業利益と営業外利益を足したものを経常利益といい，病院の利益を見るときにはここを見ます．具体的には，経常利益率は「経常利益÷(営業収益÷営業外収益)×100」で表されています．通常，病院の経常利益率は7〜8％以下であり，一般企業に比べるとかなり低いものになっています．

最も注目すべき点は，それぞれの項目が前年比と比較して，どのくらい増減したかを示す「対前年比」，よく管理者間の会議でも提示される値です．われわれがよく耳にするのは，「対前年比より悪化傾向」または「数値が伸びている」というのはその結果です．

たとえば，自身が所属する部門の費用がかかり過ぎているとの報告があっても，患者数が増多していれば医業収益も増え，診療費は増加します．年度に設定したコスト削減計画が失敗に終わったとの評価はしがたいため，患者の増減によって変化する変動費や流動費も参考にしなければなりません．

変動費には，医薬品費や材料費のほか，検査委託費などのも含まれます．いずれも，前年と比較して異常な数値や伸び率がないかを確認することが必要です．優先的に前年比のなかで金額差が大きいものに注目します．そのうえで原因の分析を行い，改善策を計画していくことが重要です．

利益確保に向けたコスト削減

1 人員の選定

病院経営を効率にするためには利益の確保は必須ですが，切り離せないのがコスト削減です．財務管理を行ううえで，コスト削減を行うことが利益の確保より重要ともいわれています．しかしながら，急性期・重症集中治療分野では，いかによい薬剤を使用して救命を果たすかも治療戦略の1つです．

またチーム医療が叫ばれている昨今，本領域における医療スタッフの人

表2 損益計算書（見本）

	科目	金額
営業損益の部	営業収益	×××
	売上高	×××
	営業費	×××
	売上原価	×××
	販売費および一般管理費	×××
	営業利益	×××
営業外損益の部	営業外収益	×××
	受取利息及び配当金	×××
	有価証券利息	×××
	そのほか営業外収益	×××
	営業外費用	×××
	支払利息	×××
	そのほか営業外費用	×××
	営業外利益	×××
	経常利益	×××
特別損益の部	特別利益	×××
	固定資産売却益	×××
	特別損失	×××
	税引前当期純利益	×××
	法人税等	×××
	当期純利益	×××
	前期繰越利益	×××
	中間配当額	×××
	当期末処分利益	×××

材を確保することも大切なことであり，単純に人員の削減は医療の質の低下をまねきかねません．こうした理由から一般的に医療施設内においては人件費の削減は極限まで行うべきでないとされ，看護管理者も肝に銘じておく必要があります．そこで，いかに適正な人員数で急性期領域を運用すべきであるかが課題となります．

大学病院や総合病院においては，クリティカルケア領域に就職を希望する新人看護師が多いのですが，新人看護師を育成することは，人件費率的にはマイナスになっていることを知っておく必要があります．一般に看護師が一人前になるには3年の月日がかかるといわれていますが，新人看護師を育成している間，1.2〜1.5倍ほどの人員を要するのがクリティカルケア領域の特徴ともいえます．

その際，新人看護師を育成する中堅スタッフのモチベーションも大切ですが，病院経営のことを考えるとこれほど非効率なものはなく，中堅看護師でクリティカルケア領域の志望者を雇用し，即戦力に投じたほうが医療の質の確保にも効果的であることはいうまでもありません．新人看護師とクリティカルケア領域の中堅スタッフのモチベーションを保つためには，新人看護師の技術習得を目的としたクリティカルケア領域に期間限定のローテーションシステムを組み込むことで解決できるかもしれません．

2 医療材料の削減

人件費以外の費用には，各種材料費と経費があります．これらを分析するためには，材料費，医薬品などの購入データが必要となります．さらに経費には光熱費，委託費，保守契約，文房具まで含まれます．本来，材料の納入価について企業同士が明かすものではありませんが，病院内の用度課ではそれを把握しています．

意外にも，病院管財部はどのメーカに変更することでコスト削減が実現することを把握していても，医療材料を使用する医師や看護師，医療スタッフの意見を優先するために意見を謹んでいるケースが少なくありません．筆者の経験では，動脈ラインや気管吸引カテーテルを変更したことで数百万円／年間の予算削減を達成したことがあります．

しかし，医療材料の変更に伴っては，適正な使用方法など専門家集団が見守る必要があり，その指導力が問われるところであるため綿密な計画が必要となります．いずれも急性期・重症集中治療分野では，高額な医療材料が頻繁に使用されるため，内容分析を行うとともに医療材料を使用する医師やエキスパート看護師らと協議を重ねることをお勧めします．

また将来は，看護部管理者のみならず，看護部以外の用度課のマネージャーなどを兼務することも必要になるかもしれません．それほどにクリティカルケア領域には高額な医療材料費の支出があり，それをコントロールすることが看護管理者に求められていることを熟知しておきましょう．

*

看護管理者に必要な財務管理の一部について述べてきました．財務諸表は看護師に無縁のものではなく，良好な医療を提供するためにその分析を詳細に行う必要があります．クリティカルケア領域では，人材面においても材料費，医薬品費についてもその支出は多いため，継続的に財務管理を行う必要があります．

引用・参考文献
1) 桜井久勝：財務諸表分析，第3版，中央経済社，2007．
2) 大野敏男：財務分析のための実践財務諸表の見方，第2版，経済法令研究会，p106-215，2007
3) 吉田二美子：改善事例から学ぶ　看護管理者が知っておきたい経営参画のポイント．特集1看護管理者は病院経営にどう関わるべきか．看護58(3)：52-56, 2006

第2章 クリティカルケア領域におけるマネジメントの実際

人のマネジメント

適正な人員配置

勝 博史

人員配置とは

1 クリティカルケア領域での人員配置

　高齢社会や疾病構造の変化，医療の高度化などにより看護業務が複雑化する一方で，在院日数の短縮化や安全で安心な看護ケアの提供が求められています．これらを実現するためには，組織にとって重要な資源の1つである「人」を効果的に配置し，管理者として組織目標を達成するためのストラクチャーマネジメント能力が必要になります．

　人的資源を管理することは，雇用する側とされる側の関係を形づくる一連の統合的な意思決定でもあり，組織と職員が協力して相互に目標を達成するために不可欠なものであると考えます．

　クリティカルケア領域においては，高度侵襲患者に対して看護師が果たすべき役割がとくに大きいと考えます．職員がもてる能力を最大限に発揮し，相互に補完し合い，組織としての能力を高めるためには，管理者として職員が安心して安全に働くことができるよう適切な人員配置を実施しなくてはなりません．

　本項ではクリティカルケア領域における適正な人員配置について，基本的知識と管理者としての考え方について述べます．

2 人員配置の目的

人員配置の目的として，以下の2点があげられます．
①魅力ある組織であるために，人材となる人を確保し，労働環境を整える
②組織目標に向かい，職員が能力を発揮できる環境を整える

適正な人員配置のための関係法規の理解

　看護師は，国家資格を有する専門職として，多くの関係法規のなかで仕事をしています．クリティカルケア領域においても，一定の基準を満たす要件が決められており，組織や職員の都合だけで自由に看護配置基準などを変更することはできません．

　逆に，国の重点医療政策に沿った人員配置を実践することにより，診療報酬が加算されて収益を上げることになり，看護管理者として病院経営に寄与することにつながります．つまり，効果的な人的資源の活用や適正な人員配置について考えるうえで，管理者が医療政策の動向や関係する法律・規則など諸規制を理解しておくことが基本となります．人員配置に関連する労働法について表1にまとめます．

1 診療報酬改定によるクリティカルケア領域への影響

　2014（平成26）年度の診療報酬改定[1]において，全体では0.1％の引き上げ（診療報酬0.7％，薬価－0.6％）ですが，クリティカルケア領域では，特定の目的をもつ入院について評価する特定入院料として，特定集中治療室の評価新設による管理料の増加に伴い，「重症度，医療・看護必要度」の算定要件の見直しが実施されました．

　これは，高度急性期と一般急性期を担う病床の機能を分化することによる7対1の看護加算の削減と，その一方で質の高い集中治療を提供する目的のためであり，より体制の充実した特定集中治療室が高く評価されるようになりました．

　そこで，管理者として自施設がどの加算を受けられるのかについて考え，必要な人員の配置を検討しなくてはなりません．点数の詳細や施設基準は

表1　主な労働関連法令

法律	内容
労働基準法	労働条件の基準に関するもの
労働組合法	労働条件の交渉に関するもの
労働安全衛生法	労働者の安全と健康を守り，快適な職場環境を提供する
男女雇用機会均等法	雇用に関する男女均等な待遇と，女性労働者の妊娠中と出産後の健康を確保するもの
育児・介護休業法	子や家族の介護など仕事と家庭の両立を支援するもの
パートタイム労働法	短時間労働者が，通常労働者と均整のとれた待遇を確保するもの

表2 特定集中治療室管理料1，2に関する施設基準

1. 専任の医師が常時，特定集中治療室内に勤務していること．
   当該専任の医師に，特定集中治療の経験を5年以上有する医師を2名以上含む
2. 特定集中治療室管理を行うにふさわしい専用の特定集中治療室を有しており，
   当該特定集中治療室の広さは1床当り20㎡以上である
3. 専任の臨床工学技士が，常時，院内に勤務している
4. 特定集中治療室用の重症度，医療・看護必要度について，
   A項目3点以上かつB項目3点以上である患者が9割以上であること

表3 特定入院料と看護師の配置

	点数	算定期間	看護配置	看護師比率	重症度，医療・看護必要度
特定集中治療室管理料1	新13650点	7日以内	2:1	100%	A項目3点以上かつB項目3点以上が9割以上
	新12126点	8日以上14日以内			
特定集中治療室管理料2	新13650点	7日以内	2:1	100%	A項目3点以上かつB項目3点以上が9割以上
	新12319点	8日以上60日以内			
特定集中治療室管理料3	旧9211点→新9361点	7日以内	2:1	100%	A項目3点以上かつB項目3点以上が8割以上
	旧7711点→新7837点	8日以上14日以内			
特定集中治療室管理料4	旧9211点→新9361点	7日以内	2:1	100%	A項目3点以上かつB項目3点以上が8割以上
	旧7901点→新8030点	8日以上60日以内			
ハイケアユニット入院医療管理料1	旧4511点→新6584点	19日まで	4:1	100%	A項目3点以上かつB項目7点以上が8割以上
ハイケアユニット入院医療管理料2	旧4511点→新4084点	19日まで	5:1	100%	A項目3点以上かつB項目7点以上が6割以上
脳卒中ケアユニット入院医療管理料	新5804点	発症後14日まで	3:1	100%	A項目3点以上かつB項目7点以上が8割以上

表2に示すとおりです．専任の医師や臨床工学技士の配置については記載がありますが，看護師の配置については従前と変更はありません．特定入院料と看護師の配置については表3にまとめます．

ここでの注意点は，クリティカルケア領域における看護配置は常時（24時間どの時間においても要件を満たす必要あり）基準以上を保持する必要があり，傾斜配置（入院基本料の種別が同じ病棟間や各勤務帯で繁忙度に合わせて人員数を調整できる）ではないことです．

2 妊産婦の労働条件の理解

少子化により，新卒看護師の入職による増加を期待することはできません．看護の役割が増え需要が高まるなか，看護師不足対策として潜在看護師の再就職支援や離職予防のため，生活のスタイルに合わせたさまざまな勤務体系がつくられました．また，妊産婦の労働に関する各種制度により勤務条件も複雑化しており，管理者としてそれらを正確に理解しておく必要があると考えられます．

日本看護協会の2010（平成22）年度の調査データ[2]では，常勤看護職員は結婚や出産の適齢期である20～30歳代の占める割合が最も多く，なかでもクリティカルケア領域はその年代の看護師割合が高いことが示されています．管理者の責務として，妊産婦への対応に関する法規（表4）などを理解しておくことにより，妊産婦やその家族を守るだけでなく，ほかの職員も安心して仕事ができる環境を保持することが必要です．

安全で質の高い看護を提供するために，管理者としてのストラクチャーマネジメント，つまり妊産婦が安心して安全に勤務できる条件に合わせた環境づくりと，ほかの職員に過度の負担を課すことがない人員配置が重要です．

3 超過勤務に対応する人員配置

看護師に求められるニーズが多様化する一方で，就労看護師の総数は必要とされている数に満たないのが現状です．その結果，日々の看護業務が増大し，長時間の勤務をせざるを得ない状況にあると考えられます．クリティカルケア領域における看護業務は，生命を守るための観察や複数の高度医療機器からの情報アセスメント，複数の診療科や疾患に同時に対応する事態など，緊張感が持続する労働環境といえます．

このような環境のなかで，さらに超過勤務を必要とするような状況はできるだけ避けなくてはなりません．しかし，夜勤帯に術後入室や緊急入院が重なった場合など，やむを得ず時間外の労働が発生してしまうことがあります．

労働時間を超えて勤務をさせる，つまり超過勤務を行うためには，労使協定（36協定）を締結する必要があることを理解しておく必要があります（多くの病院では，看護部や組織として労使協定を締結しています）．しか

表4 妊産婦の労働

状態	概要	根拠法規	対象	内容
産前	夜勤,時間外勤務等の減免	労基法66条2項,3項	妊産婦（産後1年未満を含む）	妊産婦が請求した場合,時間外労働,休日労働,深夜業をさせることはできない
産前	変形労働時間制の適用禁止	労基法66条1項	妊産婦（産後1年未満を含む）	変形労働時間を適応し8時間を超える勤務を実施している場合でも,請求があった場合1日および1週間の法定時間を超えて労働させることはできない
産前	妊婦健診,健康管理	男女雇用機会均等法12条	妊産婦（産後1年未満を含む）	保健指導または健康診断を受ける時間を確保しなくてはならない
産後	産前産後休暇	労基法65条1項,2項	妊産婦（産後1年未満を含む）	請求がある場合,産前6週間（多胎14週間）,産後8週間（本人と医師が認めた場合は6週間）就業させることはできない
育児	育児休暇	育児・介護休業法5～9条	1歳未満の子を養育するすべての労働者	申し出により子が1歳に達するまで,育児休業できる.両親とも休業するなど要件を満たす場合は1歳2か月,保育所に入れないなどの要件を満たす場合は1歳6か月まで延長
育児	育児時間	労基法67条	1歳未満の子を養育する女性労働者	1歳に達しない子を育てる女性は,1日2回30分の育児時間を請求できる
育児	育児のための短時間勤務	育児・介護休業法23条	以下のいずれにも該当する男女労働者 ①3歳未満の子を養育し同時に育児休業をしていないこと ②日々雇用でないこと ③1日の労働時間が6時間以下でないこと ④労使協定で適用外とされた職員でないこと	3歳未満の子を養育する従業員に対し,希望すれば適用できる短時間勤務を設けなければならない
育児	時間外勤務の免除	育児・介護休業法16条	3歳未満の子を養育するすべての男女労働者	申し出がある場合,所定時間を超えて労働をさせてはならない
育児	時間外勤務の制限	育児・介護休業法17条	小学校就業前までの子を養育する男女労働者	申し出がある場合,1か月24時間,1年150時間を超える時間外労働をさられない
育児	深夜業の免除	育児・介護休業法17～19条	小学校就業前までの子を養育する男女労働者	申し出がある場合,深夜業をさせてはならない
育児	子の看護休暇	育児・介護休業法16条	小学校就業前までの子を養育する男女労働者	小学校入学前の子が1人であれば年5日まで,2人以上であれば年10日まで,1日単位で休暇をとることができる

し，36協定を締結した場合でも厚生労働大臣により時間外勤務の限度時間数が定められているため，時間外労働を生じさせないマネジメントが必要と考えます．

クリティカルケア領域での時間外労働の要因として，患者の処置や記録のほかに，持参薬や処方薬の確認と点滴の準備作成に時間を要したり，人工呼吸器や大動脈内バルンパンピング（IABP），経皮的心肺補助装置（PCPS）など高度医療機器への対応に人員が取られることが挙げられます．

時間外労働を削減するためには，看護師を増員させ対応できればよいのですが，職員数を増やすことは容易にはできません．そこで，看護管理者として，薬剤師や臨床工学技士など，クリティカルケア領域へのほか職種の配置を強く望む必要があると考えます．スキルミクスによる効果的な人員配置により，看護師が本来の業務に専念できる時間と環境を提供することも管理者の役割と考えます．

医療政策の動向と人員配置マネジメント

適正に人員を配置するためには，看護業務量によるマネジメントも必要となります．看護業務量とは，患者に提供されるべき看護の必要量であり，虎の門病院のTNS（Toranomon Nursing System）や北里大学病院のKNS（Kitasato Nursing System）などの因子評価があります．また，看護業務量の原型評価法である，7対1入院基本料を取得するための重症度・看護必要度にかかわる評価票があります．この評価票により示されたものが，2008年の診療報酬改定により導入された「重症度，医療・看護必要度（以下，看護必要度）」です．

1 看護必要度とは

看護の手間を測定するための評価方法であり，7対1の算定対象となっているすべての病棟で，患者の重症度・看護必要度を毎日評価することが義務づけられました．内容として，モニタの評価や処置などを評価するA項目と，日常生活機能を評価するB項目に分け，患者の看護必要度を評価していきます．

看護業務量を把握し職員の配置に役立てることは必要ですが，看護必要度と繁忙度は必ずしも相関しないことを認識する必要があります．つまり，看護必要度は看護の業務量や繁忙度を測定するものではないことを理解しておかなくてはなりません．

とくにクリティカルケア領域においては，重症度は低くても多くの看護ケアを必要とする患者がいるため，人員の配置を決める際には注意が必要です．

2 クリティカルケア領域の人員配置の特徴

　地域住民が健康であり幸いにも緊急入院がない勤務帯や，治療看護ケアの効果により一般病床へ転床したことにより，集中治療室に入室する患者が少ないこともあります．そのような場合，手厚い看護配置により患者を受け持たない看護師が生じます．だからといって安易に職員に休暇を与えたり，職員定数を減らしたりすることはできません．
　なぜなら，クリティカルケア領域では，空床がある場合でも，緊急入院に備え常時（24時間）看護配置基準を満たしている必要があるからです．一般病床との違いや特徴を理解し，職員に対し手厚い看護配置の意味と緊急入院に備えた待機についての意識を徹底しておく必要があります．

ICUの具体的な人員配置

　入院患者が増加し，ベッドの回転率が上昇することにより収益が増えます．とくにクリティカルケア領域の病床は単価が高いため，効率的に病床を回転させることができるよう職員を配置することが必要となります．では，具体的にどれだけの人員を配置すればよいのか考えてみます．
　6床のICUで3交代の場合，患者2名に対し看護師1名の基準を満たす必要があるため，1勤務最低3名の看護師が必要です．また，常時2対1の基準を保持しなくてはならないため，準夜勤3名，深夜勤3名が必要となります．このローテンション勤務に必要な人員を計算すると，「(準夜3＋深夜3)×30.4日（365日を12か月で割った1か月の平均日数）÷9回（月の夜勤時間上限72時間）＝20.26人」となり，21名の職員がいないと3交代勤務で常時2対1の基準を満たすことができなくなります．
　これは最低限必要な人員なので，一般的にはこの人数に看護師長1名および副看護部長と主任の2名程度を加えた計24名が基本人員と考えます．加えて，人員配置数を決定するには，当該施設の規定労働日数，規定休日日数，おおむねの標準として判断する有給休暇取得日数，代休などの因子を加味したうえでの算出が必要となります．個々の能力を管理者のマネジメント力にて増幅するためには，かぎられた人員を効率的に配置する必要があり，その結果として看護の生産性の向上につながると考えます．

クリティカルケア領域における人員配置に関する課題

　人員配置が患者の転帰に与える影響について，2006年の松田班ICU調査[3]の結果では，医療スタッフの多い施設で死亡率が低い傾向があり，集中ケア認定看護師や臨床工学技士の配置は患者の転帰によい結果をもたらしていると報告されています．
　2025年問題に向けた医療政策の変化に伴い，クリティカルケア領域では

高度急性期病床をブラッシュアップし，地域に密着した急性期病床や亜急性期病床の増床が求められています．しかし，人口構造の変化から看護に対するニーズが高まることが予測される一方で，必要な看護師数の確保が困難なことが予想されます．優秀な人材を集めるためにも，看護師の適正な人員配置は重要な課題であると考えます．

クリティカルケア領域における人員配置については，最新の医療政策に基づく適切な要件を満たすことが重要となります．そのためには，曖昧で感覚的な考え方によって配置することなく，自職場における具体的かつ可視化された客観的データを収集することにより，職員自身が納得できる根拠に基づいた人員配置に取り組む必要があると考えます．

コラム　人員配置で押さえておきたいこと

ICU，HCUなどは独立した病棟であり，看護師の休憩室はその届出ユニットエリア内に設置されていなければなりません．また，常時2：1あるいは4：1という場合には，厳密には検査出しなどで患者を搬送した際に1人の看護師がその場を離れることによって，2：1が成立するための要員が必要になります．

（道又元裕）

引用・参考文献
1）厚生労働省：平成26年度診療報酬改定の概要
 http://www.mhlw.go.jp/file/06-seisakujouhou-12400000-hokenkyoku/0000039891.pdf
 2014年9月18日検索
2）日本看護協会：労働環境の改善の推進
 http://www.nurse.or.jp/nursing/practice/shuroanzen/jikan/02_05.html
 2014年9月18日検索
3）西村匡司ほか：ICUの人員配置と運営方針が予後に与える影響について．
 日本集中治療医学会雑誌，8(2)：283-294，2011
4）福井トシ子ほか：診療報酬・介護報酬のしくみと考え方．日本看護協会出版会，2014
5）医学通信社：診療報酬早見表2014年版．2014

第2章 クリティカルケア領域におけるマネジメントの実際

人のマネジメント

勤務シフト

勝 博史

クリティカルケア領域での人員配置

　看護管理者は，対象となる患者に安心かつ安全な看護サービスを提供することを前提として，新人や異動後の職員に対する研修や経験者との勤務の組み合わせなど，職員の労働量を適正に管理しながら看護の質が確保できるよう，効率的なシフト管理を実現しなくてはなりません．

　クリティカルケア領域における看護師の配置については，高度侵襲患者に対応可能な看護を安全に提供できる体制をとる人員配置が求められます．厚生労働省が認定する特定集中治療室施設基準（**表1**）では，患者2名に対して看護師1名以上を常時配置することが必要となります．常時配置とは，日勤帯，準夜帯，深夜帯など，すべての勤務帯の，すべての時間において常に基準を満たす人員を配置できるよう交代シフトの管理をしなくてはならないということです．また，集中治療室勤務に専念できるよう，夜勤も含め他部署との兼任は認められません．

　2006（平成18）年に，夜間勤務看護加算が廃止され入院基本料の通則に含まれるかわりに，月平均夜勤時間72時間以内に対する7対1入院基本料が設定されました．7対1看護体制などの一般病床では，夜間帯は薄い人員配置とする一方で日勤帯は厚い人員配置にして，1日の平均では基準を満たすという傾斜配置が認められています．

　しかし，ICUなど特定入院料を算定する部署においては，夜勤時においても患者対看護師の基準割合を満たす必要があり傾斜配置が認められていません．つまり，ICUなどのクリティカルケア領域では，一般病床の7対

表1　ユニット人員配置基準

ユニット	ICU	SCU	NICU	MFICU	HCU	GCU
看護配置	2対1	3対1	3対1	3対1	4対1	6対1

1入院基本料における月平均夜勤時間72時間の要件には該当しません.

その一方で,クリティカルケア領域においては,高密度の治療や看護ケアを提供するべく人的機能を評価して診療報酬上,加算されています.つまり,高い点数に見合ったケアの提供が求められており,一般病棟のような傾斜配置は認められておらず,常時いかなるときも24時間基準を満たすよう人員のシフトを組む必要があります.そのため,かぎられた人員のなかで職員一人ひとりの生産性が最大限かつ効果的に発揮でき,患者と職員が相互に安心で安全である勤務シフトを考えなくてはなりません.

勤務シフトの管理

1 公平なシフト管理

特定集中治療室管理料における施設基準では,1床あたりの面積($20m^2$)や空気の清浄度(ISO基準クラス7)などの設備面だけでなく,医師や看護師の配置なども規定されており,前述のように常時(24時間)基準を満たす人員が配置可能なように勤務シフトを調整しなくてはなりません.

常時ということは,厳密には休憩をとっている看護師がいても患者1人あたりの看護師の人数が基準を満たすように調整する必要があります.管理者として,休憩時の交代シフトだけでなく,フロアを長時間離れるスタッフの人数など管理し,常に緊急時の対応が可能な体制を整備しておくことが求められます.

また,2010(平成22)年に施行された改正育児介護休業法において,3歳未満の子どもをもつ労働者に対する育児短時間勤務制度の適用が事業主に義務づけられました.さらに,夜勤を免除する就業制度の導入など,制度に基づき多様な勤務形態を利用する職員が増えることが予測されます.

看護管理者として,多様な制度を運用しながらシフト管理を実施する一方,ほかの一部の職員に負担が偏重することのないよう,公平に勤務シフトを管理する必要があります.

2 労働時間の管理

クリティカルケア領域では,24時間常に患者の生命を維持し,状態の変化を見逃さないよう細心の注意を払いながら観察や看護ケアを実施しています.このような緊張感の高い職場においては,とくに適正な労働時間の管理が求められます.

交代シフトで勤務をするなかで,時間外労働が発生することは,十分な休息をとることなく次の勤務に就くことを意味します.つまり,勤務と勤務の間隔が短く,疲労が回復しないまま勤務することになるため,インシデントの発生リスクが高くなります.また,悉皆研修や委員会,職場の勉強会などに参加することにより,次の勤務時間までの休養時間が短くなる

ことも，先ほど述べたような疲労蓄積の要因となることがあります．

　管理者として効果的な勤務シフトを実現するためには，時間外労働を発生させない業務管理に加え，休日の数や間隔，夜勤回数や労働時間などを適正に管理することが重要となります（表2）．また，労働時間だけでなく休憩時間についても，労働基準法第34条（表3）にて規定されています．

　以上のことから，管理者は労務管理や労働関係法規についても熟知しておく必要があると考えます．

3 シフト勤務の体制

　クリティカルケア領域において，高密度な看護ケアを継続して提供するためには，交代勤務は不可欠なものであり，管理者として，最も効率的かつ効果的で，職員の健康と安全も保持できるような勤務シフトを組む必要があります．そこで，クリティカルケア領域において多く実施されている3交代制と2交代制のシフト勤務について，相互のリスクとベネフィットについて考えてみます．

3交代勤務

　労働基準法において，労働者の就労時間が1日8時間，週48時間までと規定されていることに基づき，完全看護承認制基準度（1950年の診療報酬における完全看護加算）にて看護の勤務形態はなるべく3交代制であることが望ましいと明記されました．そこで，1日を3つに区切り，「日勤，準夜，深夜」に分けて交代勤務を実施する3交代制が主流となりました．

表2　シフト管理のポイント

1. 夜勤の間隔や連続勤務の日数，前勤務とのつながり，連続した休日の有無などを考慮して管理する
2. 休日（単発休みまたは連続休み）の回数や間隔と，夜勤の回数を公平にする
3. 職員の能力を評価し，高度侵襲患者に24時間常時対応できるよう要員構成を調整し管理する
4. 労働協約，就業規則，診療報酬上の基準を満たすよう管理する
5. 職員のライフスタイルや健康管理に配慮し管理する
6. 施設にて定められた基準やルールに基づき管理する
7. 管理者としてのビジョンを明確にし，シフト管理に対する意図を職員に理解させる

表3　休憩の長さの規制（労働基準法第34条）

労働時間	休憩時間
6時間以下	与えなくてもよい
6時間を超え8時間未満	45分以上
8時間を超える	1時間以上

3交代制は，24時間を均等に3つに区切る「均等3交代制」と，労働方式とよばれる施設の特徴に合わせ変則的な区切り方をする「変則3交代制」などがあります．3交代勤務では，一つの勤務帯の労働時間が8時間以内であるため，クリティカルケア領域など急性期の重症患者に対応する緊張度の高い職場でしばしば用いられています．

　しかし，夜勤回数が月に8回を超える場合もあり，職員の健康管理や家族の負担などの問題があります．また，"日勤から深夜"や"準夜から日勤"など，勤務から次の勤務までのインターバルが8時間しかなく，超過勤務や通勤，食事，身支度などの時間を考えると，休息の時間が短く疲労が回復しないまま次の勤務に就くことになります．その一方で，前勤務からの間隔が短いため，患者の情報を把握しやすいなどのメリットもあります．3交代制勤務のリスクとベネフィットを表4にまとめます．

2交代勤務

　1992年の診療報酬改定において，「なるべく3交代であることが望ましいが，保険医療機関の実情に応じて2交代制の勤務があっても差し支えない」という交代勤務制度の見直しが行われました．また，社会の価値観の多様化や看護師のライフスタイルに合った勤務体制が求められるようになり，より働きやすく専門性を発揮できる勤務体制が検討されました．

　その結果採用されたのが2交代勤務制度で，1日を2つに区切り「日勤，夜勤」に分けて交代勤務を実施します．そのなかでも，24時間を日勤帯8時間，夜勤帯16時間に分ける「変則2交代制」が多く採用されています．2交代制は，看護師の確保や患者ケアの質の向上に寄与できる方策と考えられ，現在は一般病棟に多く取り入れられています．

　2交代制では，夜勤回数が少なくなるため，深夜の時間帯における出勤や帰宅がないなどのメリットがあります．また，夜勤回数が少なくなるため休日が確保しやすくなり，疲労の回復やワークライフバランスの向上がはかれます．病院側としても，人員の削減や夜勤手当および交通費の節減などのベネフィットがあります．患者側のメリットとしては，夜に眠るときと朝に起きたときに同じ看護師がそばにいることによる安心感などがあ

表4　3交代制のリスクとベネフィット

	リスク	ベネフィット
職員	・勤務と勤務の間隔が短く疲労が回復しない ・深夜の時間帯の出勤や帰宅などを要する ・夜勤回数が多い	・2交代に比べ勤務時間が短い ・勤務と勤務との間隔が短いため患者情報が把握しやすい ・2交代より総職員数が必要なため1人の負担が少ない
組織	・職員の健康管理 ・職員家族の負担が大きい ・育児中の職員が就労しにくい ・夜勤時の出勤や帰宅に関する交通手当を要する	・詳細な観察や高度な処置の継続が可能 ・勤務交代時にマンパワーの増強がはかれる ・急な勤務交代の調整がしやすい

表5　2交代制のリスクとベネフィット

	リスク	ベネフィット
職員	・勤務時間が長時間に及ぶ ・夕方から翌朝まで夜間の長時間勤務のため眠気を生じる ・3交代に比べ職場の総職員数が少ない	・勤務と勤務との時間が長く休息が取りやすい ・連休が取りやすい ・夜勤回数が少ない
組織	・職員の健康管理 ・3交代に比べ離職率が高いデータがある ・休憩時の仮眠設備の増設	・夜間帯の出退勤がなく職員の安全が確保できる ・3交代に比べ夜勤手当が節減 ・深夜出退勤時の交通費が不要

ります.

しかし，その一方で長時間に及ぶ夜間勤務は，看護師の疲労や事故のリスクを高くしています．国際労働機関（ILO）の看護職員条約149条では，看護師が国民の健康および福祉の保護と向上のために果たす重要な役割を認識し，適切な労働条件などの整備をはかることを求めています．また，勧告157号では，1日の労働時間は8時間以内，時間外労働を含めても12時間以内，勤務の間に連続12時間以上の休息を与える，夜勤は最長でも12時間を超えないよう定められており，欧米では日本のような12時間を超える（最長16時間）長時間に及ぶ夜勤はありません．これらの2交代制勤務におけるリスクとベネフィットを**表5**にまとめます．

2交代と3交代は一長一短であり，職員の生活背景や病棟の特徴に合わせ，職員が安心して安全に働くことができる環境を整備しシフト管理することが重要です．

ILO
International Labour Organization
国際労働機関

シフト管理のコツ

交代勤務における課題や負担を軽減するための提案について，2013（平成25年）に日本看護協会より「看護職の夜勤・交代勤務に関するガイドライン」が示されました．このガイドラインでは，夜勤は最長12時間で勤務の間隔（インターバル）は最低12時間とされています．管理者として，12時間夜勤の実施が政策的改善目標であることを認識しておく必要がありますが，16時間の変則2交代から12時間の2交代に変更するためには，解決すべき課題があります．

つまり，2交代で24時間をカバーするためには日勤が長時間化します．そのため，日勤と夜勤の間をカバーする中勤をつくる必要があり，シフトの種類が増え複雑になるおそれがあります．また，ICUなどのクリティカルケア領域においては，常時緊急入院や重症患者の急激な状態変化に対応する必要があるため，長時間にわたる心身の緊張状態が持続する2交代勤務については，各勤務帯の業務調整や長時間勤務による疲弊など解決しなくてはならない問題があります．

	日勤	準夜勤	深夜勤	日勤	準夜勤	深夜勤	日勤	準夜勤	深夜勤
逆循環	勤務	←8時間→	勤務		←32時間時間→			勤務	
正循環	勤務	←24時間→		勤務		←24時間→		勤務	

図1　夜勤シフトの正循環と逆循環のインターバル時間

　そこで，シフト管理を考えるコツとして，長時間労働の是非や単純に時間だけの管理を考えるのではなく，職員の健康と1日の生活リズム（睡眠と覚醒やサーカディアンリズム）を優先的に考えたシフト管理が重要なポイントになります．つまり，患者の早期回復に寄与するためには，看護職員が健康に勤務できるシフト管理が求められます．クリティカルケア領域において多く用いられている3交代制勤務においては，図1に示すように日勤→深夜勤→準夜勤のように逆循環のパターン化したシフト管理ではなく，各職員のライフスタイルに合わせたフレキシブルな運用を実施することです．

　たとえば，日勤→翌日準夜→翌日深夜の正循環シフトにし，勤務と勤務のインターバルを長時間とることにより疲労回復を図るなどの工夫が必要です．つまり，従前の管理にとらわれず，勤務のメリハリがつくよう，ワーク・ライフ・バランスを考慮したシフト管理をすることが最大のコツといえます．

管理者としての課題

　看護管理者には，患者の生命を守り，職員の健康を管理し，看護ケアの安全性と質の向上をはかるという大きなミッションがあります．しかし，現場の看護職員の数が不足しているなかで，その目的を果たすことは困難を極めます．

　厚生労働省からは，夜勤回数を月8回以内とし，十分なインターバルを確保する旨の通達が出されています．しかし，シフト管理など日常の労働時間管理は現場に依存していることが多く，サービス残業でなんとか対応しているのが現状と考えられます．かぎられた看護師数で求められるアウトカムを達成するためには，管理者が医療クラークや看護補助者も含めた多職種との業務連携を強化できるよう調整することが課題です．

　とくに，クリティカルケア領域では多くの職種がかかわることが多く，それぞれの専門職が専門性を発揮しチームとして質の高い医療を提供する，スキルミクスができる組織として体系化していくことが重要な課題であるといえます．

　看護管理者として，看護師の本来業務が遂行できるよう，適正な人員数を確保し安全かつ最大の効果が発揮できるシフト管理を行うことが求めら

れます．

おわりに

　クリティカルケア領域においては，社会情勢に合わせた医療政策の変更により高度重症患者への対応が求められる一方で，在院日数の短縮化も求められています．そのような現状のなかで，常に患者の側にいる看護師は精神的にも身体的にも疲弊しており，安心・安全に働くことができる環境の整備が求められています．

　勤務シフト管理において，どの時間帯に誰が誰に引き継ぐかを調整し，安全に看護ケアを継続することが重要な要素です．それに加え，看護師の業務の過重を調整し，職員の生活の質の向上も考え管理しなくてはなりません．そのためには，管理者として，柔軟に働き方を選択できる多様なシフト管理を提供することにより，すこしでも負担の少ない交代制勤務シフトを実施することが大切です．

　つまり，効果的なシフト管理により，多様化する職員の背景に合わせてワーク・ライフ・バランスを充実させ，その結果，専門職としてのやりがいや職務満足の向上，看護師の定着につながり，安全で質の高い看護ケアの提供に寄与できると考えます．

引用・参考文献
1）西村匡司ほか：ICUの人員配置と運営方針が予後に与える影響について，日本集中医療学会誌 18：283-294，2011
2）日本看護協会：看護職の夜勤・交代制勤務に関するガイドライン
　http://www.nurse.or.jp/nursing/practice/shuroanzen/guideline/index.html　より2014年9月13日検索
3）厚生労働省：看護師等の「雇用の質」の向上のための取組を推進します！
　http://www.mhlw.go.jp/stf/houdou/2r9852000001fog4.html　より2014年9月13日検索

第2章 クリティカルケア領域におけるマネジメントの実際

人のマネジメント

コンピテンシー

藤野 智子

卓越した業績を生むチカラ「コンピテンシー」

あなたが若手だった頃を思い出してみてください．「テキパキと動きながらも周囲のスタッフの動きにも目を配り，的確な指示を出しながら周囲のスタッフをさっとフォローする．カンファレンスでは明確な情報提示と解決策を提案し，多忙な状況であっても患者・家族とのかかわりもしっかりと行っている．いったいどうしてそんなことができるのだろう？」と，先輩看護師を羨望のまなざしで見つめたことはないでしょうか．そして，「いずれは私も！」と感じていたことがあったかもしれません．

一方，すべての先輩が同じような優れた行動をとっているわけではないことにも気づいていたことでしょう．この違いは何なのか？，いわゆる"できる人"と"できない人"の違いだけなのか？，"いい人なんだけどね……"の"けどね"は一体なんなのか．理由は多岐にわたるかもしれませんが，"何かが違う"と感じたいわゆる"すごい先輩"というのは，知識や人柄，経験の多さだけでは解決できない，あるチカラを場面ごとに効果的に発揮している人だったのかもしれません．

表1 コンピテンシーの定義

1. 文部科学省：単なる知識や技能だけではなく，技能や態度を含むさまざまな心理的・社会的なリソースを活用して，特定の文脈のなかで複雑な要求（課題）に対応することができる力

2. ライル M.スペンサー，シグネ M.スペンサー：ある職務または状況に対し，基準に照らして効果的，あるいは卓越した業績を生む原因としてかかわっている個人の根源的特性

3. 井部俊子：職務または状況に対し，基準に照らして効果的あるいは卓越した業績を生む原因としてかかわっている個人の根源的特性とされ，個人の性格のかなり深い永続的な部分を占め，広い範囲の状況や職務タスクにおける行動の予見を意味する．

ライル M.スペンサーほか：コンピテンシーとは何か．コンピテンシー・マネジメントの展開，完訳版（梅津祐良ほか訳），p11-19,生産性出版,2011および井部俊子：看護のアジェンダ．第116回管理者のコンピテンシーを磨く，週刊医学会新聞第3089号，2014年8月25日をもとに筆者作成

看護にかぎらず，あらゆる職種において卓越した業績を生むチカラを，"コンピテンシー"といいます（表1）．コンピテンシーは，知識や技術だけでは発揮することができず，複数の能力がうまく掛け合わされた結果，生み出されるチカラをさします．

私たちがよい看護ケアを提供するにあたり，知識や技術以外にどのようなコンピテンシーが必要であるのか，また高める必要があるのかということについて，一般職のコンピテンシー概念をもとに，看護師のコンピテンシーとクリティカルケア領域の看護師に求められるコンピテンシーについて考えます．

コンピテンシーという概念

1970年代アメリカの心理学者マクレランドは，高業績者（ハイパフォーマー）が複数の特性をもつことを明らかにしました．その後，何人もの研究者がコンピテンシー研究を独自に続けています．

日本では1990年代以降，組織として高業績を生み出すことを目的に，高業績者になる可能性の高い人材の選択的採用と，重点的な教育を施すために人事評価基準にコンピテンシーを導入する企業が増加しました．しかし，コンピテンシーの解釈が曖昧，抽象的であるという指摘もあり，近年ではその概念が見直されています．

「業務遂行能力」と「コンピテンシー」の違いは何かを考えてみましょう．業務遂行能力とは，読んで字のごとく「業務を遂行する力」であり，「業務を行う」ことを到達点としており，その質は含まれません．一方，コンピテンシーは「より高い業績をあげる力」をさし，同じ業務であっても質や効率性などを含めた高いアウトカムをも含みます．さらに業務遂行能力が"潜在的な能力"である一方，コンピテンシーは適性・性格・スキル・知識をベースに，これらが統合されて「行動」として"顕在化"したものです（図1）．

コンピテンシーには5つの特性[1]があるとされています（表2）．これらの

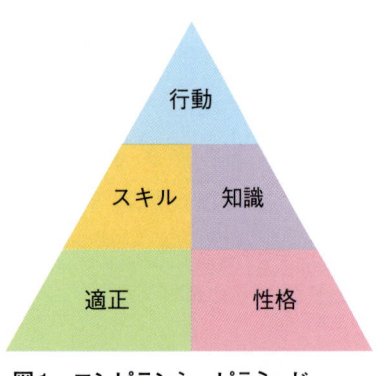

図1　コンピテンシーピラミッド

表2　コンピテンシーの5つの特性

動因	個人が行動を起こす際，常に考慮し願望するさまざまな要因
特性	身体的特徴やさまざまな状況や情報に対する一貫した反応
自己イメージ	個人の価値観や自我像
知識	特定の内容で個人が保有する情報
スキル	身体的・精神的タスクを遂行する

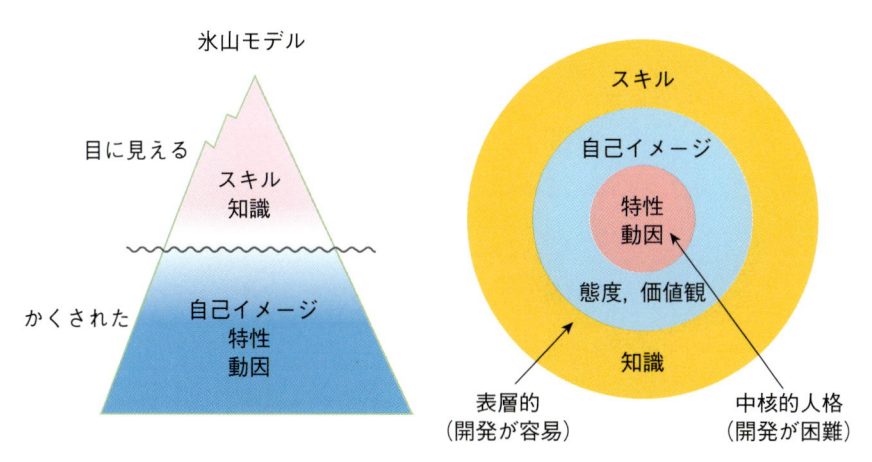

図2 コンピテンシーの構成
ライル・M.スペンサーほか：コンピテンシーとは何か．コンピテンシー・マネジメントの展開，完訳版(梅津祐良ほか訳)，p14，生産性出版，2011より引用

5つの関係性や位置関係は研究者によって異なりますが，いずれも潜在する核の部分と，顕在するスキルや知識という側面で構成されていると考えられています(図2)．

コンピテンシー・ディクショナリー

スペンサーらは多国籍，多業種の人材からのデータ集積により，コンピテンシー・ディクショナリーを構築しました(表3)．コンピテンシー・ディクショナリーは，6つの群(クラスター)と2つ～4つの下位項目(次元)の合計20項目で構成されており，－3～9の幅で行動の記述によって，どのような行動をとっている場合にどのレベルに位置するのかということを複合的に評価する指標です．詳細は成書に委ねることにしますが，参考にコンピテンシー・ディクショナリーの最初の項目である「達成とアクション」のなかの「達成重視」の評価指標と，いずれの職種でも第1にウエイトのおかれる「インパクトと影響力」をご紹介します(表4，表5)．

平均的人材と高業績者の違いは，最初の下位項目で判断可能であるとされ，「達成とアクション」では，最初の「達成重視」で高業績者かそうでないかの判断が可能だとされています．

表4，表5を見て，ご自身の「達成とアクション：達成重視」「インパクトと影響力」はどこにあてはまるでしょうか．もちろん，この2つの評価指標だけでなく，20の下位項目のうち職務に合わせた優先順位をつけながら実施していくわけですが，このように具体的な評価指標があると，次にどのような行動を目指せばよいのかが明確になります．

一方で，このディクショナリーはあらゆる職種をもとに作成されているので，私たちに直接関与しないような事項も含んでいます．さらに，各下

表3 コンピテンシー・ディクショナリー

カテゴリー	群(クラスター)	略
達成とアクション	達成重視	ACT
	秩序・クオリティ・正確性への関心	CO
	イニシアティブ	INT
	情報探求	INFO
支援と人的サービス	対人関係理解	IU
	顧客サービス重視	CSO
インパクトと影響力	インパクトと影響力	IMP
	組織の理解	OA
	関係の構築	RB
マネジメント・コンピテンシー	ほかの人たちの開発	DEV
	指揮命令―自己表現力と地位に伴うパワーの活用	DIR
	チームワークと協調	TW
	チーム・リーダーシップ	TL
認知コンピテンシー	分析的思考	AT
	概念化思考	CT
	技術的・専門的・マネジメント専門能力	EXP
個人の効果性	セルフ・コントロール	SCT
	自己確信	SCF
	柔軟性	FLX
	組織へのコミットメント	OC

ライル・M.スペンサーほか：コンピテンシーとは何か．コンピテンシー・マネジメントの展開，完訳版(梅津祐良ほか訳)，p11-19，生産性出版，2011より筆者作成

位項目で高いコンピテンシーを有する人材が必ずしも最善ではないともいわれ，各職務による最適レベルを見つけ出すことが重要であると提言されています．

表4 達成とアクション：達成重視

尺度	A 達成を目指すアクションの強度と徹底	B 達成によるインパクト	C イノベーションの程度
−1	仕事遂行にまったく卓越への達成基準を示していない．仕事に対してまったく特別な関心を示さず，要求されたことだけを遂行している．面接では仕事に対していきいきとした詳しい説明ができず，逆に外部の活動を説明するのに熱意を示すかもしれない	A尺度の3以上にのみ適用	
0	タスクにフォーカスする．仕事には熱心に取り組むが，仕事の成果には卓越への達成基準を説明できない		新しいことは遂行しない
1	仕事をきちんとこなしたいと願う	個人業績のみ．時間管理手法や改善された仕事の進め方を通して，自分の効率性の向上に努める	職場に着任したばかり．業績向上のために新しいことを試みるが，その方法はすでに実施されていることも多い
2	ほかの人たちの基準に到達することに努める．マネジメントによって設定された基準を満たすべく努力する	1人か2人のほかの人たちに影響を及ぼす．多少の財務的コミットメントを行う	入社したばかり．新しい方法，違った方法を使って業績向上に努める（その企業では新しくても業界では新しくない）
3	卓越について自分自身の基準をつくる．達成基準の成果を測定するために自分自身の方法を用いる	職場グループ（4〜15名）に影響を及ぼす．さらに効率的なシステムを生み，ほかの人たちの効率を高めグループの業績を向上させることに努める	業界にとって新しいこと．その業界にとってユニークで最先端で新しい方法を使って業績を向上させる
4	業績を向上させる．業績向上のためにシステムや自分の仕事のやり方を変更する	部門（15人以上）に影響を及ぼす	大改革．業界を変えてしまうほどの新しく効果的な方法を導入する
5	挑戦を含む目標を立てる．自分とほかの人にチャレンジングな目標を立て，その達成に努力する	中規模企業に影響を及ぼす	
6	コスト・効果性を分析する．インプットとアウトプットを比較して意思決定を行い優先順位を決め目標を選ぶ	大規模企業に影響を及ぼす	
7	計算された起業家的リスクをとる．業績を向上させなんらかの新しいことにトライしチャレンジ目標を達成するためにリソースや時間を不確実な状況でも投入する．リスクを最小限に抑える	業界全体に影響を及ぼす	
8	起業家的努力を貫く．幾多の障害も乗り越えて長期間にわたり懸命の努力を維持する		

ライル・M.スペンサーほか：達成とアクション．コンピテンシー・マネジメントの展開，完訳版（梅津祐良ほか訳），p33-34，生産性出版，2011より筆者作成

表5　インパクトと影響力：インパクトと影響力

尺度	A　ほかの人に影響を及ぼすためにとるアクション	B　影響力・理解・ネットワークの範囲 （自分またはほかの組織）
-1	個人的なパワーを追い求める．組織内での競争に取り組み，組織への打撃は考えずに自らの地位のみを追求する	
0	該当せず．あるいはほかの人たちに影響を及ぼし，説得することにまったく興味を示さない	
1	意欲は示すが具体的なアクションは示さない．影響やインパクトを与えたいとは願っている．評判，地位，見栄に関心を示す	単一の人物
2	説得のために一度はアクションする．聞き手のレベルや興味に合わせようと努力しない．直接的な説得を試みる	職場ユニットまたはプロジェクトチーム
3	説得のために2段階を踏む．聞き手のレベルや関心に合わせようと努力しない．データや準備には細心の注意を払う	部門
4	自分のアクションと発言のインパクトを計算する．ほかの人たちの興味やレベルにアピールするようにプレゼンする	事業部門・中規模企業
5	ドラマティックなアクションの効果を計算する．ほかの人たちに求められる行動を自ら模範を示す	大規模企業
6	影響を及ぼすために2段階のアクションをする．聞き手に合わせ特別な効果をあげることを目指し聞き手の反応を予測して準備する	市の行政・政治・専門機関
7	3段階のアクションをする．または間接的な影響．影響を及ぼすために専門家や第三者を活用する．3つの異なったアクションを取る．政治的同盟を組み，グループをリードするためにグループプロセススキルを活かす	州の行政・政治・専門機関
8	高度な影響行使戦略．個々の状況に合わせ練り上げた高度な影響行使戦略を実行する．状況や職務の組み替え，組織構造を組み替える．目標達成，影響力行使のために高度な政治的操作を行う	全国規模の行政・政治・専門機関
9		国際規模の行政・政治・専門機関

ライル・M.スペンサーほか：インパクトと影響力．コンピテンシー・マネジメントの展開，完訳版(梅津祐良ほか訳)，p56-57，生産性出版，2011より筆者作成

看護分野におけるコンピテンシー

　心理学の領域で始まったコンピテンシー研究をきっかけに，その後，多くの研究が実施されています．看護分野におけるコンピテンシーの定義は2000年以降に構築されはじめ，トップマネジメント，管理者，実践者など職位や役割によって個別のコンピテンシーが研究報告されています．一般的な書物には，さまざまな職種別のコンピテンシーモデルが例としてあげられています．しかし，記述者が看護師ではないためか，看護師には技術とケアリングのコンピテンシーが強調されています．

　看護師の第一義的な職務とは，患者・家族へのケアとキュア介入ですが，経験年数を重ねるごとにプリセプターや臨床指導者という指導的役割を任せられ，リーダーシップや問題解決能力，交渉力など求められるチカラが

変化していきます．つまり，病態生理の理解，的確なケア技術の提供，ケアリングや倫理の視点を含めたかかわりという患者・家族への直接的看護介入のみならず，対人関係能力，リーダーシップ，問題解決能力，概念化能力，指導や教育的スキル，倫理的感性と対応能力，業務や人財育成を含めた管理的視点など，さまざまなチカラが必要とされると考えます．

　最近，看護師を対象としたオリジナルのコンピテンシー・ディクショナリーが公表されました．このような既存の指標を活用したり，各施設や看護部ごとに理念から紐づいた独自の指標を明確にすることで，現任スタッフが目指す次の段階が明確になり，キャリア支援の一因ともなり得ます．

クリティカルケア領域におけるコンピテンシー

　では次に，クリティカルケア領域の看護師に求められるコンピテンシーを考えてみましょう．前述した「看護師のコンピテンシー」と，どのような差異があるのかも含めて考えます．

　最初に，ダイレクトケアの視点から考えます．クリティカルケア領域が対象とする患者は，非常に重篤で複雑な病態に陥っている場合が多く，身体状態は容易に変化します．

　この状況に対応するために，広い知識を組み合わせながらフィジカルアセスメントを瞬時に行い，この先に起こり得る変化への臨床推論をもとにケア内容を選択するチカラが必要です．また，非日常的な状況におかれた患者・家族は，精神的安寧を失って号泣したり攻撃性を見せたりする場合もありますし，問題解決思考の影響を受けて，理路整然としている場合もあります．このような家族に対し，適切なコミュニケーション能力を活用して洞察し，短時間で家族の心理やコーピングスタイルを理解する能力，そして倫理やケアリングをふまえたケア介入を選択実施できるチカラが必要でしょう．

　次に，業務リーダーの視点から考えます．クリティカルな患者には，多くの輸液類や呼吸循環に影響を与える薬剤投与，麻薬や輸血といった身体に影響のあるオーダーが多く存在します．また，検査結果によって治療方針が変更することもしばしばありますので，治療プロトコールに関する知識と多職種とのコミュニケーション能力などが必要となります．

　お気づきかと思いますが，ここまでのあいだに「知識」「能力」「チカラ」というような言葉を用いてきました．ここでは「知識」は学んで身につけるもの，「能力」は磨いて蓄えていくもの，「チカラ」は知識と能力を複合的に活用して発揮するものという意図で使用しています．本来のコンピテンシーの意味は，これらが「行動として顕在化している事象」をさしていますから，前述した「知識」「能力」「チカラ」をうまく掛け合わせること，つまりコンピテンシーの開発ができなければ，高業績者とはいえないということになります．

コンピテンシーの開発は可能なのか？

　では，コンピテンシーの開発は可能なのでしょうか．コンピテンシーは，性格や人格といった先天的要素ではなく「後天的要素」ですので，これらの能力を高めていくことは可能だとされています．その大前提は知識や能力を有していることですのでさまざまな学習が必要とされますが，それらをうまく掛け合わせて行動化するにはどうしたらよいでしょうか．

　たとえば，前述したコンピテンシー・ディクショナリーや，各職種，各施設で作成したオリジナルのコンピテンシーモデルを参考に，人材開発が勧められています．このような指標をもとに，自己の「行動」を振り返るとともに，次のステップを明確にすることで何を目指せばよいのかを明確にすることができます．

　また高業績者の条件として，①高業績の継続，②安定した高業績，③高業績を示す過程が明確，④効果的に他者の協力を受ける，があげられます．高業績者が近くにいる場合，その人の行動をよく観察したり，結果にいたった思考プロセスを教えてもらったりすることで，高業績にいたるポイントを直接知ることができます．

　しかし，看護には成功にいたった思考プロセスが説明できない場合も存在します．たとえば，患者の病態が「何か変だと感じた」というケースです．これはエキスパートに特有な能力とされていますが，コンピテンシーは顕在化された行動ですので，「何か変だと感じた」結果，どのように対処（行動）したのかというところに，高業績者の高業績者たるゆえんが隠されているということになります．

　ときが経ち，自分が先輩になり，たくさんの勉強と経験を重ねたいまの自分は，あの頃目標とした先輩と同じようになっているでしょうか．もしなれていたとしたら，あなたは看護に必要なコンピテンシーを効果的に発揮できるように成長したのだと推測されます．しかし，コンピテンシーにはたくさんの種類があり，まだまだ開発途上の自分に気づくこともあるかもしれません．もし，いまの自分に足りないところを感じるのであれば，コンピテンシー・ディクショナリーをあたってみるのも1つの手かもしれません．

引用・参考文献
1）ライル・M.スペンサーほか：コンピテンシー・マネジメントの展開．完訳版（梅津祐良ほか訳）．生産性出版，2011

第2章 クリティカルケア領域におけるマネジメントの実際

人のマネジメント

ワーク・ライフ・バランス

武藤 敦子

　看護職においてワーク・ライフ・バランス（以下，WLB）という言葉も随分と耳馴れ，どの施設においてもさまざまな取り組みがなされるようになってきました．その背景には，日本看護協会がまとめたガイドブック[1)-4)]の存在があり，看護職のWLBを推進するための知識と対策・実例などが紹介されています．

　当院においても，2011年にWLB推進委員会を立ち上げ，看護職のWLBを検討してきました．本項では当院の取り組みを紹介しながら，クリティカルケア領域におけるWLBについて述べます．

WLBとは

　1人ひとりが仕事と生活の両立を無理なく実現することを，WLBの実現といいます（図1）．WLBは，子育てや介護を行っている看護師だけではなく，働いているすべての看護師が対象です．したがって，個々人がどのよ

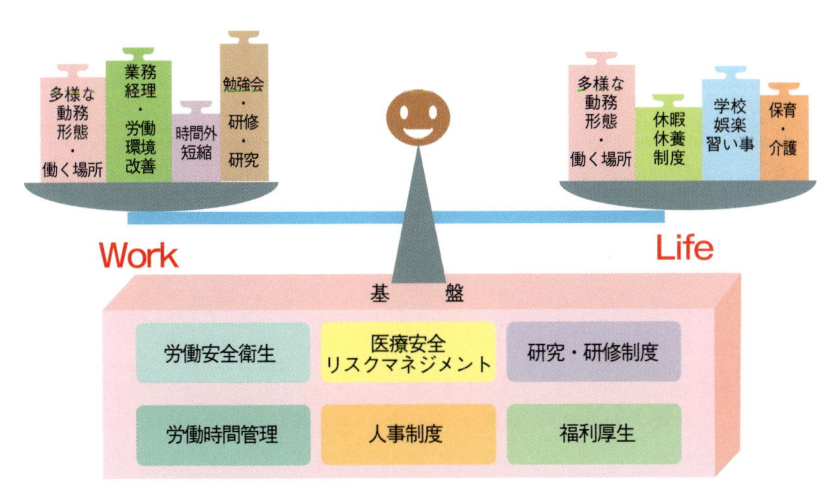

図1　ワーク・ライフ・バランス

うに働きたいのか，年齢やライフステージ，キャリアプランに応じ働き方を選択し，自律した働き方と生活の質を高め自己実現していくための組織のしくみをつくっていくことが必要になります．

病院全体の取り組み

当院のWLB支援委員会では「看護職が仕事と生活を両立してキャリアを継続できる環境を検討する」ことを目的として，時間外短縮・年休取得の促進，リフレッシュ休暇のしくみづくり，各部署の退職マネジメントを全体で共有し，適正人員配置の検討など，これまで各部署のマネジメントに任されていたことを全体の活動として共有してきました．

またその活動の1つとして，日本看護協会の主催する「看護職のWLBインデックス調査」事業に参加し，経営組織，上司，現在の仕事に対する自己評価と，職場環境についての職員評価を把握し，自施設の強み・弱みを明らかにし，看護管理における具体的な対策を見出し共有してきました．

1 育児短時間勤務取得者の偏在化をなくす

当院では，2008年から職員の多様な勤務形態として育児短時間勤務制度を導入，子どもが小学校3年生修了年度末まで，この制度を利用することができるようになりました．

現在は，44人がその制度を利用しています．また育児短時間勤務・育児・体調不良・妊娠・家庭の事情などにより夜勤の免除を申し出ている看護師が74人と約5％を占め，その結果，看護師のWLBを充実させる一方で，平均夜勤時間の72時間をクリアしていくことが難しい部署も出てきています．

また同じ部署で育児短時間制度を複数人が利用し，その時間帯の看護人員が不足し，看護業務の人員が手薄になるなどの問題も出ている状況でした．

そこで，働ける時間や能力を活かせる部署への配置を検討し，偏在化させない工夫をしてきました．それには，制度を利用する看護師に状況を説明し理解を得ることが必要になります．当院では，年数回行っている「ママ・プレママ研修」を通じて，育児しながらすることができる多様な勤務形態を活かした働き方について紹介し，短時間勤務を行いながらも夜勤に協力できるスタッフを募るなどの取り組みを始めています．

2 時間外勤務の短縮

以前，看護管理者研修で意見交換を行ったところ，時間外手当を支払う命令と承認に関して賛否両論の意見が出されました．出された意見としては，「能力の欠如によって業務が遅くなったとしても，時間外手当の対象になりうるか」「研修会の参加について時間外手当を付与させるべきか」「病棟会議は時間外手当の対象か」「会議は何時間でも時間外手当でよいか」「看護

研究は時間外手当の対象か」「部署で行う勉強会は手当の対象か」などがあり，個々の管理者によって時間外手当承認の見解が異なっていた実態が明らかになりました．同時に，看護部として一貫した見解を示していなかったことが反省点としてあげられました．

時間外手当に関しては，違う部署のスタッフとの情報交換などで看護管理者に対しての信頼を損なう結果を招きかねません．

そこでWLB支援委員会では，時間外手当承認の検討会を開き，**表1**のような考え方を提案し，部署によって異なっていた時間外勤務承認の考え方を是正していきました．

看護管理者は，勤務時間内に業務が終了できるようタイムマネジメントを行うことが前提であること，あくまでも本人と協議すること，業務命令であることを示したうえで時間外勤務として手当を取得させることで時間外勤務の短縮を目指しています．

3 リフレッシュ休暇を看護部内規に定め，年次休暇取得を推進

年次休暇取得が進まない現状として，予定外の退職や病欠・産休者などで人員が偏ってしまい，「休みを取らせてあげたいけれども思うようにいかない」ことが多くあります．

夏季休暇以外でまとまった休みを取れない部署ととれる部署があると，

表1 時間外勤務取得・承認の考え方

時間外勤務取得・承認の考え方
下記は，時間外勤務短縮を目的として，看護管理者がタイムマネジメントを行うための原則である

項 目	解釈と考え方
看護業務	・看護管理者(看護師長)または代行者は，勤務時間内に業務が終了できるよう，タイムマネジメントを行うことが前提である ・終業時刻(定刻)に，師長または代行者が，直接ケア・間接ケア・記録などの残業内容を確認し，その業務を遂行するのに必要な時間を本人と協議し，業務命令のもと時間外勤務を取得する
研修	・医療安全講習会・感染防止に関する講習会は時間外勤務が取得できる ・院内教育プログラムで，17:10以降のものは時間外勤務が取得できる ・総合研修センター主催の出前研修で，17:10以降のものは時間外勤務が取得できる 　　　　　　　＊上記について，看護管理者の判断で変則勤務制度の使用可能
病院の会議	・17:10以降の会議は時間外勤務が取得できる 　　　　　　　＊上記について，看護管理者の判断で変則勤務制度の使用可能
病棟会議	・時間外で病棟会議を行う場合，1回／月(原則1時間程度)日勤者の参加を業務命令とし，時間外勤務が取得できる ・休日の参加は任意とする
部署の勉強会	・時間外で勉強会を行う場合，1回／月(原則1時間程度)日勤者の参加を業務命令とし，時間外勤務が取得できる ・休日での参加は任意とする

＊院内看護研究：看護研究は自己研鑽となるため勤務扱いとはしない．ただし勤務時間内で行うことは可能

看護部・WLB支援委員会

スタッフの不公平感が生まれてきます．そこで「年次休暇を含む4日以上の休暇をリフレッシュ休暇」として取得できる内規を看護部内で定め，各部署の年間計画として組み入れ，看護職のモチベーションの向上と年次休暇取得の促進に取り組んでいきました．昨年は取得率40％と，約10％の年次休暇の増加がみられました．

看護部では「部署の垣根を越え支え合う」を目標にあげ，各部署の退職計画を透明化，他部署研修やサポートナース制度も取り入れながら互いに連携・協力し合う風土づくりを推進しています．急な休みや病欠などの看護人員の不足を補い合い，代休消化と年休取得の偏りを是正する方法の1つとして根づきはじめています．

4　WLBインデックス調査からみえたこと

「労働環境」について評価が低い項目として，
- 業務が終われば周囲に気兼ねなく帰ることができる
- 定時で終えることができる
- 有給休暇は必要に応じて取得できる
- 1週間程度の連続した休暇を必要に応じて取得できる

があげられます（図2）．

また，「経営・組織」の項目のなかで評価が低い項目として，「看護ケアに費やす時間を十分取ることができているか？」の項目があげられ，「あまりそう思わない・そう思わない」の回答が4割を占めていました．

対策として，WLBインデックス調査結果を師長研修会で共有し，「いま

業務満足度の向上	時間外労働の短縮	年休取得率向上
看護ケアに費やす時間を十分取ることができているか？ 師長からの承認 必要なときに的確なアドバイスや支援をする	業務が終われば周囲に気兼ねなく帰ることができているか？ 定時で終えることができるか？	有給休暇は必要に応じて取得できているか？ 1週間程度の連続した休暇を必要に応じて取得できているか？
対策 ・業務量調査を行い看護ケアに費やす時間を明確にする ・役割分担し，メディカルスタッフの協力を得る ・看護補助者の活用	**対策** ・終礼時に残務を引き継ぎ，申請時間を確認する ・気兼ねなく帰ることのできる職場風土をつくる ・患者数にあった人員の調整 ・「帰る看護師」のシステムの導入	**対策** ・部署の目標にして取得するよう努力する ・リフレッシュ休暇を計画的にとる ・繰り越し日数を減らすよう，半日年休を活用する

図2　「いまの勤務先に長く勤めたい」と思える職場にするには（師長研修のグループワークでの意見）

の勤務先に長く勤めたい」と思える職場にしていく工夫を全体として行っていくことが必要という意見が出されました．とくにリーダーとなる年代の満足度が職場風土を左右させていくことがわかり，この中堅層への意識働きかけが最も大切となってくることもわかっています．当院でのこれからの課題ともいえます．

クリティカルケア領域の特徴とWLB

1 クリティカルケア領域の看護の特徴

クリティカルケア領域の看護師は，24時間緊急度・重症度の高い患者の受け入れを担っています．クリティカルケアを必要とする患者は，呼吸・循環系を中心とした疾患や臓器障害を抱え，生命を維持するために人工呼吸器や補助循環装置の装着や各種輸液や薬剤の使用など，迅速な判断と状態に応じた適切な処置やモニタリングを行い，状態が安定化するまでは予断を許さない状況におかれます．

クリティカルケアに従事する看護師は，日夜を問わず最大限の能力が発揮できるように準備をしていなければなりません．

2 クリティカルケア領域の看護人員配置

こうしたの看護の特徴から，ICUの看護配置は患者2人に対して1人の基準が定められています．患者の状態と治療内容，予定手術の術式・戻り時間，緊急患者への対応を考慮すると2対1以上の人員配置が必要となる場合もあります．

当集中治療室の病床数は18床，全室個室環境であることからいったん室内に入るともう一方の患者に目が行き届かないというデメリットもあり，日勤・夜勤ともに9人以上の看護師を配置し，日勤帯では予定入室患者の受け入れ・処置・検査・一般病床への転床に備え増員している状態です．そのため一般病床（7対1）に比べ1人あたりの夜勤回数はおのずと増加しています．クリティカルケア領域の看護師は，夜間勤務を中心とした勤務を行わざるを得ません．

勤務表作成においては，看護師の能力・リーダー層の人員・緊急対応人員および看護師個人の働き方も考慮し，圧縮勤務後は，極力休日を確保し，夜間勤務の疲労回復を考慮した勤務表の作成を心がけ，看護管理で最も神経を使う業務でもあります．

しかし1か月先までの患者状況は予測困難であることから，最低必要人員を計画したうえで，日々の患者の状況から出勤以前に休みを与えることもスタッフに合意してもらい代休消化にあてています．夜勤が1回休みになると3連休になることもあり，これは比較的好評なこともあります．

3 仮眠時間の確保と考え方

22時以降に及ぶ勤務に関しては，実労働時間が8時間を超える場合には2時間以上の仮眠をとるのがよいとされています(図3)．

しかし当院における実情は，休憩時間は1勤務帯に1時間とされ，深夜帯の仮眠が1時間30分程度になっていることが多くみられます．労働基準法の解釈においても，「1時間以上の休憩の確保を守らなければならない」とされ，明確な仮眠時間は規定されていません．勤務帯の患者の安全確保を第1として，リーダーとメンバーで相談しながら調整し，可能なら2時間確保していきたいものです．

職員満足度からみえる当院のクリティカルケア領域の特徴

1 クリティカルケア領域の仕事のタイプ

図4は，エドガー・H・シャインのキャリア・アンカーの8種類の分類を参考に，当院の看護師が自分の仕事のタイプについて回答した結果を示しています．

クリティカルケア領域の看護師では，「専門性を追求したいタイプ」と回答している者が17％であり，一般病棟の9％と比較し有意な差がみられました($p<0.01$)．また「プライベートを第一」と回答している者が9％であり，一般病棟の18％と比較し有意な差がみられました($p<0.01$)．

この結果からいえることとして，クリティカルケア領域の看護師は特定の分野で能力を発揮し，自分の専門性や技術が高まることに幸せを感じるタイプが約2割を占め，プライベートを第一と考えている看護師の割合が少ない集団であるといえます．このことは，マネジメントを行ううえでは大

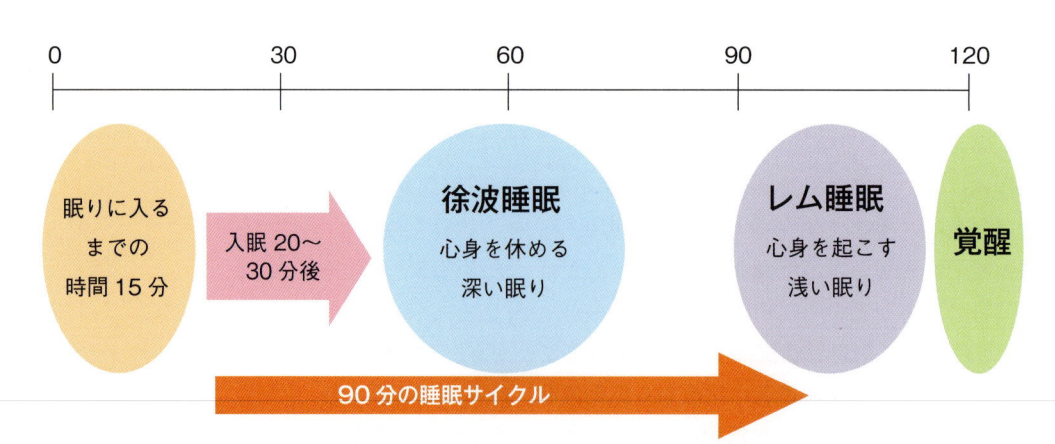

図3 夜勤中の仮眠で期待される効果的な「眠り」
日本看護協会：看護師の夜勤・交代制勤務に関するガイドライン．p 46, 2013および内山安男ほか編著：解剖生理学（新体系看護学全書）第2版，p396-397，メヂカルフレンド社，2013をもとに筆者作成

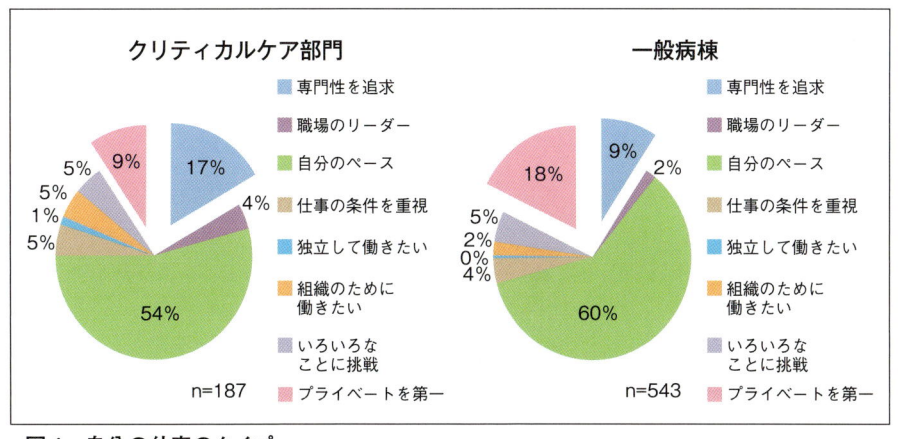

図4 自分の仕事のタイプ

当院看護師に対して行った職員満足度の調査(n=748, 2013)結果より

変好ましい結果であると考えています.逆に,時間外での勉強会などを短縮することは,決して満足につながっていかないことも示唆されます.

そのほかのタイプでは,一般病棟の傾向と有意な差はみられませんでした.いちばん多いタイプは,「自分のペースで納得しながら仕事をしていきたい」と回答している者で,半数を占め,社会的・経済的な安定を得ることを望んでいると考えられます.この結果は,スタッフがどのように仕事していきたいと考えているのかの1つの参考になると考えます.

② クリティカルケア領域の看護師の満足度が低い項目

クリティカルケア領域の看護師の満足度が低い項目は以下の5項目で,一般病棟の看護師に比べ有意に低い傾向がみられました(図5).

・自部署では上下関係にこだわらず話し合うことができる
・医師の指示について看護師として意見を述べることができる
・看護師のメンタルサポートが行われている
・医師と看護師の十分なチームワークがとれている
・医師の態度に気を遣うことなく業務を行うことができる

当院のクリティカルケア領域の看護師は,集中治療室・救命救急センター・ハイケアユニットなど,いずれも中央部門として全科の患者を受け入れている看護師となっています.常にベッドサイドで各種モニタリングを行い,フィジカルアセスメントによって得られた情報をタイムリーに提供しようとする姿勢に対して,医師から迅速に患者の状態にあった指示・対応がなされない場合にジレンマとして感じていると考えます.

夜勤明けの看護師は,昨晩あった医師との会話や指示,電話の対応のしかた等の不満と要望を吐き出すように話して帰ります.看護師のメンタルサポートについて満足度が低いのは,職場として内部・外部に相談できるしくみはあるものの,タイムリーなメンタルサポートを求めていることを表しているではないかと考えます.こうした点もクリティカルケア領域の

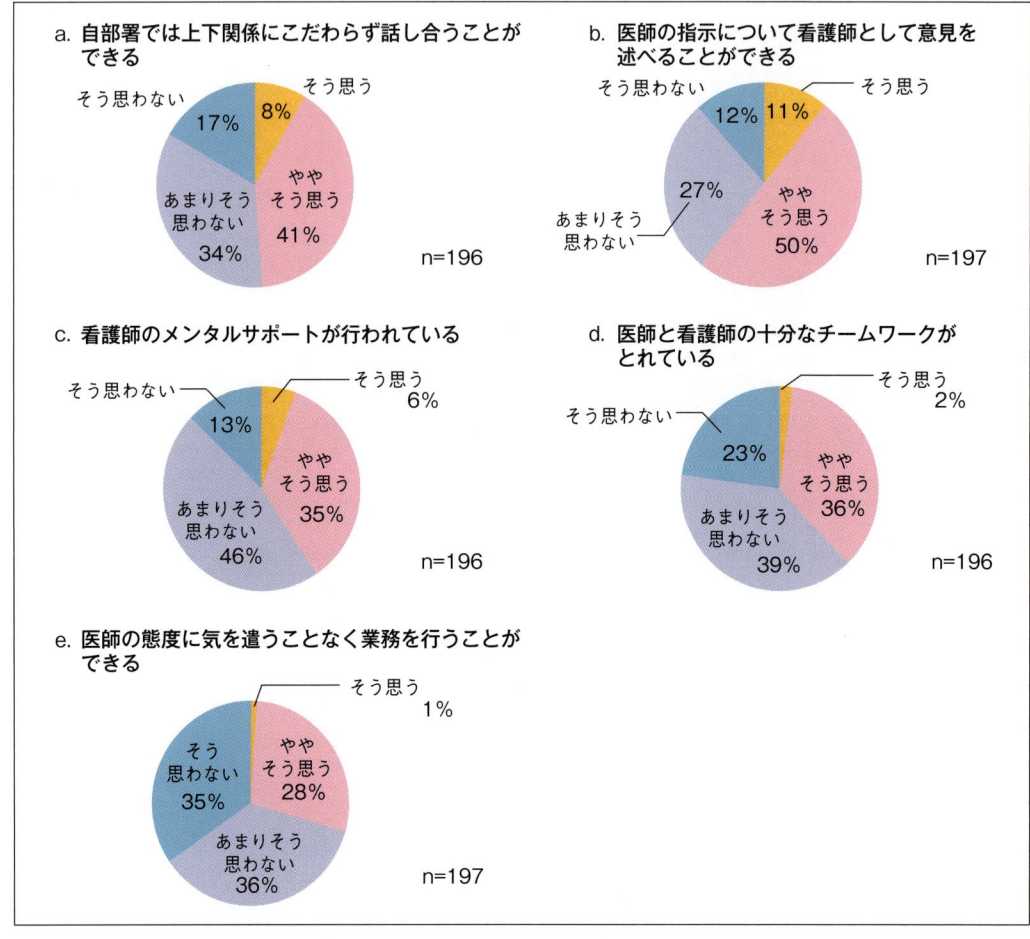

図5 クリティカルケア領域の看護師の満足度が低い項目の内訳

当院看護師に対して行った職員満足度の調査(n=748, 2013)結果より

マネジメントとして重要な役割といえます.

③ 当院のクリティカルケア領域の看護師のWLBに対する満足度

　クリティカル領域の看護師が,「現在の働き方に満足しているか」という質問に対し「そう思う・ややそう思う」という回答が47％であるのに対し,一般病棟の看護師は53％でした(**図6**).有意な差はみられませんが,クリティカルケア領域の看護師のほうが低い傾向を示しています.また「現在の生活に満足しているか」という質問では「そう思う・ややそう思う」が60％(**図7**)で,一般病棟の看護師の61％と差はみられていません.

　仕事と生活のバランスとそれぞれの満足度をさらに高めていけるよう支援していくことがマネジメントを行うものに要求されます.

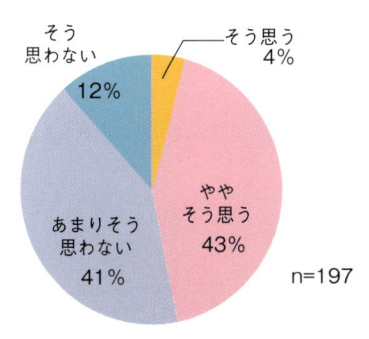

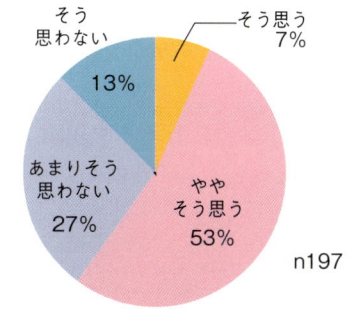

図6 「現在の働き方に満足をしているか」という質問への回答

図7 「現在の生活に満足しているか」という質問への回答

WLBの例

最後にWLBの例として，当院の4人の看護師の事例をあげます．

1 専門看護師のAさん

Aさんはクリティカルケア領域での通常勤務を行いながら，大学院での講義や研究事業に参加し，院内教育研修における講義，呼吸ケアチームの活動，倫理審査委員会など組織横断的に活動しています．余暇にはキャンプや山登り，スポーツなどを行っています．

Aさんに「その活力の源は？」と尋ねたところ，「よく学び，よく遊べですね．仕事と遊びのメリハリをつけて，いろいろなことへチャレンジをしていく．求められたことは断らないようにして，自分の限界を自分で決めないことです」との答えでした．これがイキイキ働いている秘訣のようです．

2 育児休暇をとった男性看護師のBさん

Bさんからは，面接のとき「3人目の子どもが生まれる際に，1か月間の育児休暇を取得したい」との要望がありました．上の2人の子どもの保育園の送り迎えをはじめとして家事全般を行い，すこしでも妻の負担を軽減したいということでした．1か月が経ち仕事に復帰したBさんは，とても晴れやかな表情で，以前と変わらず迎えられていました．

男性看護師が育児休職を取ることも，スタッフにとってはあたり前のことのようにみえました．「新生児の1か月間にかかわれたことで，その後の父性が違ってくるように思えます．同時に妻の大変さがすこしでもわかり，一緒に協力していかなければと思いました」と話してくれました．

3 育児短時間勤務制度を利用している経験18年目のCさん

Cさんは，小学4年生と保育園年長の2人の子どもを育てながら働いています．通勤に1時間30分を要し，7時30分に3人で家を出て，保育園に

いちばん乗り．保育園には上の子も一緒に同行し，その後，小学校近くで分かれて駅へ向かいます．育児短時間勤務制度により朝30分出勤時間をずらしていることから，こうした生活を続けていくことができます．

「子どもが1人で鍵をかけて小学校に行くのを嫌がっているので，朝の30分は貴重なのです．いずれは夜勤もやりたいと思うのですが，育児短時間勤務はやむをえない選択です」と語るCさん．みんなに頼られる働き者のママさんです．

❹ 育児短時間勤務制度を利用しながら夜勤を行っている経験10年目のDさん

Dさんは，朝30分おそく出勤する育児短時間勤務を行っています．小学1年生の子どもと一緒に家を出て出勤するには通常勤務では間に合わないといいます．そこで親の協力を得て，これにあわせて月3回程度の夜勤を行っています．

「親が働かないで家にいるのと働いているのとでは，どちらが子どもの成長にとっていいのかいまだに悩むことがあります．自分は通勤時間でリフレッシュできているので，これでいいかなぁと思っているのですが……」と穏やかに話すDさん．仕事では学生指導も担い，学生にとって憧れの先輩のようです．

引用・参考文献
1）日本看護協会：2009 SHOKUBA SUPPORT BOOK．日本看護協会，2009
2）日本看護協会：看護職のワーク・ライフ・バランス推進ガイドブック．日本看護協会，2010
3）日本看護協会：はたさぽ　ナースのはたらくサポートブック．第2版，日本看護協会，2013
4）日本看護協会：看護職の夜勤・交代制勤務に関するガイドライン．日本看護協会，2013
5）道又元裕：クリティカルケア看護の特性．クリティカルケア看護学，医学書院，2008
6）日本の人事部：キャリア・アンカー．
　http://jinjibu.jp/keyword/detl/458/　より2014年11月11日検索

第2章 クリティカルケア領域におけるマネジメントの実際

人のマネジメント

ストレスマネジメント

杉原 博子

　現代社会に働く労働者の受けるストレスは年々拡大する傾向にあり，仕事に関して強い不安やストレスを感じている労働者が6割を超える状況にあるといわれています．このようななかで，厚生労働省は「労働者の心の健康の保持推進のための指針」を提示し，組織で取り組むストレスマネジメントの必要性を示しています．

　ここでは労働者のなかでも，よりストレスフルであるといわれている看護師のストレスマネジメント，さらにクリティカル領域に従事する看護師へのストレスマネジメントについて考えます．

ストレスとは

　ストレスという概念が広く知られるようになったのは，1936年にハンス・セリエが提唱した生物学的ストレス学説が始まりであるといわれています．体外からのさまざまな外的刺激（ストレッサー）に対して，体内に生じたさまざまな生体内のゆがみ状態や防御反応の総和としてストレスを概念づけ，こうした一定の全身的な変化をストレス反応ととらえました[1]．ストレス反応自体は身体の正常な反応であり，なくてはならない反応ともいえるのですが，長期化したり過大であったりすることがときに心身に有害な事態を招くことになりうるのです．

　ストレスには，「ストレス要因（ストレッサー）」「ストレス反応」「ストレス耐性（元の状態に戻ろうとする反応）」の3つの要素で表されます．私たちの心身をボールとしてとらえると理解しやすいでしょう（図1）．

　「ストレス要因」とはストレスを生じさせる外界からの刺激のことで，とくに社会的要因（職場問題，家庭問題，経済的問題など）は，物理的・化学的・生物学的要因に比べ，心理的ストレス要因になりやすいといわれています．

　これらストレス要因の存在により，身体面，心理面，行動面にいろいろな反応が生じますが，この反応を「ストレス反応」といいます．このストレス反応の程度は生じたストレスのみではなく，たとえば仕事のストレスの

場合，仕事以外のさまざまな要因によって修飾されると考えられています（図2）．

同じストレスがすべて同一のストレス反応を示すかというと，そうではありません．ラザルスはストレスの認知は個人や環境によって異なり，その対処の違いにより反応も違ってくると心理的ストレス理論で唱えています[2]（図3）．

NIOSH
Nationnal Institute for Occupational Safty and Health
米国国立労働安全衛生研究所

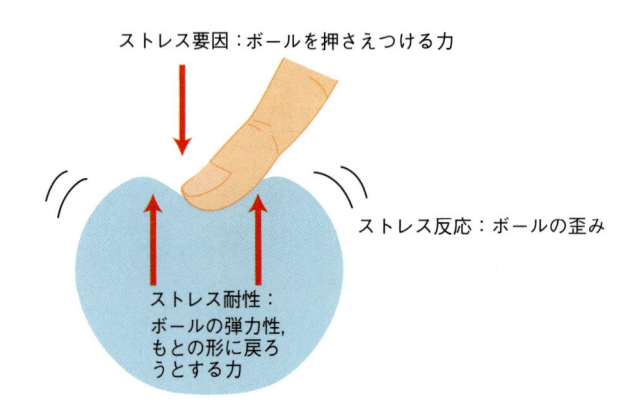

図1 ストレスとは

図2 NIOSHの職業性ストレスモデル
Hurrell JJ Jr et. al：Exposure to job stress. scand J work Environ Health 14(1)：27-28，1988

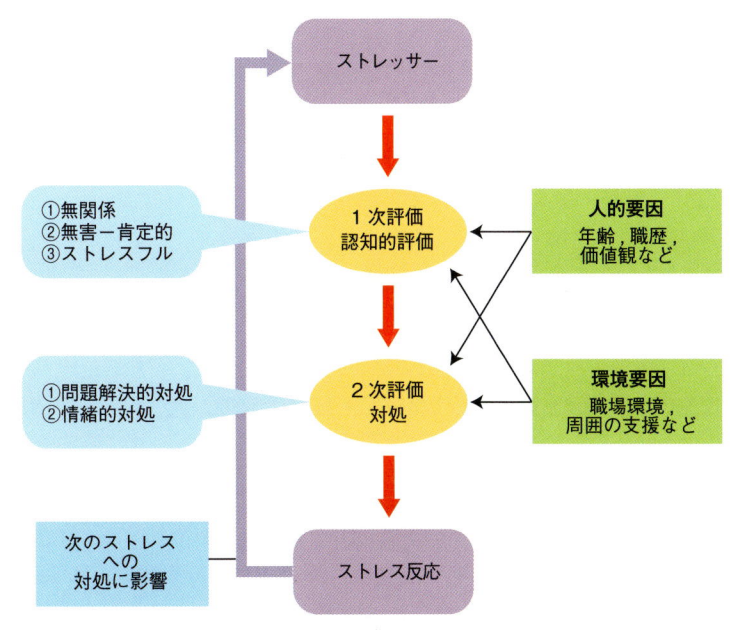

図3　ラザルスの心理的ストレスモデル
リチャード・S.ラザルスほか：ストレスの心理学（本明寛ほか訳）．実務教育出版，1991を参考に作成

1 感情労働のストレス

　看護師が仕事上抱えるストレッサーには，夜勤などの不規則な勤務，仕事量の多さ，時間外業務の多さ，コントロールしにくい業務，慢性的な人員不足，患者や家族との人間関係，スタッフとの人間関係，仕事と私生活とのアンバランス，成果の見えにくさ，正当な評価がされにくいなどさまざまなものがあります．また仕事以外でもさまざまなストレッサーがあります（図4）．

　労働には大きく分けて，①肉体労働，②頭脳労働，③感情労働があり，感情労働はほかの労働に比べて，労働者の感情に対する負担が大きく作用

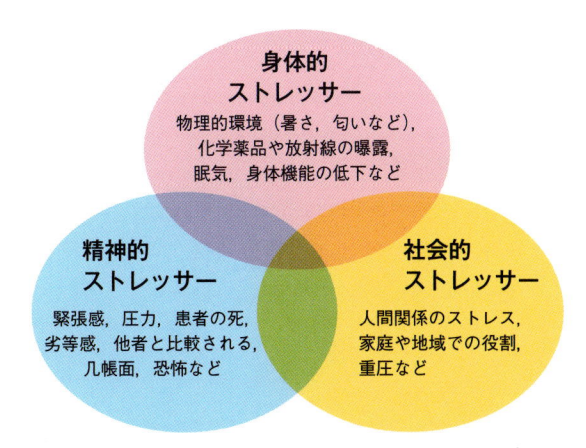

図4　ストレッサーの種類

し，労働が終了したあとも達成感や充足度などが得られず，ほぼ連日，精神的な負担や重圧，ストレスを負わなければならないという点に特徴があります．

看護師という職業は感情労働であるといわれており，感情労働に従事する者は，たとえ相手の一方的な誤解や失念，無知，無礼，怒りや気分，腹いせや悪意，嫌がらせによる理不尽かつ非常識・非礼な要求や主張であっても，自分の感情を押し殺し，決して表には出さず，常に礼儀正しく明朗快活に振る舞い，相手の言い分をじっくり聴き，的確な対応，処理，サービスを提供しなければなりません．そのため，感情を押し殺して礼儀正しく振る舞うという感情管理だけでなく，職場の人間関係においても感情管理をしなければならないのです．

2 クリティカルケア領域の看護師のストレッサー

さらにクリティカルケア領域の看護師は前述のストレッサーに加え，刻々と変化する状況下で，重症患者について細やかで適切なモニタリングと迅速な対応を行い，同時に，先端侵襲的治療を受ける患者とその家族が抱く不安や動揺に対する援助，時間的な猶予がないなかでの意思決定支援など，情緒面においても濃やかに対応を行わなければなりません．

仕事量が多いこと，常に注意や集中力を求められること，高度な知識を維持し技術を用いらなければならないこと，自分で業務の順番や自分のペースで業務を進めていくのが難しいこと，などの看護業務の特徴から，ストレッサーの操作は難しく，看護師のストレスマネジメントは困難な現状にあるといえます．このような感情労働者は適切な感情管理が行われないと，感情労働がストレッサーになり，バーンアウトなどの深刻な心理的・身体的影響が懸念されることになります[3]．

看護師のストレスは，看護師個人の問題にとどまらず，看護の質の低下や組織の機能低下までもが懸念されるため，メンタルヘルスの維持や増進に向けたストレスマネジメントが重要です．ストレスマネジメントは，心身に有害なストレス反応の軽減を目的として行われ，自分自身によるセルフケアと他者からのサポートによる両面で行われることが望ましいと考えます．

ストレスマネジメントの実際

ストレスマネジメントの実際を，厚生労働省が「労働者の心の健康の保持増進のための指針」のなかで定めた「心の健康づくり計画」で推進している4つのケアの視点(図5)で考えてみます．

1 セルフケア

ストレスマネジメントの基本は，自分自身が置かれている現状のなかで，

セルフケア（スタッフによる）	・ストレスへの気づき ・ストレスへの対処
ラインによるケア（管理者による）	・職場環境などの改善 ・個別指導、相談等
事業場内産業保健スタッフによるケア	・個別指導 ・ラインによるケアへの支援の，職場の実態把握
事業場外資源によるケア	・直接サービスの提供 ・支援サービスの提供

図5　メンタルヘルスにおける4つのケア

ストレッサーを理解し，それによるストレス反応を認識し対処行動がとれるようにすることです．看護師一人ひとりがストレス耐性，対処能力を向上させ，現状への適応力をつけること，いわゆる適切なセルフケアが行えれば理想的であるといえます．

しかしながら，近年，ストレス要因であるストレッサーに気がつかない看護師もみられます．これらは真面目で周囲を気遣い，献身的に働く看護師などによくみられる傾向であるともいわれています．ストレスを抱えることが，他者からの評価を下げることにつながると懸念しているからなのかもしれません．

また，一方で「ストレスで眠れない」などと口癖のように話し，「どうせ意見を言っても何も変わらない」「いつまで経っても忙しいだけだから」などと日常的にこぼす看護師もいます．周りの状況へのとらえ方が偏っていたり，被害者的思考が強く自らがストレスをつくり出しているといったように，ストレス要因への認知のゆがみが認められる場合も少なくありません．

看護管理者として適切なセルフケアを促すためには，スタッフがストレス要因に対するストレス反応や，心の健康の必要性とともに，自らのストレス要因や心身の健康状態について正しく理解できるよう導く必要があります．ストレスの度合いや心身の疲労状態を簡易的に客観視できるツール（「②ラインによるケア」参照）を用いて，スタッフ自身がセルフチェックを行う機会を提供したり，リラクセーションの時間や仕事とかけ離れた趣味をもつこと，相談することの有用性など，具体的なストレスへの対処方法を提示し，セルフケアの重要性について情報提供していくことが重要です．

2 ラインによるケア

クリティカルケア領域の現場において，そこに従事する看護師にさまざまなストレスがかかってくることは前述しました．ラインによるケアの主たる実施者は，所属の看護管理者となります．看護管理者は看護師の労働

状況を日常的に把握することに努め，職場環境等の把握と改善，メンタルヘルス不調者の早期発見，相談対応，職場復帰支援を行う必要があります（**表1**）．

メンタルヘルス不調者の早期発見に関しては，「遅刻，早退，欠勤が増える」「休みの連絡がない（無断欠勤がある）」「残業の効率が悪くなる，思考力・判断力が低下する」「業務の結果がなかなか出てこない」「報告の相談，職場での会話がなくなる（またはその逆）」「表情に活気がなく，動作にも元気がない（またはその逆）」「不自然な言動が目立つ」「ミスや事故が目立つ」「衣類が乱れていたり，不潔であったりする」などスタッフの様子が「いつもと違う」と感じる気づきが必要です[4]．そのような変化に気づくためには，日頃からスタッフ一人ひとりの業務内容，仕事のこなし方，同僚，上司とのコミュニケーションの取り方などの詳細を把握しておくことが看護管理者として必要です[5]．

「いつもと違う」と感じた場合，看護管理者から相手に声をかけるようにします．そのためにも，ふだんから相手にとって相談しやすい態度，関係づくりが重要です．

相談対応については，多くの場合が「個人面談」という形でかかわることになります．人間相手であるため，マニュアルどおりにはいかないことがほとんどです．しかし看護管理者としては，日々のやり取りと全体の流れのなかで「一場面一場面を大事にする」ことが大切であり，「相手には感情がある」ことを前提にしてかかわる必要があります．そのかかわりのなかでは，看護管理者自身が自分を律する（感情管理する）必要もあります．個人面談等の相談場面で活用したいコミュニケーション技術について，**表2**に示します．

表1 看護管理者が行うケア

項目	内容
職場環境等の把握と改善	労働時間・業務量の調査 インシデント・クレーム発生時の対応 作業環境・職場風土の調査など
メンタルヘルス不調者の早期発見	個人面談 職業性ストレス簡易調査票 労働者の疲労蓄積度自己診断チェックリスト 職業性ストレス尺度などによるセルフチェック
相談対応	個人面談 職場内外の相談窓口等専門家への依頼 必要時，医療機関への受診を促すなど
職場復帰支援	職場復帰プログラムの作成・援助 労働・業務時間等の調整など

最近の研究において，アントノフスキーが提唱した首尾一貫感覚(SOC)は，自分の生きる世界が一貫している，つまり筋道が通っていると感じる感覚で，「ストレス対処能力」「健康保持能力」に影響を与え，SOCの得点によって感情労働のストレス認知や感情労働に適応できるかどうかが左右される[7]と報告されています．SOCが高いほどバーンアウトを起こしにくい傾向にあることから，看護管理者がこうした指標を用いて早期にスタッフの傾向を把握し，対策をとることも，ストレスマネジメントにおいては有効です．

SOC
sence of coherence
首尾一貫感覚

3 事業場内産業保健スタッフ等によるケア

通常，事業場内産業保健スタッフというと産業医，衛生管理者，保健師，臨床心理士，産業カウンセラー等を意味し，労働安全衛生法で一定数以上の配置が義務づけられています．病院や施設によって，専任・兼任などの違いはあると思いますが，病院においては医療安全管理者(GRM)，教育担当者，感染対策担当者，認定・専門看護師などが，日々ラインを越えて活動しているため，これらのリソースを活用することも有用です．第三者的な立場であるほうが，部署間での利害関係に縛られず相談者の思いをと

GRM
general risk manager
医療安全管理者

表2 活用したいコミュニケーション技術

コミュニケーション技術	活用法
相手の用いている言葉を使う	相手が発する言葉の意味を率直に尋ねることで，相手を真に深く理解する技術 ⇒話したことをメモにとる
開いた質問と閉じた質問	開いた質問：相手が自分自身の言葉で可能なかぎり表現する機会（十分な時間）を与えることが大切 閉じた質問：相手を追い詰めないようにする必要があるが，コミュニケーションにリズムをつくることが可能
標準化と正当化	標準化：相手がとった行動や感情が一定の状況で一般的な反応であることを示唆し，言い出しにくい事柄を引き出す技術 正当化：相手が体験した感情や態度に敬意を払い正当であると伝え，相手を孤立させない技術
リフレクション	表情や仕草に表れた相手の抱いている感情や考えを明確化し，まだ語られていない感情などに相手の注意を向かせ，それを引き出す技術
要約(傾聴)	相手の話した事柄の要点を短く，かつ相手の言葉を用いて整理し直すこと（傾聴）⇒聞くときにメモをとる
コーピング・クエスチョン	相手が気づいていない対処行動（コーピング）やリソースを見つけ出すこと

らえやすいことがあるからです.

　当院では「ラベンダールーム」という, 看護部教育担当者と新人看護師支援ナースで運営される, 職員の相談スペースがあります. とくに新人看護師のメンタルヘルスケアなどで効果を発揮しているようですが, 相談者のプライバシーを尊重しつつ, ラインである部署看護管理者へ適切にフィードバックしていくことに注意が必要です. 看護管理者は, 管理者だけで抱えるのではなく, このような外部環境を積極的に活用していくことも必要であると考えます.

4 事業場外資源によるケア

　事業場外資源については専門的知識をもつ各医療機関, 産業保健推進センターや地域産業保健センターなどがあります. 看護師などの医療従事者はその仕事の特殊性上, なかなか専門機関への受診をしたがらないこともありますが, 看護管理者としては, 相談者のプライバシーを守りながら, 相談者自らが受診できるような働きかけと情報提供を行っていく必要があります.

引用・参考文献
1) 山勢博彰ほか:ストレスマネジメント. 看護のためのクリティカルケア場面の問題解決ガイド, (江川幸二ほか編), p93-97, 三輪書店, 2013
2) 前掲1), p93-97
3) 岩谷美貴子ほか:クリティカルケア領域の看護師のメンタルヘルスに関する研究. 日本看護研究学会雑誌 31(4):87-93, 2008
4) 久保田聰美:組織で取り組むストレスマネジメント. 実践ストレスマネジメント, p14, 医学書院, 2010
5) 前掲4), p9-31
6) 前掲3), p91
7) アーロン・アントノフスキー:健康の謎を解く−ストレス対処と健康保持のメカニズム(山崎喜比古ほか監訳), p19-39, 有信堂, 2001
8) 大塚泰正ほか:職場のメンタルヘルスに関する最近の動向とストレス対処に注目した職場ストレス対策の実際. 日本労働研究雑誌 558:41-53, 2007
9) 吉田えりほか:看護師のSense of Coherenceとストレス反応との関連. 日本看護研究学会雑誌 36(5):25-33, 2013
10) 白戸和加:特集　看護職員を支えるメンタルヘルス―対策と対応　看護現場で求められるメンタルヘルス. 師長主任業務実践 355:5-8, 2012
11) 厚生労働省:労働者の心の健康の保持増進のための指針について. 報道発表資料, 2009
　http://www.mhlw.go.jp/houdou/2006/03/h0331-1.htmlより 2014年11月1日検索

第2章 クリティカルケア領域におけるマネジメントの実際

人のマネジメント

リーダーシップ

押川 麻美

クリティカルケア領域でのリーダーシップスタイルとは

　クリティカルケア看護を提供する集中治療室の多くが，2：1あるいは1：1の看護体制をとっています．

　このような特殊な場の看護体制のなかでは，一人ひとりの看護師が看護チームのメンバーであると同時にリーダーでもあり，経験年数等にかかわらず，その場，その状況においてリーダーシップを発揮しなければなりません．

　この場合のリーダーシップとは，患者ケアすべてにおいて責任と自信をもち，患者の状態や病態を的確に判断し，看護ケアの優先度を決定，患者の安全を最も確保できる方法で看護ケアを選択・実践するということです．

　クリティカルケア領域におけるリーダーシップには，「責任感」「自信」「深い知識」「判断力」「行動力」「根拠ある実践」が必要とされます．重症患者を対象とするクリティカルケア領域は，医療レベルも高く，看護ケアの密度も濃い非常にストレスフルな職場環境であるといえます．

　このような特殊な職場環境において変わらないモチベーションを維持し，看護師をして看護師たらしめるものは何でしょうか．あくまでも私的な見解ですが，それは「誇り」だと思います．日々の実践を通し，「誇り」を実感できる瞬間をどのように創造し，多くのスタッフに体験させられるかを考えることが，私のリーダーシップスタイルだといえます．

スタッフのリーダーシップを育成することへの取り組み

　リーダーシップは生まれもった資質だけでなく，学習や経験を積み，行動することで培われていくものでもあります．

1 学習を支援する

「学習する」ということは，ただ単に本を読み，研修やセミナーに参加することだけで達成できるものではありません．看護管理者は，学習者が自分自身の課題や問題，興味を認識し，自ら解決策を模索する問題志向型学習を支援します．

看護実践において，なぜそう考えたのか，なぜそう判断したのか，思考過程を言語化させ，一緒に行動を振り返り，問題に気づかせるようなかかわりが必要です．スタッフが自ら進んで課題や問題を解決したいという思いを抱き，そこからさらに興味・関心へと発展させていくことができれば，学習効果を上げるだけでなく，強い動機づけともなり得ます．

また，学んだ知識を実践のなかにどのように取り入れていくのかも教えます．重症患者の複雑な病態を理解し，読み解き，判断すること，できることの楽しさや誇りを実感することで看護実践に対する自信が生まれ，やがてはリーダーシップの育成・発揮につながるものと信じています．

2 権限を委譲する

リーダーシップを育むためには，看護師個々の性格や特徴，得意な分野や不得意な分野を見極め，得意とする分野での能力を引き出したり，不得意な分野を克服するための機会を与えることが必要です．やりがいのある，あるいはすこし難しい仕事を任せ（この場合の仕事内容は，できるかぎりスタッフの提案や希望に応じたものであることが望ましいといえます），それに関する権限を委譲します．

スタッフは仕事を全面的に任されることで，企画・計画力，プレゼンテーション力，実行力，評価力を鍛え，自立した行動を習得していきます．この場合，管理者のやり方や考えを押し付けないことが重要で，あくまでもスタッフの考えや行動を支援するスタンスを貫きます．スタッフは，信頼され，権限を委譲されているという責任感と充実感でより一層の成果を上げようと力を発揮するかもしれません．

さらに，ときには失敗を経験しながら，自分自身の能力の限界や自己の責任の範囲，あるいは権限の範囲を自覚し，自律性を学んでいくことでしょう．

このように権限を委譲することで，安心して仕事をのびのびと遂行できる環境を整え，支援することがリーダー育成のためには重要だと考えます．

ビジョンを示す

1 なぜビジョンを示すことが重要なのか

　クリティカルケアを実践する場の多くは集中治療室であり，一般的に集中治療室には一般病棟よりも比較的多くの看護人員が配置されます．筆者の勤務する施設も例外ではありません．

　多岐にわたる学歴や教育背景をもち，経験年数もさまざまな大勢の看護師を率い，看護の質の向上を目指してチーム力を高めていくためには，スタッフがある程度同じ方向を目指す必要があります．

　クリティカルケア領域の患者は重症度が高く，自らの意思を明確に看護師に伝えることができません．したがって，看護ケアを実践するうえでのさまざまな判断は，看護師の手にゆだねられているといっても過言ではありません．

　そのため，この判断基準もある程度，同じ考え方のもとで形成される必要があります．ビジョンは，看護を実践するうえで看護チームが向かうべき方向性を示すばかりでなく，重症患者ケアを実践する多くの場面において，常に物事を決断するうえでの重要な判断基準にもなりうるのです．

　「その日」「その時」「その瞬間」があるとすれば，クリティカルケア領域では，「その瞬間」の判断を迫られることが少なくありません．そのときは，常にビジョンに立ち返り，ビジョンに基づいて判断・選択するようにしています．看護管理者は一貫したビジョンを示し，スタッフの共感と納得を得，看護実践に変化をもたらすなど，自ら掲げたビジョンを実践現場に根付かせていくことが重要といえます．

2 どのようなビジョンが望ましいか

　各病棟におけるビジョンは，病院や看護部の理念に沿ったものであるのが望ましいことはいうまでもありません．ビジョンは抽象的なものではなく，クリティカルケア領域の特性をとらえた具体的なものであること，現状が抱える問題に即し，メンバーが共感しうるものであることが望ましいといえます．

　ビジョンを掲げるには，まずは現状を分析し，問題を明確化します．患者の生命を脅かすリスクの高いインシデント，誤嚥による肺炎の実際の発生率，感染症発生率等々のデータを活用し，現状を分析します．データによる現状の可視化は明確な根拠となり，スタッフの危機感を高めます．

　このようなトップダウンの提案に対しては抵抗勢力もあるかもしれませんが，管理者に「こうなってほしい」「このような看護を提供してほしい」という願望があることも事実です．

　本来は，看護スタッフが自ら考え，提案するというボトムアップのシス

テムが望ましい形ですが，スタッフの数が多いだけに，「なんとなくまとまりがない」「皆がどこを向いているのかがわからない」「組織が成熟していない」などといった場合には，トップダウンの提案が効果的です．

その場合，看護管理者が何を大切にしているのか，「絶対に理解してもらいたい」という強い意思を言葉で伝えていくことが必要です．

3 ビジョンを日々の看護実践に浸透させるとは

しかし，ビジョンをただ高らかに叫ぶだけでは十分ではありません．ビジョンが日々の看護実践のなかに浸透し，看護師が自分たちの実践をビジョンと結びつけて考え，実感できてこそ，現場はいきいきとしたものとなります．

では，ビジョンを日々の看護実践に浸透させるとはどういうことでしょうか．先に述べたように，クリティカルケア領域の患者の特性は，自らの意思を明確に看護師に伝えることができず，自らの意思をもって行動できないことです．したがって，看護ケアを実践するうえでのさまざまな判断は，看護師の手にゆだねられています．

長きにわたってクリティカルケア領域に身を置く筆者は，「看護師の行うケアによって，患者の状態を悪化させることがないように」と日々願い，「患者が安全である」ということが何よりも優先されなければならないと考えています．とすれば，筆者の掲げるビジョンは「患者の安全を保障する看護実践」でしょうか．

この「患者の安全を保障する」というビジョンは，感染予防対策，褥瘡対策，転倒・転落予防対策，インシデント予防対策，誤嚥防止対策など，看護実践や業務を含むすべての活動に通じ，リンクさせることができます．

ビジョンは日々の看護実践のなかでこそ意識され，浸透していなければなりません．たとえば，体位変換後に患者の循環動態が大きく変動してしまった場合，患者は安全な看護ケアを提供されたとはいえません．患者の呼吸状態をアセスメントすることなく，時間ごとのルーチン行為として気管吸引を実施した場合もまた然りです．手術後に患者の初回の飲水を介助する場合，適切な嚥下評価や吸引準備等の環境が整えられていない場合はどうでしょうか．

ビジョンが浸透しているかどうかは，このようなさまざまな看護実践場面に見てとることができます．日々あたり前のように行われている看護実践が患者にとって安全であるか否か，看護師一人ひとりに問いかけ，ビジョンを実現するための実践はどうあるべきかを伝えていくことが重要だと思います．

できることなら日々の実践において，「今日は△△に注意することでビジョンを実現しよう」「今日はこのような行動が大変よかった」という評価をスタッフへフィードバックできればよいと考えます．

「知のリーダーシップ」を発揮する

　筆者は常々，「知のリーダーシップ」を発揮できる組織づくりを目指し，そうありたいと考えています．

　クリティカルケア領域での教育を考えた場合，看護管理者のいちばんの願いは，やはり「重症患者を根拠に基づき，安全にケアできる優秀な人材に育ってほしい」ということでしょう．しかし，新人の配属や異動もあり，なかなか現実は厳しい状況です．

　しかし，その一方で，クリティカルケア領域の現場には多くのエキスパートナースが存在し，「知のリーダーシップ」を発揮する場面が溢れてもいます．この「知のリーダーシップ」をうまく活用できるかできないか，看護実践の質の向上は看護管理者の気づきに大きく左右されます．

　以下，実際の場面を通して考えていきます．

1 ベテラン看護師の「暗黙知」

　あるベテラン看護師は，その日担当する患者の呼吸状態を見て，「人工呼吸器を装着することになるかもしれないと感じた」と言います．そこへ2年目の看護師が患者の清拭を実施するためにやってきました．ベテラン看護師は，「いま，清拭するのは止めておこう．実施するときは私から声をかけるから」と言いました．

　この「いまは止めておこう」というベテラン看護師の判断には，そう判断しただけの根拠があるのです．ベテラン看護師は，患者の呼吸パターン，喘鳴の聴取，心不全の増悪を示す胸部X線写真，尿量，血液検査データなど，客観的データをきちんと確認しており，合わせて自分自身の経験知によって判断しています．

　そして，翌日，人工呼吸管理が行われている患者を見て，「ああ，やっぱり」と思ったそうです．しかし，この「やっぱり」という暗黙知を後輩に伝授することはしませんでした．

　この「いまは止めておこう」「やっぱり」という暗黙知を積極的に言語化し，共有化をはかることが「知のリーダーシップ」を発揮するということの1つの重要な要素だと思います．

2 「知」を言葉で新人看護師に伝える

　ある3年目看護師が，患者の血中カリウムの値が低下していることに気づきました．3年目看護師は新人看護師に，患者に心電図モニタを装着するように指示しました．

　筆者はこの場面を目にしていましたので，「なぜそのような判断をしたのか」を3年目看護師にたずねたところ，「カリウムが低下しているので，もしかしたら不整脈が出るかもしれない．心電図モニタによる観察が必要だと

思い，指示しました」ということでした．

患者から理由を問われた場合，新人がその理由を説明することができないのが困るということもありますが，その「知」はきちんと言葉にして新人に伝えなければなりません．

3 知の伝授によるビジョンの実現

看護管理者は，このようなスタッフ個々の気づきや判断を大切にし，必要な場面で適切に暗黙値を引き出し，共有していくことを促さなければなりません．知で溢れている日常の場面をいかにそれと意識させるか，看護師個人のもつ知をスタッフ全員で共有し，組織（部署・病棟）の財産としてどのように蓄積していくか，看護管理者は考える必要があります．

もちろん，多くの実践場面は，間違った「知」を伝授することで混迷するリスクもはらんでいるため，さまざまな場面を皆で検討する場が必要です．さらに，専門看護師や認定看護師等のリソースを活用することでリスクは徐々に回避され，知は整理されていくのではないかと考えます．

知が整理され，共有されることは，「患者の安全を保証する」というビジョンの実現にもつながっていくことになるのです．

引用・参考文献
1）井部俊子ほか：実践家のリーダーシップ—現場を変える，看護が変わる．ライフサポート社，2009
2）ジョン・P・コッター：リーダーシップ論—人と組織を動かす能力．第2版（黒田由貴子ほか訳），ダイヤモンド社，2012
3）諏訪茂樹：看護にいかすリーダーシップ—ティーチングとコーチング，場面対応の体験学習．第2版，医学書院，2011．
4）パトリシア ベナーほか：ベナー 看護ケアの臨床知—行動しつつ考えること．第2版（井上智子監訳），医学書院，2012

第2章 クリティカルケア領域におけるマネジメントの実際

人のマネジメント

チームマネジメント

剣持 功

リーダーに求められるものは「結果を出す力」

1 リーダーの能力となすべきこと

　クリティカルケア領域におけるチームマネジメントは，看護管理そのものといっても過言ではありません．クリティカルケア領域にかぎらずチームマネジメントをする管理者は，自分自身をマネジメントすることから始めなければなりません．看護管理者はリーダーそのものなのです．「私はマネジメントするリーダーとしての資質を備えているのか」と自問自答してみてください．リーダーとして自律しなければならないことを肝に銘じるべきです．

　リーダーには戦略や計画だけではなく，それを実行し結果を出すことが求められます．そのためには，明確な目標設定，他部署との連携や組織変革のために必要なリーダーシップ，困難に直面しても怯まない高い志が必要です．

　変革的リーダーは協働，相談，合意による人間関係技法に基づきスタッフに動機づけを行います．目的や価値観を明確にすることで人の心に働きかけ，個々の洞察を促します．そして行動を変容させることにより，人や組織を変革します．管理者は，自分の組織がマグネットホスピタルとなるようにチームづくりを心がけるべきです．

　リーダーの能力として，①専門的能力，②コミュニケーション能力，③概念化能力，の3つの能力が必要だということはよく知られています．

　看護の質は，看護管理者によって高められます．看護の質を左右する看護管理者について，「看護管理者は管理能力があれば専門的知識はいらない」と言う人もいますが，それは大きな誤りです．看護管理者が，専門的知識を知らずして目標設定やリスクマネジメントができるとは到底考えられません．

看護管理者(看護師長)は，どのようにして看護師長になったのでしょうか．考えてみましょう．

　変革的リーダーの存在，考えるスタッフの存在，そして組織風土は，チームマネジメントを成功させるために欠かせないものです．

　管理者は，何を管理するのかをはっきりと見据えなければなりません．管理者が管理することは，①管理者自分自身の管理，②目標管理，③スタッフ管理，そして④環境管理です．

　本項では，チームマネジメントを成功させるために管理者が何を行わなければならないかについて考えていきます．

2 マネジメントとリーダーシップ

　マネジメントとリーダーシップは似て非なるものです．

　マネジメントとは，複雑で現実的な出来事を秩序立てて成果に結びつけることといえます．そのターゲットは，"複雑性"に対するものです．管理者が行うマネジメントは，この混沌とした現象，雑然とした事柄を整理し，秩序立て，成果に結びつけることです．

　それに対して，リーダーシップとは，激しい変化のなかで向かうべき方向を定め，スタッフをそちらに導き，成果につなげていくことです．そのターゲットは"変化"に対するものです．

　リーダーは組織に属するメンバーやそれ以外の人に対して，皆が同じようにとらえられる目標を示さなければならないという役割があります．進むべき方向とどのようになるのか，「予測」と「大きさ」をもったベクトルを指し示すのです．それによって，皆が夢を描けるようにしなければならないと考えます．

　また，リーダーは使命，目的，目標，そして組織のアイディンティティをそれぞれの仕事に意味づけて発言します．変革的リーダーシップをとるリーダーは，現在よりもより高い組織の目的使命，ビジョンに向けてスタッフの関心を変容させる育成，知的な刺激，鼓舞によって組織から求められている成果を果たすことが必要となります．

　看護管理者の大きな役割は組織の強みを生かし，チャレンジし続ける組織づくりをすることです．組織は理念に沿った行動をとり，絶えず発展を目指す存在です．発展を生み出すためには，その組織において活力が必要となります．そのため，看護管理者のものの見方・考え方がチームマネジメントに大きく影響します．看護管理者にはプロフェッションとしての高い意識と自己規制を求められます．

　チームマネジメントを成功させるためには，変革的リーダー(看護管理者)の存在が不可欠になります．では，看護管理者は具体的に何をしなければならないのでしょうか．

3 目標の設定

チームマネジメントを成功させるために欠かせないのが，明確な目標設定です．管理者の役割の１つとして，組織目標を決めることがあります．目標設定において大切になるのが，組織の理念を基礎とした管理者のビジョンです．

ビジョンは，管理者が環境の変化をふまえて，自分の信念にもとづいて，今後組織が「どうありたいか」を描いたものです．すなわちビジョンは誰かから与えられるものでなく，自らつくるものです．そのためには，管理者がメンバーとともに中長期的（３〜５年）に実現したいと思っている現実的で魅力的な将来像を描くことがポイントになります．

ここで，筆者が2000年から管理者として何を考えどのように目標設定をしたか述べていきます．

ビジョンに基づいた目標設定

1 「日本一の救命救急センター」というビジョン

目標設定を考えるときは，高い志と皆の心に響くビジョンを掲げることが大切です．私は自分の働く大学病院に，どこにも負けない「日本一の救命救急センター」をつくりたいと考えていました．「看護」において日本一になりたいと考えていました．

そのためには「看護とは何か」を考え，成果を上げる強力な組織づくりが大切になります．私は「看護とは何か」「一般の人に看護とは何かを説明できるか」を常に考え，これを共通の命題としました．とくに急性期における「看護の成果」とは何か，を考えていました．この成果の主語は常に患者です．そして，ビジョンとして「看護で日本一の救命救急センターになろう」を掲げました．

管理者になり，まずは看護師が日常の仕事として行っている清拭や体位交換，口腔ケア，吸引などは，患者にどのような成果をもたらすために行っているのか，どのような目的で行われているのかをあらためて考えてみました．そうした日常の仕事の意味を考えることで，仕事としての成果を看護の成果（質）としてわかりやすい言葉にできないかと考えたのです．

2 目標に組織の理念を盛り込む

もう１つ目標設定において考えなければならないのが，組織の理念をどのように目標に織り込み，具現化するかです．これを行う際に注意したことは，救命救急センターの看護の質を追求することと看護へのこだわりです．看護部の理念は「愛の看護」です．この理念を救命救急センターの目標に落とし込まなければなりません．

看護部では，愛を「他者に安全と満足を提供すること」と定義しました．この安全と満足を，救命救急センターの特徴と日頃行っている行為から目標に落とし込むのです．

　筆者は救命救急センターの患者の特徴から安全に着目し，また，看護スタッフが看護業務として行っている看護行為を分析し，**表1**に示すように看護の質（絶対価値）として10項目の指標を立てました．看護師の資質の項目は安全と満足を提供するために，看護師の資質としてもっていてほしい項目です．

　この10項目のうちの多くは，いまではあたり前のように診療報酬を得られる項目に組み込まれていますが，2000年当時は診療報酬が加算されるものはほとんどありませんでした．またこの項目一つひとつは，スタッフの個人目標（個人の価値）にすることもできます．看護師は一人ひとり，強みをもってほしいと考えています．いい換えると看護へのこだわりをもってほしいということです．この10の項目は個人がこだわりとして，強みとしてもてる項目です．たとえば，「呼吸に関することなら誰にも負けない」というようなこだわりです．

3 看護への4つのこだわり

　私が救命救急センターにおいて看護へのこだわりとして目標に示したのは，「患者中心の看護」と「売れる看護」です．患者中心の看護は口で言うのは簡単です．絵に描いた餅にならないように，実行可能なすこし努力すればできるかもしれない目標にすることを心がけました．

表1　看護における質の追求（絶対価値）

看護師の資質
1. 事故を起こさない（針刺しなど）
2. 同じインシデントを起こさない
3. スタッフ全員がトリアージができるようにする
4. NSTの知識を統一する
5. 電話トリアージができるようにする

患者のアウトカムとして
1. 水平感染を起こさない
2. 褥創をつくらない
3. 廃用症候群をつくらない
4. VAPをつくらない
5. PTDを最小限にする

救命救急センターにおける患者中心の看護の目標としては，さらに4つの項目を示しました．それは，「その患者にとって一番よい療養環境を提供しよう」ということです．これは病床コントロールを意識したものです．在院日数の短縮や救命救急センターの病床の確保は，病院側を主体とした考えで行われるものです．それを，患者を主体に考えられないかと思いました．それが2つ目の「その行為，誰が主体かを考えよう」です．

　その結果が，3つ目の「呼吸器をつけて救命救急センターから一般病棟へ出さない」ということになります．現在では多くの病院で，呼吸管理が必要な患者は集中治療室で管理するようになっていますが，その先駆けになったと考えています．

　そして，4つ目の「2.5人称の看護」です．これは，筆者がどうしても実現したいものとしてあげました．救命救急センターに入院する患者は3人称です．その3人称を，自分の大切な人（2人称）により近づける2.5人称として看護したいと考えているからです．

表2　目標達成のためのスローガン

2001年度	あなたは○○のために何ができますか？ 一人ひとりが経営者の視点でものを考え行動しよう
2002年度	あなたの看護の売りは何ですか？ 究極の看護サービス＝「売れる看護」を目指して活動しよう
2003年度	売れる看護を目指して攻めの看護をしよう
2004年度	関係性のなかからの創造
2005年度	サバイブ（環境のなかで自分を生かす）
2006年度	その行為，誰が主体か考えよう
2007年度	プライド
2008年度	Evolution
2009年度	Beingの肯定，Doingの評価
2010年度	Maintain
2011年度	夢に向かって
2012年度	Beingの肯定，Doingの評価
2013年度	挑戦

こだわりの2つ目は，「売れる看護(個人の価値)」です．これは組織目標と個人目標の一致を考えてのこだわりです．売れる看護とは，個人が看護師としてこだわりをもった看護です．自分の強みを見出し，「自分の看護の売りを見つける」ことで新しい価値を発見します．そのためには自分の大切にしている価値を他人に伝えて理解してもらわなければなりません．それが「看護を語る」ことです．

　自分の看護のこだわり，強み，価値を語ること(ナラティブ)で，他人にこだわりが伝わるのです．「患者の創傷のことで困ったらAさんに聞きましょう」ということになればしめたものです．それぞれにもつ看護における価値が互いに見えないことが悪影響を及ぼすのです．見える看護とは，他人の価値が見えて，自分の価値と違っていても絶対価値と一致していることがわかるものです．たとえ自分の価値と違った価値でも，絶対価値と一致していれば認められます．

　組織が目標を達成するためには，目標を成文化して，皆にわかるように示さなければなりません．目標達成のために組織が進む方向を皆で確かめ合うしくみが必要となります．筆者は毎年構成基準として，皆にわかるように示しました．しかし，成文化しただけでは目標を達成することにはなりません．私は毎年目標達成のために，スローガンを立ててきました(**表2**)．これは看護師の自立(自律)への願いを込めて，目標達成のために立てたものです．また，毎日，朝の5分間そのときそのときの出来事と目標を関連づけて話をし続けています．

人材育成はパラダイムシフトから

1 人が定着しない「負のスパイラル」

　救命救急センターには，毎年多くの新人看護師が希望で入職してきます．救命救急センターの看護師には，さまざまな疾患をもった重症患者を看ることや，多くの医療機器の管理が必要となるなど，幅広い専門的知識や高度な技術を習得することが求められ，これは新人看護師も同様です．そのため2002年まで当センターでは，就職3か月後の7月を「新人の独り立ち」と決め，強い思いで取り組みプリセプター制度によるマンツーマンの詰め込み教育を徹底的に行いました．

　しかし，この結果，1年間に半数以上の新人看護師が退職するという事態が毎年繰り返されることになりました．新人看護師にとっては仕事を覚える以前に，救命センターという職場環境に慣れること，新たな人間関係を構築することなどに多くのストレスがかかっているのです．

　一方，教育にあたる先輩看護師は，一所懸命教えているのに1年経つと半数以上の新人看護師が辞めてしまうのでは，毎年新人教育を繰り返し，本来すべき看護の質の追求ができずモチベーションも下がってしまいま

す．先輩看護師自身もバーンアウトして辞めていきました．

　こうした状況が何年も続き，2002年に新人・先輩看護師も含め人が定着しない，この「負のスパイラルからの脱却」をしなければならないと考えたのです．

　この現象の始末に負えないところは，悪者がいないことです．プリセプターをはじめとする先輩は，「新人に少しでも早く一人前になってほしい」と思い一所懸命に教えます．毎日たくさんのことを教えますが，次の日までに新人は2つほどしか覚えていません．先輩は教えたのですから「言ったよね」と確認することになります．新人は先輩の熱意に何とか答えようと必死でついていきますが，なかなか思うように成長できません．先輩と新人の間に少しずつ溝が生まれ，どちらにとってもストレスとなります．その結果，新人も先輩も辞めたいというになります．ストレッサーが何かを分析して対策を立てなければなりません．

2　辞めない組織へのパラダイムシフト

　新人の成長は個人によって違います．個人によってペースは違いますが，おおむね1年ぐらいが律速段階と考えられます．この段階を乗り切るためには，目標とする先輩を見つけることが一番です．そのためにパラダイムシフトが必要となります．教えない教育（共育）です．パラダイムの転換として，①教育から共育へ，②看護の質の追求，③知識から看護観へ，という考え方を取り入れていきました．

　"組織は人なり"ですから，目標を達成するためには仕事に誇りをもって働く人材を育てなければなりません．人材を組織の財産であると考え，「人財」育成を行うことが大切です．

　そのためには，点から線への人財育成を考えなければなりません．多くの時間を新人教育に注ぎ，2年目以降の教育は個人に任せることが多くなってはいけません．個人がどのように成長したいのか，組織としてどのような人財を育てたいのか，この2つの命題を一致させることが大切です．

　新人のときからどのようになりたいかをイメージできるように，また組織としては，どのようになれるかを示さなければなりません．個人がキャリアパスをイメージできるようなキャリアパスモデルを示すことが必要だと考えます．

キャリアパスモデルの作成

　そこで，救命救急センターにおいて研鑽を積めば，少なくともキャリアパスにあるような看護師を目指せるというキャリアパスモデルを提示しました（図1）．

　キャリアパスモデルを示すとともに，看護師育成の目標と考え方を共有することが大切だと考えます．人財育成における概念の枠組みを，「性善説」「一般ストレス理論の活用」「SL理論の活用」と「ともに育つ（共育）」「倫理的感受性」におきました．

高度救命救急センター「達人への道のり（研修計画）」

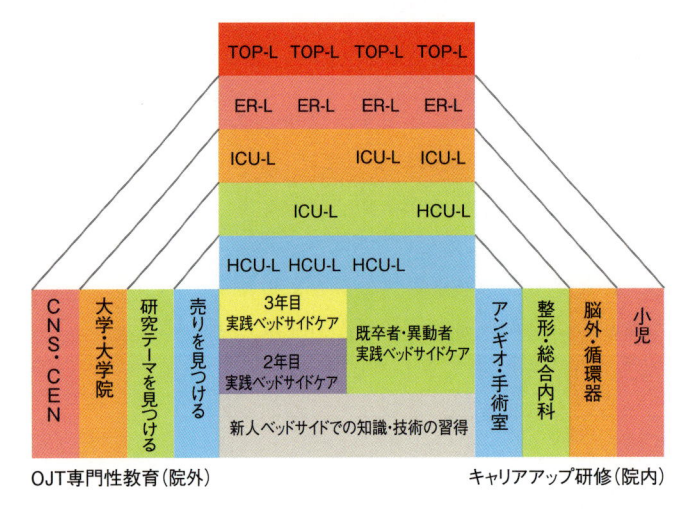

図1　当院救命救急センターのキャリアパスモデル

　まずは性善説に立つことです．前述のように，新人は希望をもって入職してきます．希望を絶望に変えない環境づくりが，管理者の大切な仕事になります．人財育成のポイントとして大切なのは，組織目標と個人目標の一致です．それにはスタッフ一人ひとりがキャリアパスを描くことです．そして，組織がどのような人材を求めているか最終目標を示し，個人が救命救急センターにおいてどのようなキャリアを積んでいけるかを示すことです．それが点から線への人財育成につながります．

　点から線への育成と概念の枠組みを組み合わせて，「カルガモの親子作戦」（表3）による新人育成，SL理論によるリーダーナースの育成，プロフェッションナースの育成を示しました．また新人看護師，リーダーナース，プロフェッションナースの育成の目標を定めました（表4）．

環境づくり

　看護師として働き続けるには，ワーク・ライフ・バランスを皆が重視した環境づくりが大切です．それは，プロフェッションとして働き続けられる環境づくりです．看護師は交代勤務をします．夜勤が好きな看護師もいますが，30歳を過ぎたころから肉体的にも精神的にも夜勤がつらくなってきます．とくに教育・研究機関としての使命をもつ大学病院で働く看護師は，責任の重さからストレスが強く精神的，肉体的疲労が蓄積していきます．そのころから自分の将来について考えはじめ，このまま働き続けられるだろうかと考えるようになります．

　現在の看護界においては，長く働き続けられるモデルが少ないと考えま

表3 「カルガモの親子作戦」の6つの要素

1. 愛：愛とは関係性の強さです
2. 価値を認め合う
3. 看護を語る
4. Job Shadow
5. やって見せて，一緒にやって，やらせて見守る
6. 売れる看護

表4 育成の目標

1．新人看護師の目標	①看護観の育成，②倫理観の育成，③M(mission)，V(value)，P(passion)の育成
2．リーダーナースの目標	①看護観の確立，②倫理観の確立，③M.V.P.の確立，④コミュニケーション能力の育成，⑤概念化能力の育成
3．プロフェッショナルの目標	①認定看護師，②専門看護師，③フライトナース，④ジェネラリスト，⑤管理者

す．唯一働き続けられるモデルが，看護管理者です．しかし，看護管理者となるのは，1,000名の看護師のうち約30名くらいです．皆が目指すモデルにはなっていません．また，目指そうと考えても，どうしたら看護管理者になれるのかといった明確なものがありません．これは看護界全体としての課題かもしれませんが，看護者一人ひとりがプロフェッションとしていきいきと働ける環境を示さなければなりません．

チームマネジメントは看護管理そのものです．変革的なリーダーの存在のもとで看護の成果を明確に示し達成すること，スタッフ一人ひとりが考え成長し，目標を達成する環境をつくってこそよい看護管理といえるでしょう．それが達成できれば，看護師以外の人にも「看護」を理解してもらえると信じています．

引用・参考文献
1）井部俊子ほか監：看護管理学学習テキスト2第2巻「看護組織論」2015年版．第2版，日本看護協会出版会，2015
2）篠田道子：多職種連携を高めるチームマネジメントの知識とスキル．医学書院，2011
3）野田稔：組織論再入門―戦略実現に向けた人と組織のデザイン．ダイヤモンド社，2005
4）松下博宣：看護経営学―看護部門改造計画のすすめ．第3版，日本看護協会出版会，2000
5）松下博宣：続・看護経営学―「超」実践編．日本看護協会出版会，1997
6）伊藤守：コーチングマネージメント―人と組織のハイパフォーマンスをつくる．ディスカバー・トゥエンティワン，2002
7）A.ブルースほか：組織を救うモティベイター・マネジメント―個人の「潜在力」を組織の「顕在力」に変えるリーダーの条件．(木内裕也訳)，2002
8）関島康雄：チームビルディングの技術―みんなを本気にさせるマネジメントの基本18．日本経団連出版，2008
9）ポール・ハーシィほか：入門から応用へ行動科学の展開―人的資源の活用．新版(山本成二ほか訳)，生産性出版，2000．

第2章 クリティカルケア領域におけるマネジメントの実際

人のマネジメント

多職種連携

茂呂 悦子

多職種連携とチーム医療

1 チーム医療とは

　厚生労働省では，安心で安全な質の高い医療の提供および医療の高度化・複雑化に伴う業務負担の軽減を図る対策の1つとして「チーム医療」を促進しています[1),2)]．チーム医療とは，「多種多様な医療スタッフが，各々の高い専門性を前提とし，目的と情報を共有し，業務を分担するとともに互いに連携・補完し合い，患者の状況に的確に対応した医療を提供すること」と定義されます[2)]．有効なチーム医療を提供する機能的なチームの特徴を表1に示します．多職種連携とチーム医療は，しばしば同意語のように用いられますが，多職種連携はチーム医療を提供する重要な方法といえます．

2 クリティカルケア領域でのチーム医療とは

　クリティカルケア領域では，医師・看護師を中心に救急救命士，歯科医師，歯科衛生士，薬剤師，臨床工学技士，管理栄養士（あるいは栄養サポートチーム），理学療法士，作業療法士，言語聴覚士，社会福祉士，放射線技

表1　機能的なチームの特徴

1. チームメンバーの活動を調整し，高いレベルの実践を引き出すリーダーシップが存在する
2. チームとしての集合的な成功のために，チームメンバー間は互いの実践に関心を寄せモニタし，目的，役割，責任を相互理解する
3. ほかのチームメンバーのニーズを予測し，状況に応じて役割や責任をシフトさせ活動を支援する
4. チームメンバーの能力や労働環境を踏まえ，役割や責任，担当する内容の折り合いをつけ適応させる
5. チームメンバー間で尊重と配慮ある関係を構築し，個々の目標達成よりもチームの目標達成を優先させる

Leasure EL et al：There is no "I" in teamwork in the patient—centered medical home：Defining teamwork competencies for academic practice. Academic Med88(5)：585-592，2013をもとに筆者が翻訳して引用

師，臨床検査技師などの職種と連携しチーム医療を展開しています．しかし，個々の事例への介入におけるチームメンバーの構成は患者・家族のニーズによって変化します．つまり，何を提供するかによって必要となる構成メンバーは決定されます．

本来，医師・看護師がクリティカルケア領域の患者・家族の特性を理解したうえで治療やケアを実践しているように，チームを構成する多職種メンバーはクリティカルな状態にある患者・家族の特性を理解したうえで専門性を発揮できることが望ましいといえます．

個々の専門性については表2[3)]に示します．しかし，医師・看護師以外の職種がクリティカルケア領域に専従している施設はほとんどないと推定されます．それゆえ，チームメンバーが患者・家族の特性を理解したり，各々の専門的な立場からの意見・知識・技術を引き出したりするリーダーシップの存在は重要です．そしてリーダーシップは，患者・家族，ほかのチームメンバーと接する機会の多い看護師に求められる役割ではないかと考えます．

さらに，チーム医療では，患者・家族もメンバーとして含まれるため，機能的なチームを目指すことは，患者・家族と医療者の相互理解や信頼関係の構築を促進し患者中心の医療提供につながると考えます．

チーム医療の効果

1 チーム医療の目的

チーム医療の目的は，医療の質の向上です．医療の質には，①医療行為の質（行為の内容，適合性，技術的質，学問的質），②主観的な質（患者満足度や医療従事者の満足度），および③安全性の担保・安心感としての質などが含まれます[4)]．チーム医療によって期待される効果を表3に示します．

医療安全や感染対策，栄養管理，呼吸ケア，緩和ケア，地域連携など有効性がすでに診療報酬へ反映されているチーム医療もあります．これらは，主として組織横断的に活動し，現場で直接介入している医師・看護師らと連携して質の高い医療を提供する役割を担っています．

2 クリティカルケア領域におけるチーム医療の効果と課題

クリティカルケア領域においても，こうしたチームと連携し医療を提供しています．また，日常あまりチーム医療として認識されていないかもしれませんが，放射線技師や臨床検査技師との連携は迅速な診断・治療に必要不可欠であり，施設を利用する患者・家族全体を対象としたチーム医療といえます．

ほかに，クリティカルケア領域では，診療報酬には反映されていませんが，医師，看護師，薬剤師，臨床工学技士，理学療法士らの多職種連携による鎮痛・鎮静プロトコルや早期離床，人工呼吸器関連肺炎予防ケアバン

表2　クリティカルケア領域における主なチームメンバーとその専門性

救急救命士	○救急や災害現場に迅速に出向して救急救命士処置を施し，救急自動車やドクターカー・ドクターヘリで医療機関へ搬送する ○搬送中も医師の具体的な指示のもと，心肺機能停止状態の傷病者に器具を使った気道確保，静脈路確保のための輸液などの救急救命処置を行う ○病院到着後は，患者の概要を医師・看護師へ的確に伝達し引き継ぐ
社会福祉士	経済的な問題や家族関係・職場復帰に関する相談，療養あるいは療養支援に関する悩み相談などに対応し，社会資源を活用して解決できるよう支援する
管理栄養士	患者の疾患や病態に合わせた食形態や必要な栄養素が充足する詳細な食事内容の立案・提案を行う
理学療法士	○基本動作能力（座位，立位，歩行など）の回復・維持，障害の悪化予防を目的に運動療法や物理療法（温熱，電気等）などを用いて，自立した日常生活が送れるよう支援する ○患者の医学的・社会的視点から身体能力や生活環境等を十分に評価し，個々の目標に向けて適切なプログラムを作成し支援する
言語聴覚士	脳卒中や交通外傷などの傷病によって言語的コミュニケーションの機能が損なわれた患者，摂食・嚥下の問題が生じた患者を対象に，問題の本質や発現メカニズムに基づく対処法を見出すため，検査・さまざまの機能評価を実施して個々の患者に適切なプログラムを作成し支援する
作業療法士	身体または精神に障害のある患者を対象に応用的動作能力や社会的適応能力の回復を図るため，手芸，工芸などの作業を用いて支援する．たとえば「移動や食事・排泄・入浴等の日常生活活動に関するADL訓練」，「家事・外出等のIADL訓練」など
歯科衛生士	口腔衛生状態の改善や口腔機能の維持・向上を目指した口腔ケアを実施・提案・指導する
薬剤師	○薬の調剤および処分された薬に関する副作用や併用している薬との相互作用，患者の体質やアレルギー歴などを吟味し，薬の有効性・安全性を確保した適正な使用となるように医師や看護師へ提案・変更案の検討を依頼・調整する ○最新情報の収集と整理・広告を行う
臨床工学士師	医師の指示のもとに，生命維持管理装置（人工呼吸器，血液浄化装置，体外補助循環，ペースメーカーなど）の操作および保守点検を行う

チーム医療推進協議会ホームページ：http://www.team-med.jp/を参考に筆者作成

ドルの実施が，人工呼吸期間・入院期間の短縮，身体機能の回復，人工呼吸器関連肺炎やせん妄発症率の低下をもたらすといった有効性が示されています[5)-8)]．これらもチーム医療に含まれ，さらに，医師・看護師・臨床心

表3 チーム医療により期待される効果

1. 疾病の早期発見および回復の促進，重症化の防止
2. 早期退院および社会復帰の促進
3. 療養におけるQOLの向上
4. 医療の効率化と最適化
5. 患者中心の医療提供
6. 医療費の削減
7. 患者・家族と医療者の信頼関係構築および双方の満足度の向上

水本清久：チーム医療とは．インタープロフェッショナル・ヘルスケア　実践　チーム医療論—実際と教育プログラム，（水本清久ほか編著），p2-7，医歯薬出版株式会社，2011をもとに筆者作成

理士・社会福祉士・地域連携チームなどが協働して患者の予後への不安や家族関係のストレス，経済的問題から精神的危機に陥っている家族に対する問題解決のために支援するなど，個々の患者・家族のニーズを満たすためにチームを結成し医療提供を行う場合もあります．

しかし，チームを結成するには人員の確保が必要であり，施設によっては必要な職種が雇用されていなかったり，職種の雇用はあっても人員が不足して手が回らなかったりする状況もあると想定されます．また，チームメンバー以外のスタッフに，活動への理解や協力が得られなかったりする場合もあります．一方，前述の診療報酬に反映されているチーム医療では，施設の利益にもつながるため組織的に取り組まれ，人員の確保や活動への協力も得やすくなります．

チームを結成するには十分な専門職種や職員の数を必要とし，組織的な取り組みが望まれます．しかし，増員はどの施設においても容易なことではありません．したがって，個々の患者・家族への対応などで必要な職種が雇用されていなかったり，人手不足であったりする際には，活用できる職種と協働し不足している職種の役割も担う努力が必要といえます．

多職種連携の困難と対策

1 チーム医療における4つの指向性

臨床では患者・家族にかかわるすべての専門職種が，最善の医療を提供するため各々の専門性を発揮しながらも多職種と協働して業務を行うよう努めています．しかし，多職種での議論において衝突や葛藤を生じ，合意形成や相互補完的な連携が困難となる場合もあります．

この困難への対策を検討するには、チーム医療の4つの志向性について理解しておくと役に立つのではないかと考えます。

チームメンバーの「チーム医療」に対する認識および実践に際しての考え方を「チーム医療における志向性」といい、表4に示す4つの志向性で構成されています[9]。この4つの志向性は互いに対立しており、バランスよく調整できない場合は、チーム内での衝突や葛藤の一因となりえます[10]。

2 4つの指向性の対立

たとえば「専門性志向」が強いと、専門性を発揮しようとするあまり、患者・家族の意向が治療方針に反映されず、医療者主導の医療提供となってしまったり（「専門性志向」と「患者志向」の対立）、専門性の異なるチームメンバー間で意見の対立が生じ合意形成が困難になったりします（「専門性志向」と「協働志向」の対立）。

逆に、たとえば気管挿管し、人工呼吸管理下で治療をすれば回復する見込みのある患者が気管挿管を拒んでいる場合などに、「患者志向」が強すぎると患者の意向を尊重しようとするあまり専門的な観点が軽視されてしまい、科学的根拠にもとづく患者・家族の利益を損なってしまう恐れもあります。また、「協働志向」は多職種連携に必要不可欠ですが、「協働志向」が強いと協力して業務を行うことを優先しすぎてしまい、他職種へ役割や業務を過度に移譲してしまう可能性があります。

3 クリティカルケア領域での4つの指向性

クリティカルケア領域では、鎮痛・鎮静や疾病に起因する意識障害によって患者は意思決定が困難な場合もあります。家族は、緊張と不安を抱え複雑な病態や治療を理解し、不確かな見通しのなかで代理意思決定しなくて

表4 チーム医療における4つの志向性

専門性志向	「チーム医療」とは個々のチームメンバーは専門性を備えており、それを発揮すること
患者志向	「チーム医療」とは患者の意思を尊重し、患者中心の医療提供を目指すこと
職種構成志向	「チーム医療」とは患者・家族のニーズに応える医療提供のために複数の職種がかかわること
協働志向	「チーム医療」とは複数の職種がそれぞれ独自に介入を行う分業ではなく、対等な立場で共通の目的・目標に向かって専門性を活かしながら協働すること

細田満和子：「チーム医療」の6つの困難.「チーム医療」とは何か──医療とケアに生かす社会学からのアプローチ, p 62-93, 日本看護協会出版会, 2012をもとに筆者作成

はならず，医療者の意向に影響されやすい状態にあると想定されます．かぎられた時間のなかで家族の真の意向を把握し医療に反映するには，「専門性志向」と「患者志向」のバランスを統制することが重要です．

また，早期離床においてはリハビリを理学療法士に任せてしまうのではなく，看護の専門性を発揮し，患者の意欲を高めるための心理的支援，表情・呼吸・循環のモニタリングとルート・チューブ類の管理を行い，理学療法士の介入が安全に実施されるよう協力する必要があります．ここでは「専門性志向」と「協働志向」のバランスの統合が重要です．

チーム医療では，患者・家族へ最善の医療を提供するという共通の目的に向かって，各々の専門的観点から率直に意見を述べ議論を尽くす必要があります．そして，意見の対立や葛藤が生じた際には志向性のバランスを調整し，患者・家族にとって最善の医療を提案するために相手の話に耳を傾け，自分の価値観で判断せずに受け入れ吟味するなどのコミュニケーション能力が必要です[11]。

望ましいチーム内のコミュニケーションを表5に示します．多職種連携を推進するには，4つの志向性のバランスを適切に調整することが重要であり，コミュニケーションスキルはすべてのチームメンバーに求められるといえます．

表5　チームメンバーに求められるコミュニケーションスキル

メンバー同士の理解を深める	メンバー同士が互いの職種，専門性，立場，労働環境などについて理解を深め，相手の気持ちや心理状態に配慮する
メンバーの気持ちや考えを傾聴する	・メンバー同士が互いに相手の立場に立って話を聞き，話の内容を自分の価値観や立場で評価せず，共感する態度を基本とする ・非言語的コミュニケーションによって表出される相手の気持ちや感情にも配慮し，プライバシーを遵守する
メンバーの意思を確認し尊重する	・相手が考えや思いを表出できるよう話しやすい雰囲気づくりを心がけ，適切な質問を投げかけ表出を促すようかかわる ・表出された内容を要約しフィードバックしながら共通認識をもったうえで，問題解決のための対策を検討する
自分の専門的立場からの判断や知識をアサーティブに伝える	・相手にとって必要な情報をわかりやすく説明し，適宜理解の程度を確認しながら共通認識をもてるようにする ・伝えたい内容は誠実に率直に表現し，相手の尊厳を脅かすことなく自己主張する（相手の意見や考え，専門性を尊重自身の意見や考えを伝える）
問題を解決するうえで最善の選択は何かを検討する	・自己主張しすぎることなく，互いに意見を尊重しあいながら患者・家族にとっての最善は何かを考える ・一度出した結論は絶対的なものではなく，状況の変化に応じて再検討することも確認する

細田満和子：「チーム医療」4つの要素．「チーム医療」とは何か—医療とケアに生かす社会学からのアプローチ，p32-60，日本看護協会出版会，2012をもとに筆者作成

クリティカルケア領域における多職種連携と看護の役割

　チーム医療のなかで，看護は患者・家族と過ごす時間が最も多く，ニーズを早期に把握できる立場にあります．さらに，患者・家族への医療提供を通して複数の職種とかかわる機会をもっています．チーム医療のなかでの看護の特徴を表6に示します．看護師は，患者・家族の問題を解決するにはどのような職種の介入が必要なのかを判断し，医師と協力してチームを構成したり，メンバー間を調整したりする役割を担っています[11]．

　クリティカルケア領域では，変化しやすい患者の状態や治療方針を医師と共有し，患者の一日のスケジュールや行うべきケア・処置を決定・実施します．逆に，患者の状態の変化を医師へすみやかに報告し治療へ反映させます．また，患者・家族が医療費や職場への対応など社会的問題を抱えている場合は，社会福祉士へ介入を依頼し，情報を提供したり面談の日程を調整し同席したりします．ほかに，理学療法士や管理栄養士などが必要と判断すれば医師へ指示を依頼しチームの構成を調整しています．

　さらに，体外循環補助装置や血液浄化装置，人工呼吸器などの医療機器は臨床工学士が定期的に作動状況の確認や作動不全を回避するための調整を行いますが，臨床工学技士からの提案や実施した調整内容の報告事項を医師へ伝えて治療へ反映するパイプ役も担います．

　つまり，看護師は日常的に医師と協働してチームの基盤をつくり，患者・家族のニーズにあった必要な職種にタイムリーに働きかけ，各々の専門職が互いに肯定的な影響を及ぼしながら効果的なチーム医療を提供できるようにファシリテートしています．したがって，「チームメンバーの活動を調整し，高いレベルの実践を引き出すリーダーシップ」は看護師が担うのが適当ではないかと考えます．

表6　チーム医療メンバーとして看護の特徴

1. 患者の療養生活に直接介入する
2. 患者と接する時間が多い
3. 患者の情報を早期に得る機会が多い（多くの情報を得やすい）
4. 患者とほかのチームメンバーのパイプ役となる
　（ほかのチームメンバーの介入を調整・支援する）
5. 家族とかかわる機会が多い

細田満和子：「チーム医療」の6つの困難．「チーム医療」とは何か―医療とケアに生かす社会学からのアプローチ，p62-93，日本看護協会出版会，2012をもとに筆者作成

クリティカルケアにおける多職種連携の実際

1 クリティカルケア領域での多職種連携へのニーズ

クリティカルケアにおける患者の多くは，人工呼吸器や補助循環装置，血液浄化装置などの高度な医療機器の装着，複数の薬剤投与，早期離床や褥瘡対策などの合併症予防が必要です．しかし，状態が変化しやすく，医療機器の作動不全や計画外抜去のような有害事象のリスクもあるため，医療提供には専門性の高い技術と知識が求められます．

また，家族は医療費控除に関する手続きや家族内の役割変化，日常生活の再構築など患者の入院・療養による影響への対応が必要となります．具体的な問題状況や深刻さは個々の患者・家族によって異なりますが，たとえば，意識・認知・身体機能などの障害が長期化，あるいは回復の見込みがなくもとの生活に戻れない場合には，早期から退院・転院のための地域や他施設との調整が必要となります．

したがって，クリティカルケア領域における患者・家族の特徴を踏まえると，専門性の高い多職種連携による医療サービスへのニーズは高いと考えられます．

ここでは，事例を提示し多職種連携の実際について紹介します．

2 事例紹介

概要

A氏，40代，男性．腹膜炎，敗血症ショック，妻・長男との3人暮らし．妻は10年前に職場のトラブルでうつ状態となり専業主婦をしている，月に1回精神科へ通院し処方を受けている．長男は高校3年で大学受験が控えている．ほかに子どもはいない．妻と患者の親族は疎遠であり，妻の両親と妹家族は遠方に住んでいる．

入院直後は患者の両親・兄姉も面会にきていたが，状態が安定してからは妻と息子だけになっている．医師からの説明は妻が1人で聞き，「先生にお任せします」と質問せずに一方的に聞いているだけの印象である．自分の両親とは電話で話しているが，「うまく説明できないから，あんまり詳しいことは話していません．息子も受験があるし，まだ，高校生なのであまり心配かけたくないと思っています」と話していた．

経過

A氏は腹膜炎および敗血症ショックで来院し，緊急手術後ICUへ入室となった．呼吸・循環は術後3日目頃から安定したが，誤嚥性肺炎を併発し抜管の見通しは立っていなかった．さらに，持続血液ろ過も必要であった．術後5日目の日中，鎮静を中断すると過活動型せん妄がみられ，妻の面会時には何か話そうとするが伝わらず，興奮し抑制を外そうとする行動や怒

りの表情も見られた．妻は困惑した表情で涙しながら「もう無理です」と繰り返し，ベッドに近づけなくなってしまった．

妻は翌日も来院したが，体調不良や不眠を表出し，看護師から患者の状態を聞くと面会せず帰宅した．

チーム医療の展開

看護チームは，患者・家族の状態をアセスメントし問題の抽出と介入の方向性を検討した．そして，どのような職種の介入が必要なのかを選定した．なかでも医師はもっとも密に連携しているチームメンバーであり，他職種の介入には医師の指示を必要とする．そのため，医師と抽出した問題および介入の方向性を共有し合意形成した．各職種とも依頼した当日あるいは翌日から介入開始となり，チームは形成されていった．

チーム全体での合意形成が望まれたが，チームメンバー全員参加でのカンファレンは日時の調整がつかず開催できなかった．それゆえ，看護師がリーダーシップを発揮し，チームメンバー間の情報及び目標の共有・相互理解を促し患者・家族への最善の医療提供となるよう調整した．

具体的には適宜ベッドサイドカンファレンスを実施したり，介入時に役割を担ったりしながら，各々の職種の目的・目標・介入計画を多職種連携による介入計画として統合し看護計画に反映させた．評価は各々の職種の介入成果をチームの成果として統合し，チームメンバー間で共有できるようフィードバックした．

③ 事例におけるチーム医療の実際

Step1：問題の抽出・介入の方向性の検討

過活動型せん妄に対する鎮静が，患者の肺炎の治癒促進および人工呼吸器からの早期離脱を阻害し，結果的にせん妄の遷延を引き起こすという悪循環に陥っています．したがって，理学療法士による段階的な離床と看護師によるリラクセーションを増やして，鎮静薬の必要の量減少を目指しました．また，鎮静薬の種類や投与のタイミング，投与量について医師・薬剤師・看護師とで検討しました．さらに，自発呼吸トライアルを取り入れ人工呼吸器からの離脱を図ることを検討しました．

妻については，家族員からの支援はほとんどなく妻に役割が集中し，負担が大きくなっています．妻は患者の発症時から緊張状態が続き疲労が蓄積しているうえに，患者のせん妄状態を目のあたりにして衝撃を受け，緊張と混乱は増加している状態にあります．したがって，社会福祉士による経済面や医療控除に関する手続き支援や看護師，臨床心理士による心理面ケア，精神科医師の診療の必要性の判断が必要です．

まずは看護師が面談し，臨床心理士との面談を提案し，精神科医の診療の必要性は臨床心理士に一任しました．

Step2：チームメンバーと情報・目標を共有し介入における役割を確認する

理学療法士の初回介入時に，医師・看護師の3職種でベッドサイドカンファ

レンスを行い，リハビリの目標は段階的に歩行まで可，せん妄状態の回復を目指して興奮させないようかかわっていきました．また，肺炎もあるため排痰援助も取り入れることになりました．持続血液濾過中でしたが，臨床工学技士の人手は確保もできない状態であったため，循環の変動や興奮状態となった際の対応も含めてリハビリ時には看護師が一緒に行いました．

薬剤師と医師・看護師もベッドサイドカンファレンスを行い，鎮痛薬の増量，興奮時は再開ではなくボーラス投与で対応し非薬理学的介入を強化することになりました．

妻への介入は，社会福祉士と看護師でカンファレンスを行い社会資源の活用とそれに関する手続きの進捗状況の確認，妻の心理状態のアセスメントおよび介入の方向性を話し合い，臨床心理士の介入について合意形成しました．また，適宜記録を通して情報を共有していく方針となりました．

臨床心理士と看護師もカンファレンスを妻へ提案し，同意が得られてから介入することになりました．看護師はそれぞれの専門職が患者・家族の全体像を把握し，ほかの専門職の介入についても理解できるようかかわりました．

Step3：実施

患者への介入は，介入依頼の手続きが済んだ職種から随時開始し，チームが構成されました．離床計画は，理学療法士と看護師が行い，患者の反応からストレッチはリラクセーションに有効と推定されたため，理学療法士からアドバイスを受け体位変換時に取り入れられる腰や肩のストレッチを看護計画へ追加．また，リハビリ前の鎮痛剤投与や創部の保護も実施しました．さらに，栄養サポートチームへの介入依頼について理学療法士から提案があり，医師と相談して栄養サポートチームの介入が開始となりました．

妻の面会時には患者との面会を無理に促さず，臨床心理士との面談を提案しました．妻は面談を受け入れたため，臨床心理士へ引き継ぎその後は妻の関わり方について助言を受け，看護計画に反映しました．さらに，必要性が認められたため，精神科医の診療と内服薬の調整を妻へ提案しました．

臨床心理士の初回面接のあと，社会福祉士と看護師とでカンファレンスを行い，追加情報からもほかの家族員の協力を得るのは難しいが，社会資源は活用できていることを確認．患者の状態が回復に向かうことで妻の精神状態も安定を取り戻しうると推定されましたが，妻が自身の健康管理が実施できるように，患者の療養に伴って生じたさまざまな課題を妻が1人で抱え込まないようにそれぞれの職種が連携してかかわっていくことになりました．

Step4：評価

患者は鎮痛薬を増量したことで，処置時以外は不穏とならずに過ごせるようになりました．また，持続血液濾過も離脱でき，リハビリも有害事象を生じることなく進められ，術後11日目に抜管し車椅子へ乗車できるよう

になりました.術後14日目にはせん妄からも脱し,一般病棟へ退室しました.

妻は臨床心理士との面談後に精神科受診し,内服もできるようになりました.2日後からは患者と面会できるようになり,患者の回復している様子を見たこともあり徐々に精神状態も安定し穏やかな表情がみられるようになりました.睡眠や食事も摂取できるようになり,体調不良の表出も聞かれなくなりました.

おわりに

介入を実施すると,新たな情報を得ることになります.それゆえ,適宜現状を評価し介入を検討する必要があります.さらに,医師・看護師が中心に介入を決定するのではなく,ほかのチームメンバーからの提案を受け入れる柔軟性も功を奏し見落としていた栄養管理も適正化されたと考えられます.

チーム医療を効率的・効果的に進めるためにはカンファレンスは重要です.しかし,診療報酬に反映されていないこうした個別事例へのチーム活動では,同じ時間にチームメンバー全員がそろうのは難しく,それゆえ,患者・家族・個々のチームメンバーとかかわる機会の多い看護師が,チームメンバーをつなぎ相互理解を促す重要な役割を担っています.

チームにおけるリーダシップともいえる役割を担うには,日頃から多職種の介入に関心を寄せ,同僚としての人間関係を構築しておくことが重要です.そうすることによって,相互理解を容易にしチームを組んだときの活動において有効であると考えます.

引用・参考文献
1)チーム医療の推進等について,第35回社会保障審議会医療部会,平成25年11月8日.
2)医療スタッフの協働・連携によるチーム医療の推進について(通知),医政発0430第1号,平成22年4月30日.
3)チーム医療推進協議会ホームページ
　http://www.team-med.jp/ より2014年10月20日検索
4)水本清久:チーム医療とは.インタープロフェッショナル・ヘルスケア 実践 チーム医療論―実際と教育プログラム(水本清久 他編著),p2-7,医歯薬出版株式会社,2011.
5)日本集中治療医学会J-PADガイドライン作成委員会:日本版・集中治療室における成人重症患者に対する痛み・不穏・せん妄管理のための臨床ガイドライン.日集中医誌,21:539-579,2014.
6)Haher DN et al:Reducing deep sedation and delirium in acute lung injury patients: A quality improvement project,Crit Care Med41(6):1435-1442,2013
7)Mansouri P et al: Implementation of a protocol for integrated management of pain, agitation, and delirium can improve clinical outcomes in the intensive care unit: A randomized clinical trial,J Crit Care28:918-922,2013
8)Deeter KH et al:Successful implementation of a pediatric sedation protocol for mechanically ventilated patients,Crit Care Med39(4):683-688,2011
9)細田満和子:「チーム医療」4つの要素.「チーム医療」とは何か―医療とケアに生かす社会学からのアプローチ,p32-60,日本看護協会出版会,2012
10)前掲書9),p 62-93
11)有田悦子:チーム医療におけるコミュニケーション.インタープロフェッショナル・ヘルスケア 実践 チーム医療論-実際と教育プログラム(水本清久ほか編著),p61-70,医歯薬出版株式会社,2011
12)Leasure EL et al:There is no "I" in teamwork in the patient- centered medical home: Defining teamwork competencies for academicpractice.Academic Med88(5):585-592,2013

第2章 クリティカルケア領域におけるマネジメントの実際

人のマネジメント

医師との関係性

八木橋 智子

クリティカルケア領域における看護管理者の役割

　医療のさまざまな場面でチーム医療・他職種連携が求められるようになり，クリティカルケア領域で働く医療従事者においても，他（多）職種との連携が非常に重要であることはいうまでもありません．しかし，頭では理解しているつもりでも，実際はそう簡単に達成できるものではないということも日々感じている方は多いのではないでしょうか．

　ICUやCCU，救命救急センターなどの急性・重症患者を収容する部門の看護スタッフのリーダーでありマネジャーでもある看護管理者には，あらゆる職種や組織と円滑な連携を可能にするためのスキルが必要とされます．そのうえ一般的な病棟管理に比べて求められているマネジメントが多種多様であり，臨機応変な対応やスピードが求められているのが現状です．

　看護管理者は高いコミュニケーションスキルを駆使して，あらゆる職種のメンバーと円滑なディスカッションを日々実践しながらあらゆる対応を行いますが，ときに「医師」との関係性に困難を感じ，苦労している場合も多いのではないでしょうか．いうまでもなく，看護師と医師とが良好な関係を築くことができれば，患者への診療・看護がさらにレベルアップし，加えて看護師のモチベーション維持や理想の職場形成へとつながることは間違いありません．

　では，看護管理者がどのような考え方でどのようなスキルを身につけることができれば，医師との円滑な関係を構築することができるのでしょうか．

ICUの診療体制

　日本では多くの診療機関にICUが存在していますが，その形態はさまざまです．実際にはその施設の「ヒト」「モノ」「環境」のなかで実現可能な体制を考慮しつつ，その施設内で運営可能なスタイルがとられています（**表1**）．

表1 診療体制の形態

体制	定義	メリット	デメリット
open ICU	各診療科が診療	主治医の治療方針を継続できる	個人や診療科の考え方によって方針が異なる
semiclosed ICU	集中治療医と各診療科医が協力して診療	集中治療医と主治医が協力し，診療を行うことができる	意見の食い違いが起こる可能性
closed ICU	集中治療医が専従し診療・ICUの運営と管理を行う	ICU管理に卓越した医師が診療でき，統一した管理が行える	集中治療医の能力に左右される可能性

当然のことですが，すべてのICUが一律で同じICUを目指すのではなく，その施設のなかで必要とされている急性期・重症患者診療が，適した形で円滑に実施できているかどうかということが重要です．

クリティカルケア領域に従事する看護師は，自施設の特徴やICUに求められている役割，そのなかでの診療体制を当然理解しておく必要があり，さらに看護管理者は個々の看護スタッフが施設の現状を正しく理解できているのかを確認しながら，補足や理解を促すような働きかけを行い，なぜ現在，この診療体制を実施しているのか，そのメリットとデメリットは何か，今後の課題・目指すものは何かなどをわかりやすく伝えていかなければなりません．そして私たち看護スタッフには，その診療体制のなかで必要とされているパフォーマンスを効果的に発揮することと，その体制での看護師のさらなる能力開発やシステムの構築が求められているのです．

ICU看護師の役割

医師と看護師が，スムーズに意思の疎通を図ることは難しいのでしょうか．もしそうならば，その理由は何なのでしょうか．確かにさまざまな医師が存在し，なかには高圧的な態度をとり，自分の考えを決して曲げない医師もいるかもしれません．なかなか歩み寄れず，解決策を導き出すことが困難であることもあるでしょう．

しかしすこし目線を変えて，看護師のことを考えてみましょう．とくにクリティカルケア領域で働く看護師に，チームの一員として求められている専門職としての役割を十分発揮できている看護師がどのくらいいるのでしょうか(表2)．

看護師の業務は，「保健師助産師看護師法」第5条において「療養上の世話」と「診療の補助」と定められていますが，この役割を果たすために，看護師には患者を十分理解していることが求められます．患者がいま起きていることや，今後起こり得ることを理解していなければ，「療養上の世話」も「診療の補助」の役割も十分に果たすことはできません．

表2　専門職の要件

1. 知識体系・教育制度が確立していること
2. 社会的存在意識・社会的貢献がなされていること
3. 自立的実践をすること
4. 専門職能団体を有していること
5. 独自の明文化された倫理綱領をもっていること

表3　医師と看護師の関係を阻害する要因

職種	要因
医師	父権的な言動 看護師を尊重しない態度
看護師	自律的態度の希薄さ 疾患や治療に対する知識不足

Curtis et al：Intensive care unit quality improvement: a "how-to" guide for the interdisciplinary team. Crit Care Med34(1)：211-8, 2006より翻訳して引用

　とくにクリティカルケアを必要とする患者は，病態や治療が複雑かつスピーディであるという特徴を有しているため，患者の理解には解剖生理や疾患の機序・術式・治療のみならず，使用薬剤の反応や装着された医療機器，さらに過大侵襲を伴う生体へのさまざまな影響にいたるまで多岐にわたっています．

　これらを十分に理解するため，自立的実践を絶えず行うための活動（学会参加や看護研究の推進など）を多くの看護師が継続して実践し，医療チームの一員としての自覚をもって，社会的貢献ができているのかを問うてみることも必要なのではないでしょうか．

　表3に医師と看護師の関係を阻害する要因をあげますが，ここにあるように，医師と看護師との協働的な関係を成立させるには，看護師も率先して自律的態度・患者理解への行動を示すことが重要です．

医師との関係による効果

　職業を性別で分け，決めつけることはしたくありませんが，医師の多くは男性であり，強いこだわりをもっていることが少なくありません．またそのこだわりは，医師によってそれぞれ異なっています．また医師同士の関係性をみると，上下関係がはっきりしており，立場による力学を感じることが多くあります．そのため，とくにトップの考え（こだわり）を理解しないことには，円滑な病棟運営が難しくなります．

　しかし先行研究において，医師−看護師間の協働的な関係が在院日数の短縮化や術後疼痛の緩和，患者の死亡率や病棟からのICUへの再入室の低

表4　医師－看護師協働による効果

- 在院日数の短縮化
- 術後疼痛の緩和
- 患者の死亡率低下
- 病棟からのICUへの再入室の低下
- 職員の満足度の向上
- 患者アウトカムや医療者のアウトカムによい影響を及ぼす

下，職員の満足度の向上[1]と関連することが報告されており，また看護師－医師間の協働関係は，患者アウトカムや医療者のアウトカムに肯定的な影響を及ぼす要因の1つと考えられている[2]ことからも，看護管理者は医師を理解し，効果的な医師との協働・連携を実施するための活動を惜しんではなりません（**表4**）．

特定能力認証制度

ここで，「特定能力認証制度」についてもすこし触れておきます．特定能力認証制度とは，看護師が「診療の補助のうち高い専門知識と技能等が必要となる行為を明確化するとともに，医師又は歯科医師の指示の下，プロトコールに基づきその行為を実施する」と「保健師助産師看護師法」の改正で定められました．

この法改正は，チーム医療を推進するなかでの大きな前進といえますが，まだまだ看護師のみならず多くの職種が，この役割が臨床にもたらす効果を推し量っているのが現状ではないでしょうか．

今後，この特定能力認証制度によって，医師の業務の一部を公に認められた特定の看護師が行うことで，患者へ大きなメリットがもたらされることこそが最大の目的であり，またその行為によって医師と看護師の効果的な業務分担がなされ，それぞれの職種の役割の明確化と円滑化が得られなければなりません．

クリティカルケア領域での診療の補助における特定行為は，人工呼吸器のウィーニングを含む抜管の判断と気管チューブ抜去，動脈ラインや胃管挿入，各種カテーテルやドレーン抜去，薬剤の調整などが予測されますが，すべての行為をすべての施設で実施することは困難と考えられます．またその必要性も施設によってさまざまでしょう．特定行為を定めていくには，必ずその行為によってもたらされる意義などを医師と行い，繰り返し検討や議論を行うことになると考えられます．

しかし，それは果たして特定行為に限ったことなのでしょうか．とくにクリティカルケア領域においては，少なからず医師と看護師それぞれの立場をふまえた役割分担が必要となり，どの職場や施設でも看護師が行っている行為を医師とともに検討し，コンセンサスを得て実施しているはずです．そしてそれは，その施設・部署なかでの議論から生まれた行為となります．したがって，特定行為にかぎらず，今後も多くの施設で医師と議論を重ね，効果的な役割分担と能力発揮を目指していくことになります．

看護管理者の心構え

　看護管理者が医師へ業務の改善などを提案し，ICUのなかで定着させていくためにはどうしたらよいのでしょうか．それにはさまざまな議論が必要となり，自分の考えを伝えるだけでは医師を納得させることはできません．そして決して感情的に訴えてはなりません．ときには文献やガイドラインなどを用い，ときにはへりくだり，タイミングを見計らってアプローチを行うべきです．さらにその医師が大切にしている「こだわり」を理解していないと地雷を踏みかねないため，十分な準備が必要です．

　ここで，「なぜ私が医師にへりくだって，タイミングを見計らわなければならないの！」と憤慨してはいけません．なぜならば医師を最もよくコントロールできる立場にあるのはほかでもない看護師であり，さらに看護管理者が医師をコントロールすることで，影響は個人レベルから病棟レベルへと発展し，もたらされるメリットは前述したようにとても大きいからです．

ICUにおける家族面会に関する事例—業務改善までの流れ

　ここで，ICUでの家族面会に関する看護師と医師との検討の事例をもとに，業務改善の流れを掲示します(図1)．

　さらに上記の流れを，医師—看護師の協働に関する要因の枠組みに当てはめて考えてみます(図2，図3)．この事例の場合，こちらの提案を押し進めるだけでなく，医師の意見を聞き取り，パワーの釣り合いの調整を行い，医師も看護師の意見に耳を傾け，「患者・家族にとっての効果」を目標に決定したことで，患者側・医療者側・組織それぞれのアウトカムが達成できたと考えられます．

今後の課題と対策

　では，とくにクリティカルな領域においてどうしたら医師と看護師はよりよい関係性を築くことができるのでしょうか(表5)．看護管理者として何をすべきなのでしょうか．

図1　業務改善の流れ

集中ケア認定看護師が,現在のICUの家族面会について見直したいと医師に提案
↓
看護師:「ICUでの面会制限をなくしたい」
医師:「診療に影響が及ぶのではないか」「感染面は問題ないのか」と反対意見あり　　　→ 業務改善の提案／医師の疑問を確認
↓
看護師:文献を提示し,面会制限解除の効果を説明　　　→ 疑問に関する根拠や解決策を提示
[文献内容]
- 面会制限を解除したことで感染率が上昇したという根拠はない
- 患者の退院後の不安状態の度合いが小さいことが示された
- 家族や患者の満足度が上がった
- 意思決定や,価値観・文化・生活背景などを知ることができ診療方針決定によい影響

看護師:さらに当ICUでの面会の方法を具体的に提示　　　→ 必要性を訴え,さらに確実にトラブルを最小限にするための方策も提示
- ICU入室オリエンテーションの際に「いつでも面会できるが,処置やケアなどによりお持ちいただくことがある」ことを必ず説明する
- 面会する可能性のある人を明確にするため,面会者リストを記入していただく
- おおまかな面会時間をあらかじめ聞いてお　　　→ 導入後の評価を実施

↓
医師:一定期間試行することに同意

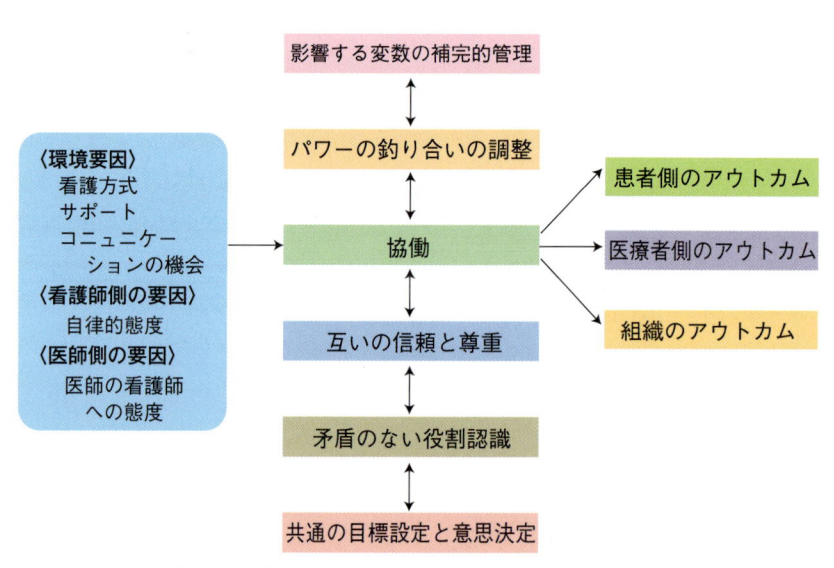

図2　医師―看護師の協働に関する要因の枠組み①

〈環境要因〉
　看護方式
　サポート
　コミュニケーションの機会
〈看護師側の要因〉
　自律的態度
〈医師側の要因〉
　医師の看護師への態度

→ 協働

影響する変数の補完的管理
↕
パワーの釣り合いの調整
↕
協働
↕
互いの信頼と尊重
↕
矛盾のない役割認識
↕
共通の目標設定と意思決定

協働 →
- 患者側のアウトカム
- 医療者側のアウトカム
- 組織のアウトカム

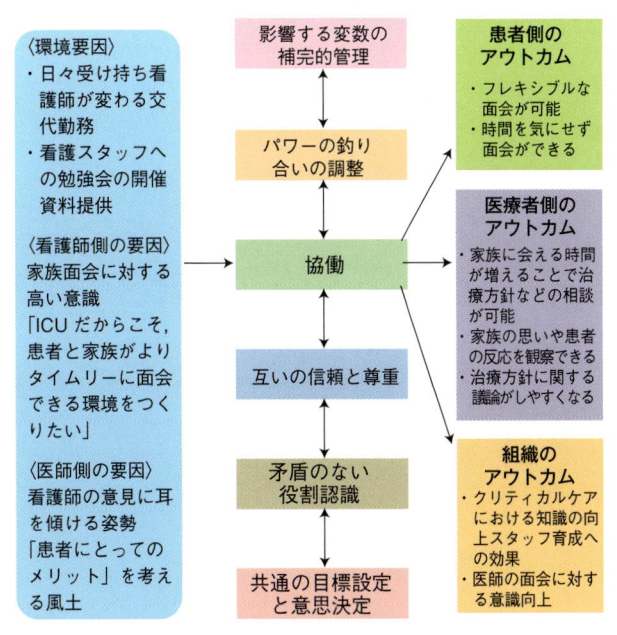

図3 医師―看護師の協働に関する要因の枠組み②

〈環境要因〉
・日々受け持ち看護師が変わる交代勤務
・看護スタッフへの勉強会の開催資料提供

〈看護師側の要因〉
家族面会に対する高い意識
「ICUだからこそ，患者と家族がよりタイムリーに面会できる環境をつくりたい」

〈医師側の要因〉
看護師の意見に耳を傾ける姿勢
「患者にとってのメリット」を考える風土

影響する変数の補完的管理
↕
パワーの釣り合いの調整
↕
協働
↕
互いの信頼と尊重
↕
矛盾のない役割認識
↕
共通の目標設定と意思決定

患者側のアウトカム
・フレキシブルな面会が可能
・時間を気にせず面会ができる

医療者側のアウトカム
・家族に会える時間が増えることで治療方針などの相談が可能
・家族の思いや患者の反応を観察できる
・治療方針に関する議論がしやすくなる

組織のアウトカム
・クリティカルケアにおける知識の向上スタッフ育成への効果
・医師の面会に対する意識向上

表5 医師と看護師の関係を円滑にする要因

職種	要因
医師	看護やケアの専門性に対する理解 積極的な意見交換 看護師の意見を聞く
看護師	高い臨床判断 患者・家族の理解力向上 高いコミュニケーション能力 医師への自己主張 アサーティブトレーニング 上司のサポート

小澤未緒ほか：NICU・GCU看護師と各管理者からみた病棟における看護師－医師間の協働に関する全国調査-Collaboration and Satisfaction about Care Decisions 日本語版による測定．日本新生児看護学会誌18(2)：2-9．2012をもとに筆者作成

　それは，いままで述べてきた内容を，現場で働く看護スタッフに立場や役割に合わせて効果的に伝達し，そして自ら実践することはないでしょうか．
　そのポイントとして，下記のような内容があげられます．
　①医師と看護師はそもそも考え方に大きな違いがあることを理解する
　②看護師は看護師の役割（専門性の発揮など）を十分にとれているかを自問する
　③良好なコミュニケーションスキルを身につける
　④アウトカム（治療目標・看護目標）を明確にし，共有する
　⑤部署・施設内で医師との連携のシステム構築を図る
　そして，職種を超えてお互い認め合うことが重要であり，そのために議論を厭わず，建設的な意見を交わすことが求められます．ときに医師をリ

スペクトし，そして看護師も医師にリスペクトされるようなやりとりができるかどうかがポイントではないでしょうか．そのためには，ICUで行われている治療やそれに付随する問題解決に関して理解し努力することは大前提であり，そのための知識の習得は欠かすことはできません．

　看護管理者は，その理由や意図を含めて看護スタッフへ説明し，理解を促すことを繰り返し実施していかなければなりません．また，お互いの価値観や大切に考えていることを繰り返し議論するなかで感じ取ることができれば，自ずとよい関係性が生み出されるのではないでしょうか．

引用・参考文献
1）宇城令ほか：病院看護師の医師との協働に対する認識に関連する要因，日本看護管理学会誌9(2)：22-30，2006
2）小澤未緒ほか:NICU・GCU看護師と各管理者からみた病棟における看護師－医師間の協働に関する全国調査-Collaboration and Satisfaction about Care Decisions 日本語版による測定－．日本新生児看護学会誌18(2)：2-9，2012
3）小味慶子ほか：Collaborative Practice Scales日本語版の信頼性・妥当性と看護師－医師間の協働的実践の測定．日本看護管理学会誌14(2)：15-21，2010
4）Corser,WD：A conceptual model of collaborative nurse-physician interactions:The management of traditional influences and personal tendencies: Sch Inq Nurs Pract12(4):325-341，1998
5）大原裕子ほか：慢性疾患領域における医師と看護師との役割分担と連携に関する研究．日本看護科学学会誌31(4)：75-85，2011
6）日本看護協会:看護職の役割拡大の推進　診療の補助における特定行為（案）
http://www.nurse.or.jp/nursing/tokutei/pdf/20-3.pdf　より2014年10月25日検索
7）野本百合子：看護の専門職性に関する研究の動向と課題　2002年から2007年に発表された海外の研究に焦点を当てて．愛媛県立医療技術大学紀要5(1)：1-7，2008

第2章 クリティカルケア領域におけるマネジメントの実際

人のマネジメント

一般病棟との連携

高橋 清子

連携の重要性

　社会情勢の変化，少子高齢化に対応した社会保障制度の構造改革が行われています．医療界でも医療の高度化や動向の変化も重なり変化が求められ，閣議決定された「社会保障・税一体改革大綱」のなかに，「急性期病院の位置づけを明確にし，医療資源の集中投入による機能強化を図るなど，病院・病床の機能分化・強化を推進する」と記載されています．

　2014（平成26）年の診療報酬改定では，集中治療室（以下，ICU），ハイケアユニット（以下，HCU）の適応基準の厳格化と病床の機能分化・連携，在宅医療の推進等の病床の機能分化と連携を推進し，発症から入院，回復期（リハビリ），退院までの流れを円滑にしていくことで早期の在宅・社会復帰を可能にすることが重要視されています．

　入院から退院・転院という経過のなかで，急性期にある重症患者のケアと危機的状況にある患者家族を援助し，回復力を支援するのがクリティカルケア領域ですが，そのなかで早期在宅・社会復帰へ向けての一端を担っている役割も大きく，その自覚も重要です．そのため，クリティカルケア領域の看護管理者には，重症患者の治療・看護のマネジメントに重きを置くだけでなく，一般病棟や転院先等での継続した治療・看護を見据えながら後方病棟と連携していく視点も必要になります．

　円滑な連携は，患者にとって安全安心の医療環境と適切な治療および看護ケアを提供することでもあり，また病床運営による経営参画という看護管理者に必要な視点でもあります．

円滑な病棟連携を阻害する要因

　最近の社会，医療界の動向からも一般病棟との連携はクリティカルケア領域の看護管理者にとって課題の一つともいえます．クリティカルケア領

域と一般病棟との連携を円滑にするためには，変革期といわれているこの時期のクリティカルケア領域の看護管理者のマネジメント能力が連携の成功の鍵になると考えます．病棟間連携を円滑にするために「何をするか」それを「どのようにするか」ということが重要だと考えられます．

クリティカルケア領域と一般病棟との病棟間連携において「何をするか」とは，患者・家族が安心・安楽に医療を受けられるように患者の状態にあった適切な時期に適切な場所に転床できることだと考えます．そして実際に「どのようにするか」は，転床にむけてのプロセスの部分になると思います．

ICUやHCUに入室し，状態が安定しても患者の状態に見合った病棟に転床できないのでは，病棟間の連携が円滑であるとはいえません．転床する患者・家族の状態・治療内容等を把握し，方向性の先を考え情報を一般病棟の看護管理者と共有し，病棟全体を俯瞰しつつ医師・メディカルスタッフ・一般病棟看護管理者に対してコミュニケーション・交渉力を発揮することで，一般病棟の受け入れ準備もでき，患者の状態にあった病棟へ適切なタイミングで転棟することが可能となります．

そのため，円滑な連携に向けてクリティカルケア領域の看護管理者は「分析的思考」「概念化」「対人影響力」「ネットワーク構築力」を駆使し，マネジメントをしていくことが必要だと考えます．

しかし，クリティカルケア領域の看護管理者のマネジメント力のみでは解決できない問題もあります．一般病棟でも退院支援に向けてのシステム構築や強化により，病床確保もクリティカルケア領域との連携を円滑にするために検討していかなければならないことの一つです．

病棟連携のポイント

入院時から在宅復帰率を意識した病床コントロールが必要な時代になり，看護管理者はクリティカルケア領域もその役割の一端を担っているということを自覚して行動しなければならないと感じます．そのため，ICUやHCUに入室した時点から一般病棟との連携を考えたマネジメントの視点が重要になります．

患者が入室した時点から先を見据えて一般病棟との連携をしていくためには，「患者の円滑な受け入れ」「病棟師長との情報共有」「MSWとの連携」「転棟に向けての調整」「病棟サポート」の5つがポイントであると考えます（図1）．

1 ポイント1：円滑な患者受け入れ

救命救急センターやICU，HCUに入室する患者は，重症外傷や侵襲が高い手術後の患者など，内科・外科系を問わず程度が異なる呼吸・循環・代謝障害に陥っています．予定手術等は入室時間や手術経過の予測がつき，ICUやHCUの受け入れ態勢を迅速に整えることは容易です．しかし，急

```
重症・中等症患者発生
        ↓              → ポイント1：円滑な患者受け入れ
救命センター・集中治療室・HCUへの患者入室
        ↓              → ポイント2：病棟師長との情報共有
        ↓              → ポイント3：MSWとの連携
        ↓              → ポイント4：転棟に向けての調整
   病棟転棟
        ↓              → ポイント5：病棟サポート
   退院（自宅退院・転院等）
```

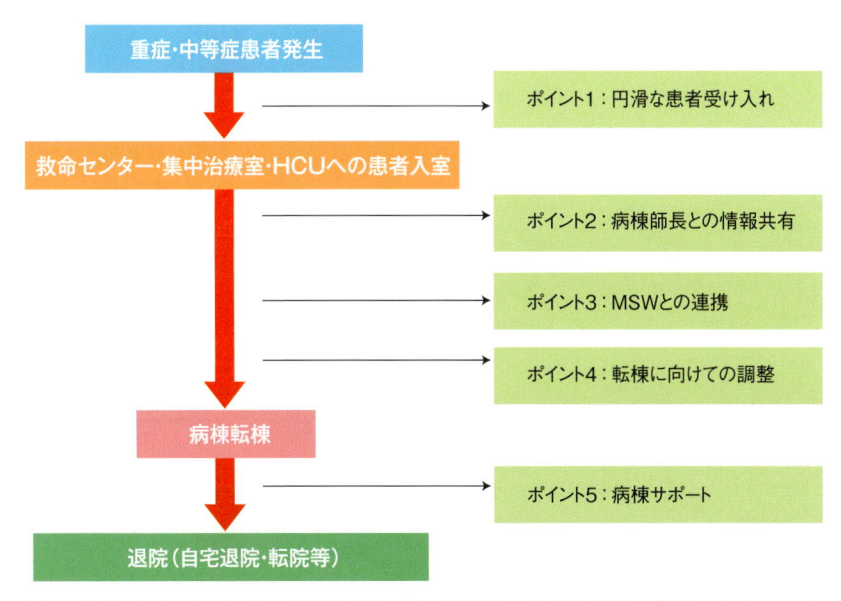

図1　連携ポイント―患者の状態に適した医療環境の確保と円滑な病床コントロール

変の場合は時間や状況を問わない状況に陥りやすく，より迅速安全に集中治療・看護，手厚い治療や看護が提供できる医療環境（人や場）を提供する受け入れ態勢を整えることが重要です．

迅速にICUやHCUに患者が入室できるように入室環境を調整するためには，少ない情報から状態を把握しリーダーナースとともに，統一された情報共有用紙（**図2**）を用い情報を共有し，病棟と人員の調整をしていく必要があります．

ICUやHCUの受け入れ態勢を整えているうちに，状況が許すのであればスタッフを一般病棟に向かわせることも一つの方策です．

2　ポイント2：病棟師長との情報共有

ICUやHCUに患者が緊急入院した場合，入室後時間をおかず当該病棟の師長に連絡し，患者の情報を共有します．急性期を脱したときに適切なタイミングで適切な病棟へ転床させるためには，お互いが患者の状態をモニタリングしながら情報を共有し，病棟および病室の検討をしていく必要があります．この情報共有が今後のクリティカルケア病棟や一般病棟の病床運営にも影響を及ぼすと考えます．

3　ポイント3：MSWとの連携

急性期の重症患者・家族は身体的・心理的にも危機的状況にあり，そのケアを最優先することはいうまでもありませんが，2次合併症を回避し，障害の程度を最小限にしながら早期回復をさせるための援助も重要なケアです．

急性期治療後，状態は安定していても重篤な後遺症や意識障害を認める

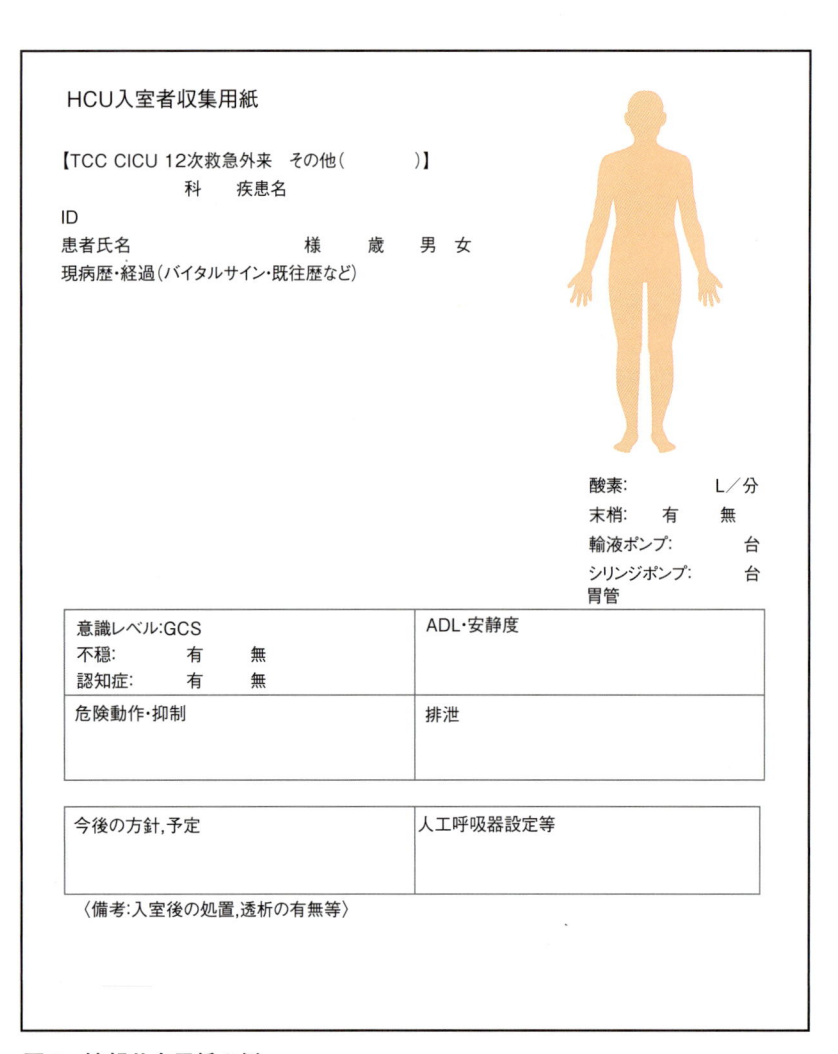

```
HCU入室者収集用紙

【TCC CICU 12次救急外来　その他（　　　）】
　　　　　　　　科　疾患名
ID
患者氏名　　　　　　　　様　歳　男　女
現病歴・経過（バイタルサイン・既往歴など）




　　　　　　　　　　　　　　　酸素:　　　　　L／分
　　　　　　　　　　　　　　　末梢:　有　　無
　　　　　　　　　　　　　　　輸液ポンプ:　　　　台
　　　　　　　　　　　　　　　シリンジポンプ:　　　台
　　　　　　　　　　　　　　　胃管
```

意識レベル:GCS 不穏:　有　　無 認知症:　有　　無	ADL・安静度
危険動作・抑制	排泄
今後の方針,予定	人工呼吸器設定等

〈備考:入室後の処置,透析の有無等〉

図2　情報共有用紙の例

患者もいます．その患者の状態や家族の要望等と一致した転院先を見つけることに難渋するケースもあります．とくに緊急入院してきた患者には，経済的・社会的・心理的問題を抱えた患者・家族も少なくなく，急性期治療や看護を提供しながら，医師や看護師だけでは解決できないさまざまな問題があります．そのため社会福祉の立場から患者の抱える問題を調整，援助してくれる専門職として医療ソーシャルワーカー（MSW）が存在しています．MSWとの連携は，社会復帰・退院というゴールを見据えた介入を推進させるために重要になります．

　疎遠な家族等の「家族関係」に関する情報，高額医療や健康保険未加入等の「経済的問題」に関する情報，重度の機能障害等の「社会復帰困難」に関する情報を把握したら，すぐに医師と相談しMSWに介入を依頼することが大切です．

自分の目の前にいる急性期患者の治療やケア，家族援助に集中し，2次的合併症，機能障害，早期社会復帰という視点でとらえることはスタッフには難しいことの一つかもしれません．クリティカルケア領域の看護管理者は，急性期治療・状態安定の経過のなかで，幅広く患者のゴールを見据えた意図的自主的な情報収集と他職種との連携強化を提案していくことが重要です．

4　ポイント4：転棟に向けての調整

病態の安定の把握と看護必要度の把握

　ICUやHCUから一般病棟へ転棟させるタイミングの判断は，一般病棟で患者の安全が担保でき，さらに両病棟間の円滑な病床コントロールができることが重要になります．

　適切なタイミングとは，病態が安定していること，「重症度，医療・看護必要度（以下，看護必要度）」がICUやHCUの評価基準から脱している等の情報により判断されます．

　病態が安定しているとは，呼吸，循環，代謝が安定していることです．

　看護必要度評価基準から脱しているとは，ICUはA項目3点かつB項目3点，HCUはA項目3点かつB項目7点以上が対象患者となるため，その数値以下となった状態です．

　病態の安定と看護必要度の把握は，日々，患者の状態や治療方針，背景，ゴール，看護師間の共通ツールの看護必要度のアップダウンをモニタリングしていくことで可能となります．主治医や一般病棟の看護師長と相談し，適切なタイミングで適切な病棟・病室へ転床できるようにすることが重要です．

転棟に向けての調整とケアの継続性

　急性期を脱し一般病棟に転棟する状況をステップアップととらえ，安堵と喜びを感じている患者や家族がいるなかで，療養環境・人間関係の変化や看護師配置人数の違いに対して不安を抱いている患者・家族もいます．

　また一般病棟の看護師も，看護必要度のB得点が高い患者を2対1から7対1という看護師配置のなかで，安全安楽なケアを提供しなければならない不安を抱きがちです．患者・家族・看護師にとって安全に転棟するためには，「場の設定」「情報共有」「調整」「ケアの継続性」という4つの役割を遂行していくことが大切になります（図3）．

場の設定

　場の設定とは，どのタイミングでカンファレンスを開催していくかということです．患者の転棟の可否をICUやHCU内で話し合う場，合同カンファレンスの場，転棟後のカンファレンスの場が大きなポイントになります．誰を参加メンバーとするか適切な選択することが重要です．

情報共有

　ICUやHCU内，師長間，病棟間等での情報共有があります．情報共有

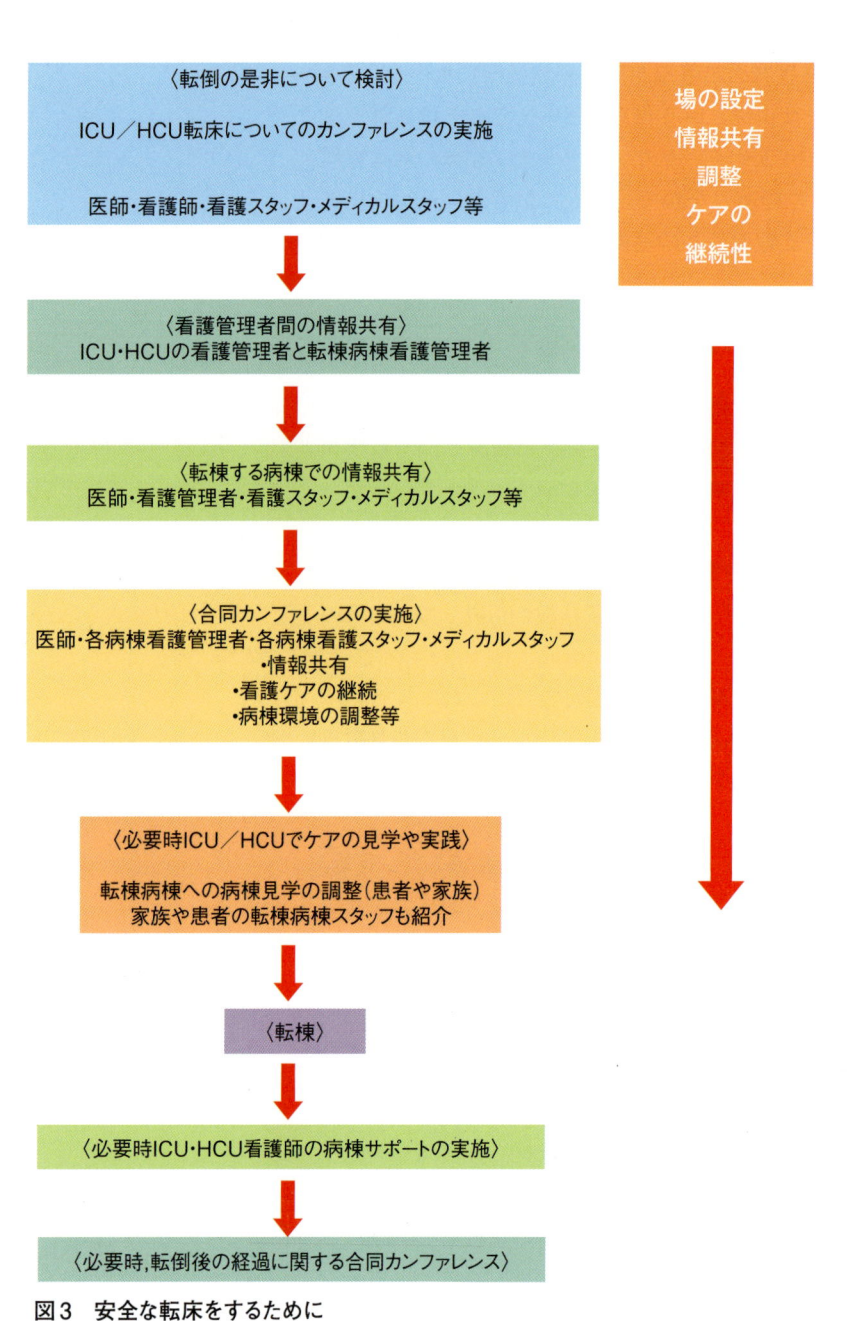

```
┌─────────────────────────────────┐       ┌──────────┐
│   〈転倒の是非について検討〉        │       │ 場の設定  │
│ ICU／HCU転床についてのカンファレンスの実施│       │ 情報共有  │
│                                 │       │ 調整     │
│ 医師・看護師・看護スタッフ・メディカルスタッフ等│       │ ケアの   │
└─────────────────────────────────┘       │ 継続性   │
              ↓                           └──────────┘
┌─────────────────────────────────┐            │
│   〈看護管理者間の情報共有〉         │            │
│ ICU・HCUの看護管理者と転棟病棟看護管理者│            │
└─────────────────────────────────┘            │
              ↓                                │
┌─────────────────────────────────┐            │
│   〈転棟する病棟での情報共有〉        │            │
│ 医師・看護管理者・看護スタッフ・メディカルスタッフ等│            │
└─────────────────────────────────┘            │
              ↓                                │
┌─────────────────────────────────┐            │
│   〈合同カンファレンスの実施〉        │            │
│ 医師・各病棟看護管理者・各病棟看護スタッフ・メディカルスタッフ│            │
│   ・情報共有                     │            │
│   ・看護ケアの継続                │            │
│   ・病棟環境の調整等              │            │
└─────────────────────────────────┘            │
              ↓                                ↓
┌─────────────────────────────────┐
│ 〈必要時ICU／HCUでケアの見学や実践〉 │
│ 転棟病棟への病棟見学の調整(患者や家族)│
│ 家族や患者の転棟病棟スタッフも紹介   │
└─────────────────────────────────┘
              ↓
        ┌──────────┐
        │ 〈転棟〉  │
        └──────────┘
              ↓
┌─────────────────────────────────┐
│ 〈必要時ICU・HCU看護師の病棟サポートの実施〉│
└─────────────────────────────────┘
              ↓
┌─────────────────────────────────┐
│ 〈必要時,転倒後の経過に関する合同カンファレンス〉│
└─────────────────────────────────┘
```

図3 安全な転床をするために

をする場合,情報の認識を合致させておくことが必要です.「転棟／転床時アセスメントシート」(図4)を活用します.

調整

クリティカルケア病棟から一般病棟へ転棟し,患者・家族,そして看護師が安定するまでのすべての過程において,調整能力は求められます.医療者間,患者・家族間等さまざまな状況で,最良の方向に導いていけるようにすることが必要です.

ID　　　　　患者名　　　　　生年月日　　　　病棟　　　検討メンバー	
日時:　　年　　月　　日	
アセスメント項目	アセスメント内容
なぜ転床するのですか	□入院　(□緊急　□予定)　□状態変化　□改善 □悪化　□その他
この患者にとってよいことは何ですか	□観察　　□ケア(□身体　□精神　□家族)　□その他
ほかの患者にとってよいことはありますか	□観察　　□ケア(□身体　□精神　□家族)　□その他
この患者にとって悪いことはなんですか	□観察　　□ケア(□身体　□精神　□家族) □移動時のリスク　□その他
ほかの患者にとって悪いことはありますか	□観察　　□ケア(□身体　□精神　□家族) □移動時のリスク　□その他
転棟／転床以外の対処方法はありますか	□有　　　　□無
患者の年齢　　　　　性別	日令　日　月令　月　　歳　□男　□女
ADL	
患者が使用する物品の位置や使い勝手の変化はありますか(トイレの位置・ベッドの出入り等)	□有 □無
転棟／転床に伴ってチューブ類の観察方法や内容は変わりますか 離床センサー等の使用の検討をする必要がありますか(例:ドレーンの位置がベッドの場所によっては見えにくくなる等)	□変更あり □変更なし
観察方法が変わる可能性がありますか その理由は何ですか	□有　　　　□無
移動に伴って観察の頻度を増やす必要がありますか	□有　　　　□無
モニタリング機能は転棟／転床しても使用できますか 受信範囲内ですか モニターのアラームは聞こえますか モニター機器を変更する必要はありますか	□使用可能 □受信範囲内 □聞こえる　　　　□聞こえない □有　　　　□無
病床の移動に伴って室料差額が発生しますか	
具体的な転棟／転床方法の計画を 記入してください いつ,どこに転棟／転床しますか 転棟／転床に必要なメンバーは何人ですか それは誰ですか 準備するものはありますか (例:加圧バック・酸素ボンベ・蛇管の長さや電源等) とうに移動するときに注意することは何ですか (例:家族と移動する等)	月　　日(　)　　時頃(　　～　　へ) 医師　　名(名前　　　　　　　　　) 看護師　　名(名前　　　　　　　　　) 必要物品　□携帯用モニター　□酸素ボンベ □アンビュー　□ジャクソン　□その他 家族同伴　□有　□無
患者本人,ご家族にどのように説明しますか (移動の理由,移動に伴う変化と対応策)	□転床シートに沿って説明
転棟／転床についての説明,患者ご家族の反応を診療録に記載をしましたか (移動の理由,移動に伴う変化と対応策など)	□はい □いいえ
転棟／転床に伴う看護計画の変更はありますか	□有
その記録をしましたか	□なし　　　　記録　□済　　□未

＊必ず主治医，担当医師等を含めた複数人数で行う

図4　転棟/転床時アセスメントシート

CICU：Aさん，Nさん（内線番号　　　）　SICU：Dさん，Mさん（内線番号　　　　）																	
HCU：Eさん，Fさん（内線番号　　　）　TCC：Bさん，Kさん，Lさん（内線番号　　　）																	
集中ケア：Iさん（内線番号　　　）　SCU：Hさん（内線番号　　　）																	
3の4：Jさん（内線番号　　　）																	

月日	曜日	深夜				日勤							準夜			
		CICU	SICU	HCU	TCC	CICU	SICU	HCU	TCC	3の4	SCU	集中ケア	CICU	SICU	HCU	TCC
10月1日	水	A			B	C	D	E/F		J	H	I				K
10月2日	木				K	C		E	L		H	I		M		
10月3日	金		M			C		E/F	B/L	J		I				4211
10月4日	土				4211	N		F	K/L		H				E	B

* 縦軸に，月日と曜日，横軸に勤務時間帯を表示
* 各勤務態で勤務しているスタッフの名前を記載
* クリティカルケアリースが不在の勤務帯は，TCC が担当する
* 毎月，全病棟に配布される

図5　クリティカルケア領域担当表（成人）

ケアの継続性

　ICUやHCUで実施していたケアと同じ方法やタイミングで提供できない場合もあります．ケア内容を見直し，方法を検討するとともに病棟看護師が，手順を熟知しなければなりません．

　そのため，ICU・HCUに病棟看護師がケアの見学や実践にくるときの受け入れ態勢を整えていくことが大切です．加えて患者や家族へ転棟病棟の看護師との橋渡しをするという役割もあります．また，患者・家族を新しい病棟の見学ができるようにすることも大切です．

　患者や家族の安全安楽，そして一般病棟の看護師が安心して患者・家族にかかわれるように，転棟に向けての調整とケアの継続性に焦点をあてたマネジメントが重要です

5 ポイント5：病棟サポート

　病棟サポートには，クリティカルケア領域から転棟した患者・家族の継続した支援と，一般病棟に入院している患者の呼吸・循環等にかんするケアの困りごとをタイムリーに支援する2つの場合があります．

　クリティカルケア領域から転棟し継続した支援が必要な場合は，週や月

ごとで同じスタッフが支援に行くか，交代制で支援に行くかを決めます．その結果によって，勤務表や業務分担で調整します．サポート実施時は適宜評価をしながら，両病棟の看護師の気持ちにも配慮しながらサポート体制を推進していきます．

次に一般病棟に入院している患者の支援体制です．一般病棟からの相談に応じるため24時間対応できるように「クリティカルケア領域担当表」(図5)があります．

縦軸は月日，曜日，横軸に勤務帯とし，クリティカルケア領域のリソースが配属されているTCC/CICU/SICU/HCU/SCU/3の4の集中ケアのリソースの勤務を一覧にし，毎月全部署に配布します．クリティカルケア領域のリソースが不在の場合は，TCCの看護師がその役割を担います．

一般病棟から相談の要請があった場合，リソース看護師が病棟に行き対応するというシステムになっています．リソースとして活躍しているスタッフは，各部署所属であり部署内で通常勤務をしています．そのため，勤務内で相談があった場合は病棟の状況を確認しながら相談病棟にリソースが行けるように管理者は調整します．

まとめ

患者の状態にあった適切な病棟に適切なタイミングで患者を配置していくには，一般病棟との病棟間連携は必要であり，クリティカルケア領域に患者が入室した時から病棟連携は始まっているといえます．そのため連携を深めていくために，クリティカルケア領域の看護管理者には患者の社会復帰・転院等を見据えたマネジメント力が重要になります．

引用・参考文献
1) 安達晋至ほか：救急・集中治療領域における医療ソーシャルワーカーの役割の検討．ICUとCCU32(9)：765-769，2008
2) 医療ソーシャルワーカー業務指針：厚生労働省保険局長通知　健康発信第1129001号，平成14年11月29日
3) 越後和江：【平成26年度診療報酬改定の影響と看護部対応】集中治療室・救命救急病棟の看護必要度の見直しと改定が及ぼす影響への対応．看護部長通信12(1)：38-44，2014
4) 2014年診療報酬改定が看護現場に与える影響と病棟再編成策－「在宅復帰率」「重症度・医療・看護必要度」「平均在院日数」が鍵に．看護管理24(8)：736-742，2014
5) 社会保障・税一体改革大綱について　閣議決定　平成24年2月17日．
6) 診療報酬改定から再考する自施設の役割－施設基準厳格化が迫る「選択と集中」．看護管理24(8)：726-735，2014
7) 道又元裕：重症患者の全身管理－生体侵襲から病態と看護ケアが見える．p3，日総研，2009
8) 道又元裕編：ICUビジュアルナーシング．p363-365，学研メディカル秀潤社，2014
9) 武村雪絵：コンピテンシー・モデルと看護管理．看護管理に活かすコンピテンシー：成果につながる「看護管理力」の開発(武村雪絵編)．p5，p8 メヂカルフレンド社　2014
10) 金井Pak雅子：変革期の管理者の求められる能力．今，師長に求められるミッションとコンピテンシー(前編)，ナースマネジャー16(2)：84-88，2014
11) 河野秀一：これからの師長に求められるマネジメントスキル．今，師長に求められるミッションとコンピテンシー(後編)，ナースマネジャー16(3)：54-57，2014

第2章 クリティカルケア領域におけるマネジメントの実際

● 環境(教育)のマネジメント

スタッフ教育

吹田 奈津子

　現在の日本の制度では，看護大学や看護学校を卒業して国家試験に合格すると看護師として働くことができます．制度上，国家試験で「看護師として働くために必要な知識と技術は習得している」と認められたため，看護師として働くことができるのです．しかし実際，臨床に出てみるとどうでしょうか．

　新人看護師はシミュレーターを用いた看護技術の習得や，実習中の受け持ち患者や事例学習を通して，看護過程の考え方を習得します．しかし個別性のある実際の患者に，学んだ知識と技術を統合し看護ケアを提供することはほぼ未体験です．にもかかわらず，専門職である看護師として働き始めなければなりません．

専門職とは

　専門職(profession)は，一般的に「知識と他愛主義を前提として，特別の権威を有する職能集団」とされており，それを具体的に定義することは困難で，これまでにもさまざまな試みのなかで，さまざまな専門職の基準が提案されています．これらをまとめると，「自らの職務に必要十分な知識，技術，倫理的規範をもち，提供したサービスに責任をもつこと」[1]が専門職として必要なことであるとされています．

　しかし，新人看護師は，まず専門職がもっていなければならない知識，技術，倫理的規範をこれから獲得していかなければなりません．そのうえで，看護師という専門職になっていくのです．

　それでは，新人から中堅となったスタッフたちはどうでしょうか．

　個人が専門職としてのアイデンティティを獲得し向上させていくプロセスは，専門職個人の内面的変化としての社会化(socialization)といわれるもので，個人レベルでの能力，態度，知識，価値観，技術などの変化を伴うものと定義されています[2]．具体的には専門職としての自覚をもち，自律性をもって自らの不足な部分を見出し，自ら方法を考え学習していく，

というまさに成人学習の方法で，看護師として必要な知識や技術を得ていくことが望まれます．

このような営みは自らが行うものなので周囲からの支援は不要か，というとそうではありません．個人のキャリア開発を支援するなどといった形での介入が必要になってくる場合もあります．この支援が，教育環境のマネジメントだと考えます．

これらのことからもわかるように，ひと言でクリティカルケア領域におけるスタッフ教育といっても，「専門職としての基礎知識確立のための支援」と，「その後の専門職として自律していくための支援」との2つの方向から考えていく必要があります．

専門職としての基礎知識確立のための支援
―クリティカルケア領域の新人看護師教育

当院ICUの新人看護師教育は，院内新人教育プログラムに則り，ICUで必要となる知識や技術を追加していくという形で行っています．当部署の新人看護師への教育的かかわりを図1に示します．一つひとつの項目は互いに関連し影響しあい，日々の技術習得ばかりではなく，自身の看護について考える機会や，社会人・専門職としての成長を促す機会になるようにしています．また，あらゆる機会に指導者だけではなく，スタッフ全員が新人看護師の教育にかかわれるようにしています．

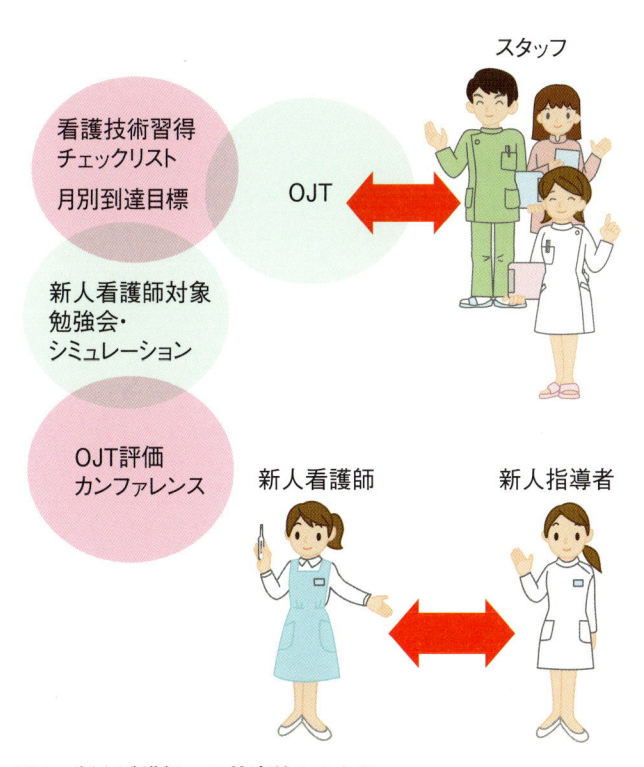

図1　新人看護師への教育的かかわり

1 新人指導者

　当部署では，配属された新人看護師と同じ人数の指導者を任命しています．指導者は，院内のキャリアラダーレベルⅢ以上としています．以前はプリセプター制にしていましたが，交代勤務のなかではプリセプティとプリセプターが同じ勤務になることが少なく情報交換がうまくいかない，ペアの相性のよしあしがプリセプティの成長に影響するなどプリセプター制の利点を十分に生かすことができない事例を多く経験しました．

　そこで指導者を新人看護師と同じ人数にするものの，1年間を通したペアを決めず，指導者グループで新人看護師グループを受け持つという形に変更しました．これにより，指導者は担当新人看護師の成長を客観的に評価できるようになり，新人看護師は相談したい内容で相談する指導者を変えるなど，人間関係が負担にならないような方法で指導を受けることができています．そのため，指導者を任命するときには意図的に指導タイプの違う人を選ぶようにしています．

　指導者への教育とサポートは，院内の指導者教育プログラムと定期的に行う部署内の指導者会議で行っています．年度初めに指導者会議を行い，指導上の注意点やどのような方針で育てていくかを話し合い，指導に対する考え方にずれが生じないようにしています．また，中間評価や最終評価では新人の成長だけではなく指導者自身の成長も確認する機会とし，苦労のなかにも達成感を感じられるようにしています．

　指導者の育成はICU内だけではなく，院内の指導者育成プログラムへの参加を促すなど，教育に関する幅広い知識がもてるように支援しています．

2 クリティカルケア領域で必要な知識・技術

　院内の新人看護師対象の研修ではカバーできない知識・技術については，自部署で開催する勉強会やシミュレーション研修を行っています．内容は毎年見直して変化し続けていますが，年に30回前後行っています．

　講師は認定看護師，ICUスタッフ，指導者，医師，臨床工学技士と多岐にわたりますが，講師を行うことで，新人育成に関わっていると実感してもらうこともねらいとしています．そのなかで，指導者は「自分が考えるICU看護」という研修会を担当しています．新人看護師は自分が指導を受ける担当者のICU看護に対する思いを聞く機会であると同時に，指導者自身も自分の看護を振り返る機会となります．

3 目標管理

　ICU独自で作成した月別到達目標は，1年間を通してICU看護師としての目標と具体的行動，指導内容を明確に示したもので，看護部の目標と集合教育もわかるように工夫しています（表1）．この1年間の計画をもとに，

個人目標の設定を自分の進捗状況に合わせて毎月の実践の評価とともに行っていきます．

評価と次月の目標や具体的な行動の内容の決定は，新人と実地指導者がともに行うようにし，新人へのフィードバックの機会としています．

4 OJT（on the job training）

新人教育のなかでのOJTの位置づけ

クリティカルケア領域にかぎったことではありませんが，国家試験を合格してすぐの新人看護師は，ある程度の医療・看護の知識と基本的な看護技術は習得してはいるものの，圧倒的にその知識と技術を使った実践が不足しています．つまり，知識と技術を統合して実践するということに不慣れです．

自分たちが学んできた知識や看護技術を，患者にケアを提供するときにどのようにして使うか，すなわち知識と技術を統合してどのように実践するかを学ぶのは，実践の場となります．しかし，クリティカルケア領域では対象とする患者が，生命を脅かすような健康問題をもっているという問題点があります．

レイヴとウェンガーは，「学習によって獲得される技能は学習者の抽象的な知識の断片を状況にあてはめながら得ていくものではなく，学習者が正統的周辺参加（LPP）という，ゆるやかな条件のもとで実際に仕事の過程に従事することで，その技能を獲得していく」と述べています[4]．また，そのLPPは本物の共同体での実践活動に，影響力の少ない状況からその一員として加わっていくという特徴ももっています．

たとえば，「緊急手術後の入室があった場合，受け持ちではないけれど採血を行い，その検体を検査室に届くように手配する」ということです．この場合，新人看護師は自分の所属するICUに緊急手術後の入室を受け入れるという実践活動に，「採血を行いその検体を提出する」という影響の限られたところから参加することができているのです．採血の結果をもとに薬剤が投与されたりすると，新人看護師は自分のできる看護技術の実践を通して患者のケアに関わることができ，クリティカルケア看護を少しずつ学んでいくことができます．

このLPPの過程で，新人看護師はチームの一員となっていることを実感でき，ICUスタッフは新人看護師を仲間の一員として認めるようになります．このような相互関係が生まれるように，新人看護師の能力にあわせてLPPの場面をつくっていくことが，指導者やフォロー看護師の役割です．

同時にクリティカルケア領域では未熟な看護ケアは患者の侵襲になりうるという危険もあるため，新人看護師の看護実践への参加を促すとともに，何かあったらすぐフォローするなど，影響力をコントロールすることも行っていかなければなりません．また，このLPP成功のカギは，スタッフ全員が新人看護師を理解し，教育に関わっているという自覚をもつことです．

LPP
legitimate peripheral participation
正統的周辺参加

表1　月別到達目標

	看護部目標	集合教育	病棟目標
4月	・社会人としてのマナーを身につけることができる ・職場環境に慣れ，日常業務の流れが理解できる	≪入職時研修≫ ・教育体制 （技術チェックリストの説明も含む） ・看護業務基準 ・安全管理研修 （看護師の責務） （転倒・転落，抑制編） ・感染管理 ・看護記録入門 ・基本的なスキンケア ・ポジショニング ・技術（採血・注射） ・バイタルサインの測定と報告 ・急変時の対応Ⅰ ・口腔ケア	1. ICUの雰囲気に慣れる 　ICUの環境の特徴がわかる 　ICUの患者の特徴を知る 2. 日勤業務の流れを理解して行動できる 3. 患者とのコミュニケーションが取れる
5月	・夜勤の流れが理解でき，医療チームの一員としての自覚をもつことができる ・指導のもとに，割り当てられた業務を行うことができ，報告・連絡・相談が確実にできる ・指導のもとに受け持ち患者の看護を展開できる	≪1か月フォロー研修≫ ・看護倫理 ・安全管理研修 （薬剤編） （血液製剤編） ・輸液ポンプ・シリンジポンプの取り扱い ・褥瘡発生リスクアセスメント	1. 支援を受けながら日勤業務ができる 2. 患者の疾患や経過を理解して看護実践に臨める

具体的行動	技術項目
1. 自分からあいさつをする．同僚・先輩・上司の助言を謙虚に受け入れる 2. 1日のタイムスケジュールをたてる 3. 患者を理解するための情報収集手段を学び，必要な情報収集をする 4. 指導・助言を受けながら患者のケアを実践できる 5. OJT技術チェックリストに沿ってその日に経験をした処置やケアを振り返る 6. 職業人としての態度を意識する（言葉遣い・責任・マナー） 7. 勉強会に参加する 8. 物品の場所がわかる	モニタリングキットのプライミング 0点の合わせ方 ベッドサイドモニターのアラーム設定 セントラルモニターの見方 バイタルサインの測定 （指導内容4月・5月） ・患者の状態，ケアなど常に報告を聞く ・声をかけ合い，報告・連絡・相談しやすい雰囲気をつくる ・看護ケアについて，一緒に考える ・タイムスケジュールの立て方の見本をみせ，実際にスケジュールを立ててもらう ・ケアに必要な物品を準備してもらう（後かたづけまで） ・薬剤投与時は，薬効・副作用・投与方法を確認する ・新人が主体となってできるように配慮し，処置（診療）の介助を一緒に行う ・勤務終了時，振り返りを行う ・行った処置やケアの根拠を聞く ・理解の程度を確認する ・答えを導き出すような関わりをする（一方的に説明しない） ・よかった点・改善点を伝える ・なぜそう思うのか，思ったのか新人の考えをきちんと聞く ・夜勤業務の内容を指導する ・夜勤に入る前に，未経験項目がないか確認する ・生活のリズムが整えられるようにアドバイスする
1. 指導を受けながら患者の安全と安楽を考慮して看護計画に沿って看護ケアを実践する 2. 看護業務・他部署との連携のとり方を理解する 3. 必要物品の場所や用途を把握する 4. 常にフォロースタッフや指導者に報告・連絡・相談をする 5. 患者の状態や治療経過について情報収集を行い，不明な点は調べ，また先輩に指導を求める 6. その日に経験した処置やケアを振り返る 7. 薬剤の準備・投与ができる 8. 自分から報告・連絡・相談ができる	輸液ポンプ・シリンジポンプの使用方法と管理 心電図12誘導 Aラインからの採血，ABGの測定方法 閉鎖式吸引の使用方法・口腔内吸引 挿管中の患者の体位管理 挿管中のオーラルケア 人工呼吸器の管理 NPPV患者の皮膚保護の方法 体位ドレナージの方法 経管栄養の管理 胃管挿入の準備と介助 挿管・抜管の準備と介助 Aライン挿入介助 CVラインの挿入介助 ジャクソンリース・アンビューバックの使い方 入室受け入れベッドのつくり方 ドレーン管理 チャストドレーンバックのつくり方・管理 急変時の対応，DCの使用方法 入室時オリエンテーション・アナムネ聴取（夜勤に入るまでに経験をする）

	看護部目標	集合教育	病棟目標
6月			1. ひとりで日常的な業務が安全に実践できる 2. 患者にあった看護ケアを考え実践できる 3. 夜勤業務の流れがわかる
7月		≪3か月フォロー研修≫ ・フィジカルアセスメント（総論, 呼吸, 循環, 脳神経, 消化器, 骨筋系）	1. メンバーとして行動できる 2. 7月末にプラス1で休日日勤が行える
8月	・急変時・災害時の看護が理解できる ・チームの一員として自己の役割を果たせ, メンバーとしての責任ある行動を考えることができる ・指導のもとに看護計画の立案・展開・カンファレンスを活用し評価できる ・指導をもとに受け持ち看護師として役割を果たすことができる ・指導をもとに, 救急・重症患者の看護ができる		1. 日常的な業務が安全・確実に一定時間内にできる 2. 指導のもとに患者の状態に合わせた処置ができ, 自分の行動について報告ができる 3. 患者の家族に必要なケアを見出すことができる
9月			1. 担当患者への責任を意識して主体的に看護実践できる 2. 患者の全体像を把握できる 3. フロア内の動向がわかる

具体的行動	技術項目
1. 自分から助言を求め，看護を実践する 2. 自分から報告・連絡・相談ができる 3. 患者にあった看護計画を立案・修正ができる 4. 夜勤業務がわかる 5. 体調を整えて，夜勤に臨み指導を受けながら業務を安全に行う	（指導内容　6月） ・新人が自分で業務や看護ケアを考え実践できるように指導する ・2人持ちのときの優先順位のつけ方など，具体的に注意することを指導する ・基本的に新人が立てたタイムスケジュールに沿ってケアを行うが，必要に応じて修正を行い，業務時間内に終われるように指導する ・勤務終了後に振り返りを行う ・処置やケアの意味や根拠，理解の程度を確認する ・一方的に説明せず答えを導き出すような関わりをする ・生活のリズムが整えられるようにアドバイスする ・報告・連絡・相談しやすい雰囲気をつくる ・カンファレンスで意見が言えるように支援する
1. 必要な情報を整理して看護に結びつけて実践する 2. ケアや処置の意味や根拠を考えて行動する 3. 患者の状態・自分の行動について常に報告・連絡・相談を行う 4. 自分のできることとできないことの意思表示を行う 5. タイムスケジュールを状況に応じて修正できる 6. 患者の状態や治療経過について情報収集を行い，不明な点を調べ，また先輩に指導を求める 7. 患者の状態や経過・薬剤の使用目的や副作用を把握して必要な観察を行う 8. 休日日勤業務がわかる	（指導内容7月） ・夜勤での体交やマウスケアなど受け持ち以外のケアにも参加できるように声をかける ・基本的には，患者の安全が守れない場合以外は，新人の行動を見守る ・積極的にカンファレンスで発言できるように支援する ・患者の全体像を把握できるように，ミニカンファレンスをもつ（患者の個別性を見出せるように助言する） ・休日日勤業務の内容を指導する
1. 必要な情報を整理して意味や根拠をアセスメントする 2. 患者の状態・自分の行動について常に報告・連絡・相談を行う 3. 患者の全体像をつかみ，問題点を見出せる 4. 家族とのコミュニケーションが取れる 5. カンファレンスで意見が言える	（指導内容　8月） ・患者の全体像が把握し，問題点を見出せるように，ミニカンファレンスを強化する ・基本的には，患者の安全が守れない場合以外は，新人の行動を見守る ・積極的にカンファレンスで発言できるように支援する ・未経験項目の確認を行い，経験できるように配慮する
1. 患者の全体像を把握するための情報収集ができる 2. 必要な情報を整理してケアや処置の意味・根拠を考えながら行動する 3. 患者の状態を把握して必要な観察やケアを主体的に行う 4. どんなときでもひとりで判断せず，必ず先輩に報告・相談・連絡をする	（指導内容　9月） ・患者の全体像が把握し，問題点を見出せるように，ミニカンファレンスを強化する ・報告・連絡・相談してきた時は，なぜそう思うのか，なぜ必要なのかなど意味や根拠を聞き，理解したうえでケアができるようにアドバイスする ・未経験項目の確認を行い，経験できるように配慮する ・不足している知識・技術の確認を行い，自己学習を促す ・新人がフロアの動向を意識しながら動けるように声をかける ・病棟内での新人の役割を明らかにする ・基本的には，患者の安全が守れない場合以外は，新人の行動を見守る

	看護部目標	集合教育	病棟目標
10月		≪6か月フォロー研修≫ ・多重課題 ・体位ドレナージ ・退院支援 ・救護員研修	1.担当患者への責任を意識して主体的に看護実践できる 2.患者の全体像が把握できる
11月			1.担当患者への責任を意識して主体的に看護実践ができる 2.患者・家族に必要なケアを見出すことができる
12月	・助言を得ながら，患者の全体像が把握でき，患者個々に応じた看護展開ができる		1.入室時の外回り業務ができる 2.フロア全体の患者を把握して状況に応じた行動ができる
1月		≪10か月フォロー研修≫ ・急変時の対応Ⅱ（挿管時の介助） ・キャリア開発ラダー ・看護記録監査	1.チェックリストで曖昧な点を明確にして知識を深め，技術を確実なものにする 2.フロア全体の患者を把握して状況に応じた行動ができる
2月			1.チェックリストで曖昧な点を明確にして知識を深め，技術を確実なものにする 2.フロア全体の患者を把握して状況に応じた行動ができる
3月	2年目に向けて自己の課題を考えることができる	≪1年フォロー≫ ・ストレスマネジメント ・1年間の振り返り	2年目に向けての目標を見出せる

具体的行動	技術項目
1. どんな時でもひとりで判断せず，必ず先輩に報告・連絡・相談したうえで行動する	(指導内容　10月) ・基本的には，患者の安全が守れない場合以外は，新人の行動を見守る ・不足している知識・技術の確認を行い，自己学習を促す ・患者の全体像が把握し，問題点を見出せるように，ミニカンファレンスを強化する ・報告・連絡・相談してきた時は，なぜそう思うのか，なぜ必要なのかなど意味や根拠を聞き，理解したうえでケアができるようにアドバイスする
1. 必要な情報を整理してケアや処置の意味・根拠を考えながら行動する 2. 患者の状態を把握して必要な観察やケアを実践する 3. どんなときでもひとりで判断せず，必ず先輩に報告・相談・連絡したうえで行動する	(指導内容　11月) ・基本的には，患者の安全が守れない場合以外は，新人の行動を見守る ・患者の全体像が把握し，問題点を見出せるように，ミニカンファレンスを強化する ・報告・連絡・相談してきた時は，なぜそう思うのか，なぜ必要なのかなど意味や根拠を聞き，理解したうえでケアができるようにアドバイスする ・不足している知識・技術の確認を行い，自己学習を促す
1. 受け持ち以外の患者にも目を向けて観察をする（モニター・患者の動き） 2. フロア全体の患者のおおまかな情報を収集して把握する	(指導内容　12月) ・新人がフロアの動向を意識しながら動けるように声をかける ・入室があるときは，積極的に新人がかかわれるように配慮する
1. 自分の苦手なところや曖昧な点をあきらかにして取得できるように取り組む 2. 周りのスタッフの動きを見ながら自分のできることを探して行動する	(指導内容　1月) ・不足している知識・技術の確認を行い，目標達成できるように支援する ・未経験項目の確認を行い，経験できるように配慮する ・新人がフロアの動向を意識しながら動けるように声をかける
1. 自分の苦手なところや曖昧な点をあきらかにして取得できるように取り組む 2. 周りのスタッフの動きを見ながら自分のできることを探して行動できる 3. 受け持ち以外の患者にも目を向けて観察をする（モニター・患者の動き）	気管切開の準備と介助・管理 (指導内容　2月) ・不足している知識・技術の確認を行い，目標達成できるように支援する ・未経験項目の確認を行い，経験できるように配慮する
自分自身で考える	

OJTの実際

　患者の安全を確保し，新人の不安を軽減するためにも，日々の看護ケア実践時には必ずフォロー看護師がつくことにしています．このフォロー看護師というのは，必ずしも新人指導者ではなく，ラダーレベルⅡ〜Ⅲ相当の病棟の先輩看護師が日替わりで行っています．

　日替わりということで，フォロー看護師がその日の受け持ち新人看護師のできること・できないこと，また前日に指導された内容などがわからない，という問題がありました．そのため，新人一人ひとりの指導ファイルに，後述する月別到達目標と具体的行動・技術項目とその到達度がわかる評価用紙と勤務毎の振り返り内容を記録し，蓄積していくポートフォリオを作成しています．

　勤務ごとの振り返りは，できたことと課題として残ったことを新人とその日のフォロー看護師がともに考えて記入しています．新人は，ともに振り返り，その記録を自分で蓄積していくことができるため，経験を自分のものとして感じることができ，毎日の達成感につながっています．

　またフォロー看護師はその記録を活用することによって，新人個々のレベルに合わせたフォローができるようになります．新人指導者は，自分がいないときにどのようなことができるようになり，どのような課題が残されているのかがわかります．

　フォロー看護師が毎日変わることには問題もありましたが，利点もあります．それは，先輩看護師はほぼ全員一度はフォロー看護師になるということです．つまり，フォロー看護師になる機会があるために先輩看護師の自分自身のブラッシュアップのきっかけにもなるうえに，みんなで新人看護師を育てているという自覚が生まれ，それが職場風土になっていると考えています．

OJT評価カンファレンス：実践の後のリフレクション（reflection-on-action）

　OJT評価カンファレンスは，新人看護師・指導者・師長・係長が参加し，月に1回行われています．新人は日々の看護のなかで何かを感じたり，悩んだ場面のナラティブをもち寄り，それをテーマにカンファレンスを行います．このカンファレンスが新人看護師のリフレクションの機会となるように，指導者や管理者はリフレクションを促すためのファシリテーターとしての役割を担います．

　新人のうちから実践の後のリフレクション（reflection-on-action）を意図的に何度も繰り返して行うことで，徐々に実践のなかでのリフレクション（reflection-in-action）ができるようになっていくことを目指しています．

リフレクション
reflection
自らの経験を振り返り，学びを明確にしながら実践に取り組み続ける過程であり，成人学習で重要といわれている，意識変容・行動変容につなげていくための技法である．実践のなかでのリフレクション（reflection-in-action）と，実践の後のリフレクション（reflection-on-action）があり，2つを繰り返すことにより，意識や行動変容につなげ，専門職としての実践の質を高めていくことができる．

実践のなかでのリフレクション
reflection-in-action
実践の最中に感じた気がかりなことへの意図的な吟味や探求の過程であり，瞬時にその状況の意味を明らかにしていくことである．状況と対話していくことによって次の行為がつくられていく．

実践の後のリフレクション
reflection-on-action
実践のあとに意図的に立ち止まって，実践中に繰り広げられたことの意味づけをしていくことをいう．この事後のリフレクションを意図的に積み重ねることによって，瞬時に行う実践のなかでのリフレクションが行えるようになる．

専門職として自律していくための支援
―クリティカルケア領域の中堅看護師教育

1 自己決定型学習での指導者の役割

　きめ細かな新人教育を受け，基礎的な臨床能力をある程度獲得すると今度は，専門職として自律していくための力をつけていく必要があります．

　クリティカルケア領域の患者は，呼吸・循環系を中心とした疾患や臓器障害，侵襲の大きな手術，外傷などさまざまな原因により身体機能が障害されており，生命を維持するために各種の輸液，薬剤，人工呼吸器や補助循環装置なども使用している場合が多くあります．そのような特徴をもつ患者のケアを行う看護師には，幅広くかつ深い知識と応用可能な確かな技術が必要で，それは基礎的な臨床能力のうえにさらに積み重ねていく必要があります．

　その膨大な量の知識や技術は，ある程度は計画的に教育していくこは可能ですが，個々人に合ったものを計画的に行うことには無理があります．そこで，自分が専門職として働いていくために必要な知識や技術が何かということを自分自身で見つけ出し，学習の方法を自己決定して実行するということ，つまり成人学習を行い続けることが必要になります．

　ノールズはこの一連の学習の方法を「自己決定型学習」と呼び，この学習を行うためにはかなり高度な能力を要するため，意図的にこのような学習が行える環境や教育者の存在が必要であると述べています[5]．

　教育者の具体的な役割は，自己決定的な学習者でありたいというニーズをもっていること自体に気づけるように支援し，ときには自己決定型学習の方法を指導し，あるいはともに行うなどするとともに，学習したことを実践する環境を整え行動化することを促すことです．そうすることで，このプロセスが自己決定型学習だと学習者が理解することを手助けすることができます．

　またこのプロセスを実践できる環境とは，自己を客観的に振り返ることができる環境であり，そのために実際には，自分の看護を振り返る機会がもてるような場面をできるだけ多く意図的につくっておくことが必要だと考えています．このことは，ICUで自らが新しい知識や技術を得るために学習していこうとしている，中堅看護師に必要な支援と一致しています．

　上記の考えのもと，実施している自施設の中堅看護師への教育的支援を図2に示し，以下にその内容を説明します．

2 中堅看護師への教育的支援

ICU内看護ケアチームのメンバーとして活動する

　呼吸ケア，家族ケア，早期離床，災害対策などICUで必要とされるケアについてのチームをつくり，1年間自分たちで立てた目標に向けて活動し

ます．どのケアチームに入るのかは基本的には自分で決めることができ，既存のチームに自分が追求したいものがなければ，新たにつくることも可能としています．係長などが，目標の設定やその後の活動を支援しており，活動の成果は年度末に実践報告会という形でスタッフ全員にフィードバックします．

　このケアチーム活動のねらいは，①ICUの看護ケアの質の向上，②ケアチームの目標を設定するときにおもに中堅看護師が，ICUで行いたい看護を考え，語る機会，③自分たちが行いたい看護ケアや取り組みたいケアをICUで実践する機会の3つであり，中堅看護師の教育環境の意味合いが大きくなっています．

リーダーの基準と役割の明確化

　自施設では日替わり受け持ち制で看護を提供しており，ICUのリーダーは，その日の看護ケアの責任者であるということを明確にしています．具体的にはさまざまな役割がありますが，その1つに他職種カンファレンスのなかでの看護師の役割があります．

　毎朝行われる医師との患者ラウンドで，治療方針・看護ケア方針決定時のディスカッションがされるのですが，そのときに受け持ち看護師とともに，リーダーもどのような看護を行っていきたいかを語り，それを具体化し実践するということを役割としています．

目標管理面接時にナラティブを看護師長と共有する

　自施設では新人や2, 3年目までの看護師は，その教育のなかでナラティブを書く機会があるのですが，中堅看護師となると極端にその機会がなくなるという現状がありました．

　そこで，目標管理面接時に目標とともにナラティブを持参し，そのナラティブをもとに目指している看護や，その看護ケアを提供するためには何を学んでいけばよいのかを具体的に話し合っています．そこで師長とともにリフレクションすることにより，自分自身が大切にしているICU看護について言語化し確認することができます．

新人のフォロー看護師としての役割

　新人のフォローをするということは，技術的な指導もしますが，受け持ち患者にどのような看護を行っていくかをともに考えていくことも必要になります．新人にアドバイスするには，まず自分がどのような看護を提供したいかを明確にしなければなりません．その明確にする作業がリフレクションの機会となります．

3　中堅看護師にとってのリフレクション

　リフレクションの場には，非日常的・イベント的なoff the jobと日常的なon the jobとがあります（図2）．上記の方策は，すべて中堅看護師のon the jobのリフレクションの機会を日々の看護ケアや役割のなか（on the job）でつくることをねらいとしています．また，リフレクションは他者と

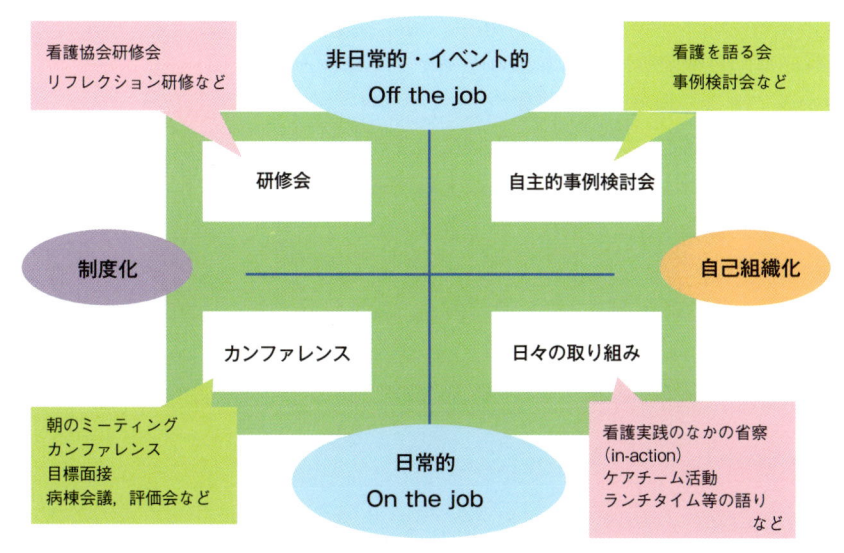

図2 リフレクションの場

左上: 研修会（非日常的・イベント的 Off the job）
　看護協会研修会
　リフレクション研修など

右上: 自主的事例検討会
　看護を語る会
　事例検討会など

左下: カンファレンス
　朝のミーティング
　カンファレンス
　目標面接
　病棟会議，評価会など

右下: 日々の取り組み
　看護実践のなかの省察
　（in-action）
　ケアチーム活動
　ランチタイム等の語り
　　　　　　　　　　など

左: 制度化
右: 自己組織化
下: 日常的 On the job

の相互性のなかでより深まるとされていますが，このような機会をたびたびもつことによって，実践の場でreflection-in-actionを行うことができるようになることを目指しています．

　もう一つ中堅看護師にとってのリフレクションの意義があります．経年別の教育が終わり，ICUに入室する症例をそつなく受け持てるようになった看護師，つまり中堅看護師は，日々の看護ケア実践の中心的な役割を担っています．一方で自分のキャリア開発に関心はあるが，どの方向に進めばいいのか悩み，行動に移せないでいることもあります．

　このような状態は，キャリア発達の4段階のなかのプラトー状態に近いのではないかと考えられます．プラトー状態が続けば保守的な考えが優位に立ち，新たな取り組みや考えを避けるようになり，その後衰退期へと移行し，キャリアを終えてしまうということになります．このプラトー状態への到達はリフレクションしながら，自分に必要な学習をすることによって，後方に遅らせることができ，次の衰退期への移行を遅らせることができる」[6]といわれています．

おわりに

　クリティカルケア領域におけるスタッフ教育には，専門職としての基礎知識の確立のための支援と，その後の専門職として自律していくための支援の両方が重要です．最終的には専門職としての自覚をもち，自律性をもって自らの不足な部分を見い出し，自らで方法を考え学習していく，という自立した自己教育者に到達することを目標としています．

　そのための支援は教育プログラムなどの制度だけでは十分ではなく，新

人看護師の教育ではスタッフ全員が育てているという自覚が大切であり，中堅看護師が育っていく過程では，自分が行いたい看護を実現できる環境＝try and errorをスタッフ全員でできる環境が必要です．

　これらは，スタッフの良好な人間関係と，真摯にICU看護に取り組む姿勢が基本になければ実現しません．そのような環境があれば，専門職が育つお互いに刺激し合う"育み育まれる職場風土の醸成"ができると考えます．

引用・参考文献
1）内布敦子：論点2看護サービスの質とその保証．看護管理学習テキスト第2版，第3巻看護マネジメント論（井部俊子ほか監,木村チヅ子ほか編），日本看護協会出版会，p.97-101，2012
2）上泉和子：専門職論．看護管理学習テキスト第4巻「看護における人的資源活用論」2015年刷，第2版（井部俊子ほか監,手島恵編），日本看護協会出版会，p.4-13，2012
3）日本赤十字社事業局看護部編：赤十字施設の省察的実践者育成に関するガイドライン,日本赤十字社事業局看護部，2012．
4）ジーン・レイヴほか：状況に埋め込まれた学習-正統的周辺参加（佐伯胖訳），産業図書，1991
5）パトリシア・A・クライトン：おとなの学びを開く－自己決定と意識変容をめざして（入江直子ほか訳），鳳書房，1999
6）田尾雅夫：第5章看護師という職業(1)社会化とキャリア，モチベーション．看護マネジメントの理論と実際－人的資源の立場から，医療文化社，p.60-68，2005

第2章 クリティカルケア領域におけるマネジメントの実際

環境（教育）のマネジメント

キャリアディベロップメント

箱崎 恵理

マネジメントの基本知識

1 看護師におけるキャリアとは

「仕事のキャリアをあげる」といわれるように，「キャリア」は就業に付随した用語と思われがちです．しかし「キャリアには仕事や職業のほかさまざまな勉強や学習，趣味やレジャー，ボランティアなどの社会的活動，家庭や家族とのかかわりまでもが含まれ，現在・未来（進路）・過去（経歴）をさし，『人生』や『生き方』のことをいう．つまり，キャリアとは生涯発達において変化するさまざまな役割の統合とその連鎖」[1]であると説明されます．

たいていの看護師は資格を得た時点で職業を選択していますが，職業人としての向上を目指すだけでなく，看護師一人ひとりのワーク・ライフ・バランスや人生設計にも大きくかかわるものなのです．

2 キャリアディベロップメントとは

キャリアディベロップメント（career development）とは「自己の決意と目指す将来のために，就業や余暇，転職を管理し学習する生涯のプロセス：Career Development is the lifelong process of managing learning, work, leisure, and transitions in order to move toward a personally determined and evolving preferred future」[2]のことをいいます．

看護に関する文献を閲覧すると「キャリア開発」という言葉と同意語として使われていますが，個人が主体となってそのキャリアを発展させていくというよりは，病院組織のなかで大切な人材である看護師をどのように教育し，実践能力を高め，施設に貢献できる質の高いものにしていくかということを検討する際に使用していることが多いようです．

そのためこの項では，個人が主体となってキャリアを発展し実践するものを，発達とともに成長・進化の意味を単語に内在させる「キャリアディベ

表1 千葉県立病院看護職員キャリア開発支援の概要

1	キャリアパス	千葉県立病院看護職員としての能力開発の道筋を示す 組織目標と求める看護師像を掲げ、基礎教育の部分の「クリニカルラダー」と「管理者」「専門（スペシャリスト）」への流れを表記している
2	クリニカルラダー （臨床実践能力段階別到達目標）	①クリニカルラダーを「新人」「一人立ち」「一人前」「ジェネラリストⅠ」「ジェネラリストⅡ」の5段階に設定し、各段階の職務目的を表記 ②臨床実践能力に「看護サービスの実践能力」「マネジメント能力」「人間関係能力」「教育能力」「研究能力」の項目をあげた
3	救急看護クリニカルラダー	救急看護実践に特化したジェネラリスト育成のための職務目的を表記
4	専門看護師・認定看護師	各資格取得を目指すものに対し、組織の期待する役割と取得までの流れを表記
5	マネジメントラダー （看護管理者習熟度段階）	クリニカルラダーを基盤として管理者の能力開発の指標を表記． マネジメント能力の構成は「目標管理を遂行する能力」「マネジメント能力」「看護の質評価・改善能力」「人間関係能力」「教育・研究能力」である
6	コンピテンシー	成果を生み出していく総合的な能力・行動特性として「コンピテンシー」の言葉を用い、その構成と運用基準を表記． ただし、人事考課としての活用は含まれていない

＊千葉県では2014年現在7つの専門病院があり、統一したキャリア開発支援を実践している．そのうち施設特性を生かすためのクリニカルラダーを別に設けている．

ロップメント」として用語を定義します．

3 組織におけるキャリア開発・キャリア開発支援とは

組織における「キャリア開発」とは、組織のニーズに合致した能力をもつ人材の育成と、スタッフ自身のキャリアプランに対して行われる職務開発のための長期的な計画をさします．

残念ながら当センターでは、看護師自らが明確な目標を立て、自身のキャリアを開発する方策を主張する人材がほとんどいません．そのため組織側から看護師育成プログラムの一環として「キャリア開発支援」を実施しています．

表1は、現在当センターで使用しているキャリア開発支援の概要です．看護師育成のためのクリニカルラダーを基盤にして、ジェネラリストや専門看護師・認定看護師のスペシャリストへの要件を可視化しています．同時に管理者の育成に向けての要件も表記しました．

これを目標管理に活用し、個人を支援するためのアプローチを行っています．可視化によって看護管理者と対象となる看護師の目指す道筋がわかるようにしてあります．各病棟では、これをもとに部署の看護師長が目標管理を行い、看護部（当施設では看護局が上位の部署になります）とともにキャリア開発計画を立てていきます．

組織において、キャリア開発支援計画は質の高い人材を確保するうえで必須です．キャリア開発支援計画とは「一人ひとりの社員（ここでは看護師）の知識・経験と業績が、継続的・系統的なローテーション（配置・異動）のも

とに記録され，成長を約束しながら本人にも進路指導の方向をはっきりと申告・確認させつつ，個人の業績と会社の業績を，双方から向上させていこうとする計画」[3]のことを示します．

「キャリア開発支援」は，組織にとって有効な人材資源を確保し，成長させ維持したいという組織側の要求から始まっています．今日の看護現場では，看護師自身が実力を得るための進学や転職が容易であることから，個人のキャリアディベロップメントと，どのように調和させるか課題となっています．

マネジメントの実際

1 キャリアディベロップメントをめぐる現状

クリティカルケア看護は，過去にICUやCCUの実績を基盤にしていましたが，今日では集中治療や救急，周手術期，または在宅を含めた急性期診療の全般に渡っています．

現場では看護師のフィールドが広がっており，クリティカルケア看護のスペシャリストへの役割期待が高まっています．近年では大学院に進学する看護師も増え，大学教育では臨床実践のなかで研究を行うとともに，知識に基づいた高度な看護実践をする素地がつくられます．

当初，私は看護師のキャリアディベロップメントの展開は，高度な教育を受けた個人の自主性に任せればよいであろうと考えていました．しかしながら大学院修了後に，自身のキャリア開発計画（CDP）を示すことができる看護師は多くありません．

これは個人の自己実現に基づく欲求を，その組織のニーズと照らし合わせて交渉する術を，個人と組織の双方が得ていないためだと考えています．

まずは組織側で，求める人材の要件を明らかにしていない可能性があります．また看護師の能力や実績を明らかな指標をもって評価し，人事考課などのアウトカムで表していないケースも多いのです．

看護師側では，キャリアディベロップメントに照らし合わせた組織調査や評価，自身が貢献することによる組織へのアウトカムを示すことをしていません．したがって，コミュニケーションエラーを生じているのと同じ現象が起きています．

2 キャリア開発の構成要素

図1，図2は双方のコミュニケーションエラーをなくすために参考に示したものです．特徴は，個人と組織がどちらにも有益な関係をもつことが理想であるとして「調和過程」が描かれていることです．「調和過程」が最適であれば，お互いに利益を得られるとしています．

この図にある「人間資源の計画と開発（HRPD）」の項目をみると，キャリ

CDP
career development plan
キャリア開発計画

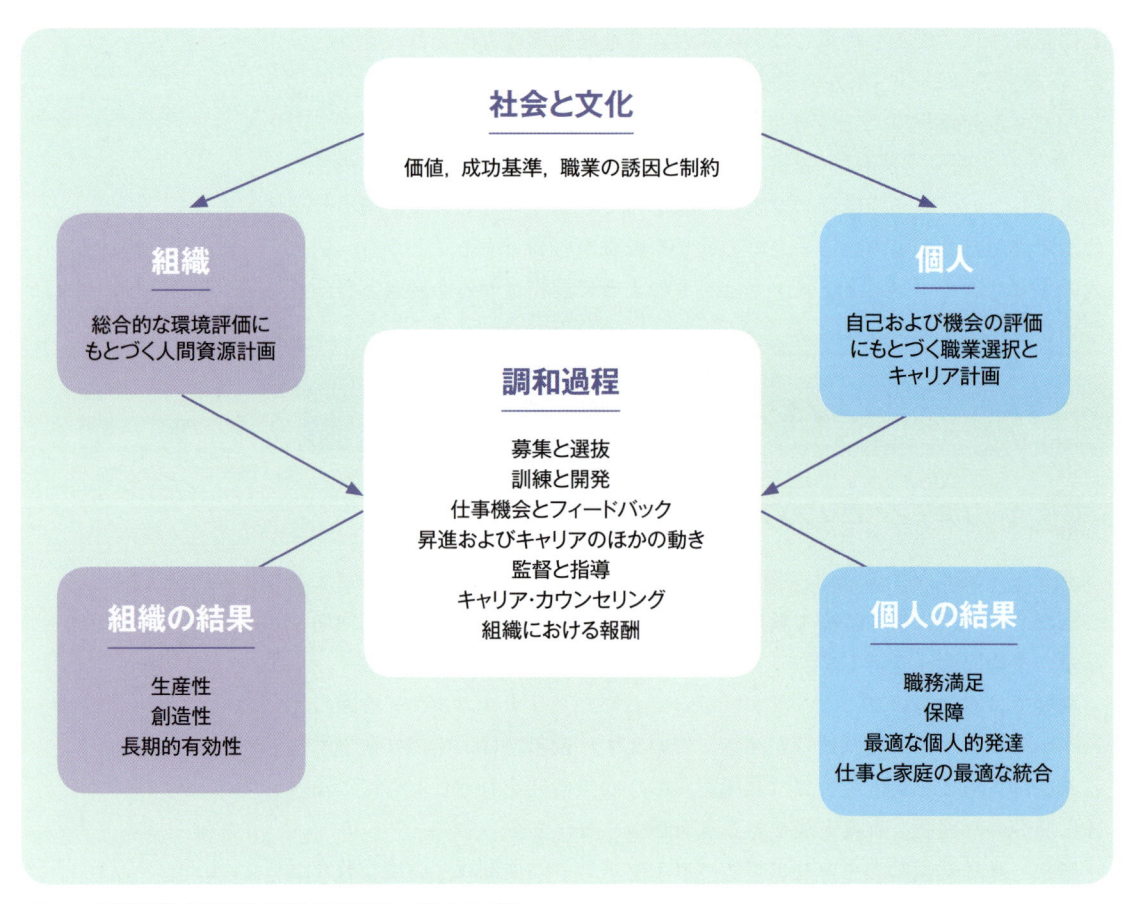

```
          社会と文化
     価値，成功基準，職業の誘因と制約

  組織                          個人
総合的な環境評価に          自己および機会の評価
もとづく人間資源計画        にもとづく職業選択と
                            キャリア計画

              調和過程
              募集と選抜
              訓練と開発
           仕事機会とフィードバック
          昇進およびキャリアのほかの動き
              監督と指導
           キャリア・カウンセリング
             組織における報酬

  組織の結果                    個人の結果
   生産性                        職務満足
   創造性                         保障
  長期的有効性               最適な個人的発達
                            仕事と家庭の最適な統合
```

図1　人間資源の計画と開発（HRPD）：基本モデル

エドガー H.シャイン：キャリア開発の視点．キャリア・ダイナミクス（二村敏子ほか訳），白桃書房，p3，1991より引用

ア開発の構成要素がわかります．

　看護職が見落としやすい視点が「社会と文化」「社会と環境」ではないでしょうか．これは自分たちを取り巻く社会全体をみることを示唆しています．環境を見渡すと人口や疾病構造が変化しています．国の政策で，超高齢化社会を目前にして医療体制や法整備が行われています．これらは私たちの労働環境に直結していると同時に，将来のキャリア・ディベロップメントにも大きく影響するものです．

　それ以外にも，「組織-社会-個人」との関連や「組織-調和過程-個人」の関連が見い出せます．キャリア開発の視点をとらえることで，自身の全体像を分析でき，組織とどのように影響しあうのかが把握できるとともにアプローチの対策が見えてくると考えます．

　組織と個人がキャリア開発の視点で全体を見ることによって，コミュニケーションエラーを少なくすることができるのではないでしょうか．

3　ジェネラリストかスペシャリストかの選択

　経験上，男女問わず，ワーク・ライフ・バランスや職業人としての習熟度

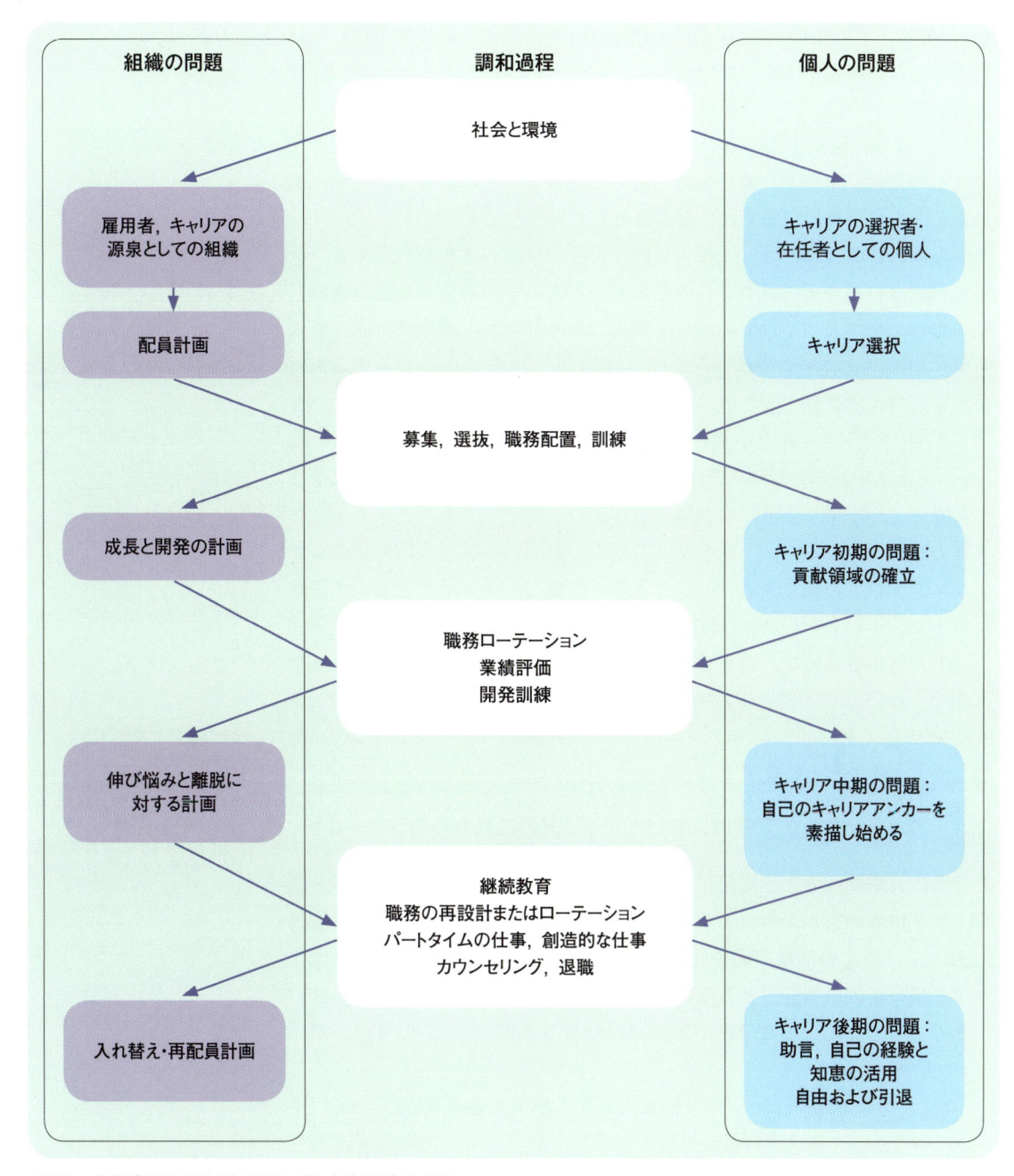

図2 人間資源の計画と開発：経時的発達モデル

エドガー H.シャイン：キャリア開発の視点．キャリア・ダイナミクス（二村敏子ほか訳），白桃書房，p4，1991より引用

から考慮すると，30歳前後を目安にジェネラリストとスペシャリストのいずれを目指すのか，あるいは管理職を目指すのかを目標管理・面接のなかで選択させたほうがよいと考えています．

　理由の1つは，その時点で明らかな目標を見い出していなくても，自身のキャリアディベロップメントに対する課題を見つけるきっかけになるからです．

2つ目は，その年齢（経験年数5～6年程度）以前では，現場で習得しなければならない知識や技術が多いうえに，毎日の多忙な業務に追われており，看護師自身が「キャリア」を想定しきれないからです．

1人では，組織が求めるものと自身の客観的評価はわかりにくいものです．そのため，業務から離れて落ち着いた環境で行われる目標面接は，管理者とともに自身の立場を振り返る場として有効だと考えます．

ちなみに目標管理では，①個人目標と組織の目標の遂行を評価する，②個人目標は自己実現に基づくものであり，本人のもつ資質や適正を組織目標の遂行の視点としてみている，③個人のキャリアから将来の可能性を鑑みて，組織が必要とする能力を育成・活用する，④組織が必要とする人材を将来に向けて教育するための計画を組み立てる，ことが行われています．

一方で「学習・研究能力が高いからスペシャリストになれる」，あるいは「スペシャリストであるから管理職の適正がある」といえるかといえばそうではないようです．大勢の看護師を巻き込むことができるバイタリティと精神力を有しているのか，患者だけではない組織の多様な人間関係のなかでマネジメントを成立することができるのかなど，キャリアを選択する際にはアセスメントをしなければなりません．

ほとんどの看護師は，キャリアを選択する際に十分なセルフアセスメントができないので，他者からの支援を要します．第三者からキャリア・カウンセリングを受けたり，ツールを使って自身の「キャリアアンカー」を知ったりすることも必要です．

キャリアアンカー
career anchor
仕事上の専門を選ぶことにつながっていく能力（コンピタンス），動機，価値観について，自分のなかでまとまったいくつかの領域をさす[4]．

④ クリティカルケア領域におけるキャリアのこれからのフィールド

社会に目を向けると，高齢化が急激に進む日本の社会情勢のなかで，臨床や在宅医療の形が大きく変革しています．プライマリケアを実践する場において，患者の健康問題を自律的に判断し提供できる，クリティカルケア領域の看護師の能力と技術が必要となっています．とくに臨床のスペシャリストとして，「高度実践看護師」や「特定看護師」としての活躍が期待されています．

「高度実践看護師」とは，一般社団法人日本看護系大学協議会が，2005（平成17）年度から高度実践看護師制度推進委員会を発足し，その教育課程を審議しているものです．「特定看護師」は，一般社団法人日本NP教育大学院協議会が中心となって，欧米にあるNPの導入を働きかけ，現在では同協議会が大学院教育課程を設置し，NP資格認定試験を設け認定しています．

両者はともに，医療現場における看護師の役割拡大を図るとともに，質の高い高度な看護実践能力をもった看護師の育成と輩出を目指すものです．

国の動向では，2010（平成22）年から厚生労働省において，看護師の業務を見直すための審議・検討が始まりました．2014（平成26）年6月に「地域における医療及び介護の総合的な確保を推進するための関係法律の整備等

NP
nurse practitioner
ナースプラクティショナー

に関する法律」が成立し,「特定行為に係る看護師の研修制度」が創設されています.そして「医師の包括的指示のもとで特定行為(手順書による一部の診療行為)を実践する」ための審議が継続され,14年12月24日に厚生労働省医道審議会保健師助産師看護師分科会看護師特定行為・研修部会において,「特定行為及び特定行為研修の基準等に関する意見」が取りまとめられました.

　これらのことから将来,現場のスペシャリストを目指して,キャリアディベロップメントを展開する看護師のフィールドは広がっていくといえます.

　一方,看護管理に着目すると,上記法律のなかで「包括的ケアマネジメント」を提言しており,地域で診療行為を行う「小規模多機能型訪問看護ステーション」や「在宅療養支援診療所」の設置が進められていきます.この「包括的ケアマネジメント」では,患者のヘルスサービスにおけるクリティカルケアの判断や展開が必要になります.これらを統括する看護管理者にとって,「クリティカルケア」を自身の専門領域にしていることは,看護管理・マネジメントに有効であると考えています.

まとめ

　クリティカルケア領域のキャリアディベロップメントを看護管理の視点で述べてみました.

　クリティカルケア看護が展開される急性期看護は,今後も裾野を広げるであろうという期待があります.なぜならば国の政策が地域包括ケアシステムに向けて動き出しているからです.

　看護師のフィールドはあくまでも臨床・現場です.この変化する有機的な対象に,私たちは柔軟に対応する能力が求められています.

　ここ数年で病院組織の管理に対する考え方が,政策の変化や病院経営の企業参加とともにダイナミックに変化していると実感しています.私たち看護師は,自身のキャリアディベロップメントを,組織や他者に語る勇気をもたなければならない時代に入っています.

引用・参考文献
1) 小森一平:大学発のキャリアコンセプトメーキング 就活本を読む前のキャリア開発講義,静岡学術出版, p74, 2012
2) CANADIAN COUNCIL FOR CARRER DEVEDLOPMENT: What is carrer development. http://cccda.org/cccda/index.php/the-career-development-profession/what-is-career-developmentより2014年10月1日検索
3) 松田憲二:民間企業におけるキャリア開発プログラム ジョブ管理からキャリア管理へ.特集 看護職員のキャリア発達をどう支援するか,看護展望14(8): 34-40, メヂカルフレンド社, 1989
4) エドガー H.シャイン:セルフ・マネジメント.キャリア・アンカー(金井壽宏ほか訳),白桃書房, p5-15, 2014
5) エドガー H.シャイン:キャリア・ダイナミクス(二村敏子ほか訳),白桃書房, p1-15, 1991

第2章 クリティカルケア領域におけるマネジメントの実際

環境(教育)のマネジメント

臨地実習支援

大槻 勝明

クリティカルケア領域の看護ケアと臨地実習

　近年,医療技術の進歩や高度化に伴い,看護においても高度な専門的知識と実践能力,判断能力が求められるようになっています.とくにクリティカルケアを必要とする患者は,呼吸・循環系障害や代謝異常,臓器障害,過大侵襲手術,外傷などさまざまな原因により身体機能が障害されることで,セルフケア能力が低下するだけでなく,生命維持(恒常性維持)が困難な状況に陥る可能性があります.

　そのため,患者の生命は人工呼吸療法や補助循環療法,体外循環療法,種々の輸液療法,薬剤療法によるサポートによって維持されます.しかし,これらの治療は侵襲的処置であり,身体的苦痛および言語的コミュニケーション障害や手段の制限などによって,心理的・精神的苦痛を助長させる要素ともなります.

　このような状況下での看護ケアは,専門的な知識と技術を要します.日本看護協会は,厚生労働省「看護制度検討会報告書」における専門・看護管理者の育成の提言を受け,1994(平成6)年に専門看護師制度,1995(平成7)年に認定看護師制度を発足しました.クリティカルケア領域関連(2015年6月現在)では,急性・重症患者看護専門看護師(22機関)177名,救急看護認定看護師(5機関)921名,集中ケア認定看護師(4機関)939名が認定され,専門性を活かした実践を通し看護の質向上に寄与しています.

　一方,看護基礎教育の現場では看護実践能力育成の充実が課題とされており,臨地実習における体験学習は実践能力の育成に関与することから,実習内容や指導方法が重要視されています.

　本項では,クリティカルケア領域における臨地実習支援とそのかかわり方について概説します.

クリティカルケア領域での看護系の臨地実習では，看護学生，認定看護師教育機関および専門看護師教育機関における学生が対象となります．それぞれ実習目的・目標には相違があり，対象者の実習目的・目標に沿った指導・支援が重要となることは周知のとおりです．

　看護学生においては，クリティカルケア領域の特徴として，医療機器を中心とした治療環境や患者の重症度などから学生にさまざまな不安をもたらす可能性も高く，学習の場としての適切性が問われる傾向にあります．また，この領域における看護の役割は，生命力に対する援助，優先順位の判断，さまざまな医療機器の操作，病態の知識，安全・安楽に対する援助など多肢にわたり複雑であることから，成人看護学実習の急性期看護の位置づけのなかで，見学実習が主流となっています．

　一方，認定看護師教育機関，専門看護師教育機関における学生は，看護師としてそれぞれの施設で5年以上の臨床経験を有していることから，実習支援やかかわり方も難しいといえます．

成人学習者の特徴と実習支援

1 成人学習者の特徴

　1970年，成人教育学者であるマルカム・ノウルズが，著書『成人教育の現代的実践』のなかで，成人の特性を活かした教育理論としてアンドラゴジーの考え方を提唱しました．これは，子ども中心の教育理論であるペダゴジーと対比され，理論構造の要点としては以下の4つにまとめられています[1]．

1) 学校教育では，学習者が教師から知識が教授される傾向にある．しかし，人間は成熟するにつれ，自己概念が依存的なものから主体的なものへと変化していく．したがって，成人の学習者の援助者は，この主体的・自発的であろうとする心理的欲求に応えなければならない（自己概念と学習者への動機づけ）．
2) 人は成長するにつれより多くの経験をもつようになるが，この経験は学習のための豊かな資源になる．また，成人は実際に経験して学んだものにより，よりいっそうの意義を与える．したがって，成人教育において経験の開発が重要な手法となる（経験）．
3) 学習へのレディネス（準備状態）は，学校教育では，心身の発達段階や社会・学校からの圧力により生じことが多いため，同年齢層のものは同様の教材を学ぶ．一方，成人教育では，生活上の課題への対処という観点から，何かを学ぼうとする要求が生じることが多い．成人学習の援助者は，こうした要求に対し動機づけ，社会的発達課題を考慮しつつ，学習プログラムを提供する必要がある（学習へのレディネス）．
4) 学校教育では，卒業後の成人生活での応用のために，教科中心的なカリキュラムが組まれる．一方，成人教育では，学習内容の適用の即時

アンドラゴジー
andragogy
成人の学習を援助する技術と科学

ペダゴジー
pedagogy
子どもの学習を援助する技術と科学

性が強調され，カリキュラムも現実の課題領域中心で組まれることが多い．学習内容中心型ではなく，問題中心型である（学習への方向付け）．

これらの理論構造をもとに，①教育的な環境づくり，②ニーズと関心の査定，③学習目的と目標の決定，④包括的なプログラムの計画，⑤プログラムの実施，⑥プログラムの評価という一連のサイクルとして示されています．このように成人教育者には特徴があり，それに沿った学習法，指導法が重要になっています．

2 成人学習者への実習支援

それぞれの教育機関にはこれらをふまえた教育プログラムが組み込まれており，そのなかの1つに臨床実習があります．したがって，臨床実習には目的・目標があり，実習を受け入れる施設（実習指導者）としては，それぞれの実習目的，目標を熟知し，それらを達成できるよう環境調整を中心とした支援を行っていくことが重要になります．各領域の実習目的については，**表1**を参照ください．

看護基礎教育では，クリティカルケア領域の実習目的および目標については，それぞれ相違はあるものの教育機関が設定しています．基本的には見学実習を通し，クリティカルケアの場と患者の特徴，看護の特徴，患者への配慮，チーム医療の実際を知ることが目標となるでしょうか．基礎教育においては，主体性を重視するというより，さまざまな見学や体験をとおし，机上学習と関連づけることや気づきが得られるよう支援的なかかわりをもつことが重要になります．

認定および専門看護師教育では，目標については学生個人が設定するため，個々により目標が異なりますが，基本的には学生の主体性を重要視するので，指導者はあくまでもそれをサポート，調整するという立場でかかわることが重要といえるでしょう．実習支援とかかわりについて**表2**に示

表1　各領域の実習目的

領域	実習目的
看護基礎教育	※教育施設によってさまざまである
救急看護	①看護過程に沿った救急看護実践を行い，認定看護師として熟練した実践を行うためのアセスメント能力およびケア能力を身につける ②臨床看護師への技術指導を通して，臨床事例の問題解決をすることができる
集中ケア	①生命の危機状態にある患者およびその家族に対し，熟練した看護技術を用いて水準の高い看護実践能力を養う ②生命の危機状態にある患者およびその家族の看護について，ほかの看護者に対して指導・相談ができる能力を養う ③ほかの医療職および医療チームメンバーとの円滑な人間関係を保ち，自律的・倫理的に行動し，他職種との連携・協働の中で看護の質を向上する能力を養う
急性重症患者看護	クリティカルな状態にある成人と家族に対する救急医療，集中治療，高度医療の特性と課題，高度な看護実践・調整・教育・コンサルテーション・倫理調整の必要性とあり方，専門看護師の役割と課題について学習する

表2　実習支援とかかわり

1）学習上の悩みや困りごとを相談しやすい環境（物理的・人的）をつくる

- 早く環境に慣れるよう配慮する
- 話しかけやすい雰囲気をつくる
- 記録の場，カンファレンスの場を確保する
- 学生の強みを見つけ強化する
- 実習に対する期待感を高める（対話することの価値観を高める）

2）直接的経験を把握する

- 学生と対話する（よく聞き，受け止める：傾聴，共感）
- 直接的経験を把握するための時間を確保する

3）直接的経験の意味づけの援助をする

- 経験から学べる看護（学習可能内容）を考える
- 学生の反省的思考を深める
- 違う視点を示し，ときには思い込みを論破する

4）エンパワーし，自己効力を高める

- 自主的学習が促進するように関わる
- 成功体験を経験してもらう
- ロールモデルとなり，モデリング効果を高める
- マイナス思考をポジティブシンキングに切り替える

しますが，いずれにおいても相談しやすい環境づくりと学習者と有効なコミュニケーションをとることが，実習指導者としてのかかわりのなかで最も重要であると考えます．

引用・参考文献

1）堀薫夫：マルカム・ノールズの成人学習評価論，1991
　https://ir.lib.osaka-kyoiku.ac.jp/dspace/bitstream/123456789/27378/2/gakushu_p179-206_2.pdf より 2014 年 11 月 2 日検索
2）片穂野邦子ほか：成人看護実習における集中治療部見学実習での学生の学び，県立長崎シーボルト大学看護栄養学紀要 6：43 - 48，2005
3）吉村弥須子ほか：周術期看護実習における学生の体験からの学び-ICUに入室した患者への術後看護の体験-，大阪市立大学看護学雑誌 3：49 - 60，2007
4）中村伸枝ほか：専門看護師・認定看護師の実習における評価票の検討，千葉大学大学院研究科紀要 34：33 - 37，2010
5）鈴木康美：わが国の看護と医療の領域における成人教育・成人学習に関する文献考察，人間文化創成科学論叢，第 15 巻，p211 - 219，2012

第2章 クリティカルケア領域におけるマネジメントの実際

● 環境(教育)のマネジメント

リソースナースの活用

浅香 えみ子

リソースナース活用の目的

　看護管理者がリソースナースを活用する目的は，2つあります．1つ目は看護サービスの質の維持・向上であり，2つ目はリソースナースとしての活動を手段とした看護師の人材育成です．

　リソースナースを活用するうえでは，看護管理者，とくに部署(病棟)の管理者(師長)の役割が大きくなります．なぜなら，リソース(資源)がリソースとなりうるのは活用者にとって価値を見い出されたときであり，活用者の価値観に影響する性質であることに起因しています．リソースナースをいつ，どの場面で，どのような側面を活用するかは，看護管理者による組織運営の動向とのすり合わせが重要だからです．

　管理者がリソースナースの活用を検討する際に考慮すべき課題として，リソースナースのキャリアの課題があります．臨床の組織体制において，看護師のキャリアを明確に示すものは役職のみです．組織の管理機能におけるキャリアを，リソースナースに踏ませるという矛盾が多く生じています．この課題をどうとらえ，対応策をもつかもまたリソースナースの活用を考えるうえで必要な視点です．

リソースナースとは

　リソース(resource)とは，目的を達するために役立つ，あるいは必要となる要素のことです．リソースナースという和製単語の意味するものは，医療活動がゴールに向かう過程において有用な知識や技術を提供する看護師と解釈できます．

　クリティカルケア看護を特徴づける実践の場の特性であり，この領域を専門とする看護師が対応する状況と想定されるのは，「急激に生じる生命の危機状態」です．この特性のなかで，患者の「生命と生活の質の向上」を目

指すうえで有用な知識や技術を提供する看護師を,「クリティカルケア領域のリソースナース」と説明することができます.

実存するクリティカルケア領域のリソースナースとは,多くの医療機関のホームページを閲覧するかぎりでは,日本看護協会認定制度の専門看護師と認定看護師をさすことが少なくありません.また,さまざまな学会等の認定制度に基づく資格取得者をリソースナースとして紹介しています.施設ごとの相違は,個々の施設条件のもとで,必要とする知識や技術に違いがある(組織ニーズに相違がある)から生じます.

クリティカルケア領域のリソース

クリティカルケアの実践による看護サービスの提供は,リソースナース以外の看護師が日々実践しています.どのようなリソースが必要とされるかは,実践場面の状況・条件により多様です.そのなかで,どのような状況であっても必要となる「クリティカルケア看護実践に必要な能力」として表されるものが,必要なリソースとして一般的なものです(表1).

これらの能力の全般に卓越しているナースが,クリティカルケア領域に専門性を置くリソースナースです.日本看護協会認定制度の急性・重症看護専門看護師や集中ケア認定看護師,および救急看護認定看護師等がこれに相当します.また,個々の施設ごとに,「急激に生じる生命の危機状態」への対応に必要とされる「クリティカルケア看護実践に必要な能力」を特定し,その能力評価のもとに,リソースナースとして承認したものなどがあります.

一方で,「クリティカルケア看護実践に必要な能力」の全般に卓越してはいないが,患者の「生命と生活の質の向上」に向けた看護サービスのなかで一定の部分に優れた知識と技術を提供できる看護師もまた,クリティカルケア領域のリソースナースといえます(図1).

たとえば,皮膚排泄ケア認定看護師はクリティカルケアに対応する卓越

表1 クリティカルケア看護実践に必要な看護師の能力

- 生命機能低下患者への卓越した身体ケア技術
- 患者・家族の気持ちに沿うケア技術
- 全人的苦痛の積極的緩和技術
- 急性状態から死にいたる人へのケア
- (医師との)交渉能力とコミュニケーション技術
- 自己教育力と他者教育力

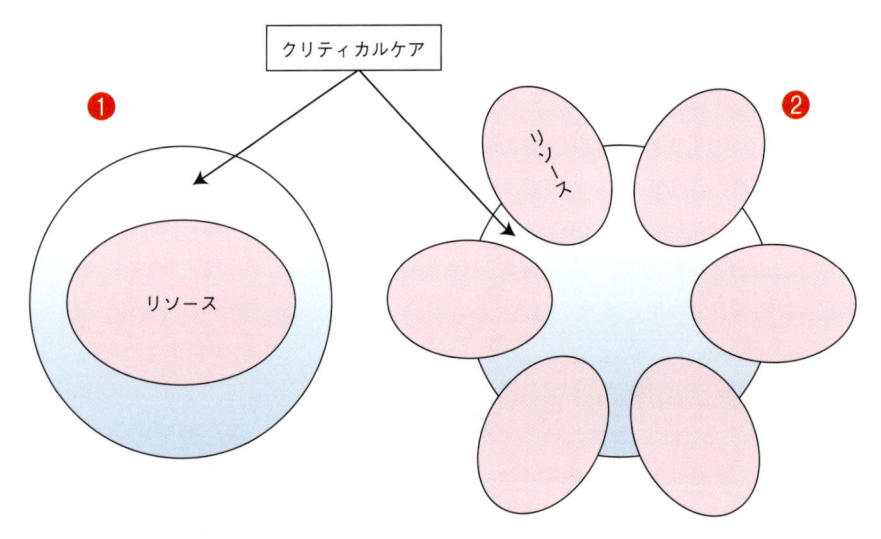

❶ クリティカルケア場面において，1人のリソースナースが領域全体をカバーする
❷ 複数のリソースナースが，クリティカルケアに有用なリソースを提供する

図1　クリティカルケア領域のリソース

性はありませんが，創傷管理の知識や技術は「急激に生じる生命の危機状態」における患者の創傷管理においても有用なリソースとして機能します．また，摂食・嚥下障害看護認定看護師による嚥下機能のアセスメントは，栄養摂取機能，免疫機能の維持を期待するクリティカルケア実践で重要な判断材料を提供しています．

クリティカルケア領域に専門性を置くリソースナースの他領域での活用性

　クリティカルケアでは，身体機能の障害を多様な機器・薬剤等で代替や補助する手段がとられることが多くあります．そのため，看護師は人工呼吸器，人工透析，モニタリング管理に長けています．生命の危機回避に必須なアセスメントとして，呼吸，循環，意識の状態判断および異常時の初期対応能力は高く，クリティカルケアの場面以外において，迅速かつ的確にこれらに対応する必要性がある場面での活用性可能性は高くなります．

　このようなクリティカルケア領域のリソースは，一般の看護師にとって専門的知識と技術を得ることができる貴重な資源となります．また，患者の命を守ることへ大きく貢献し，医療安全の側面において医療者が習得するべき基本的技能を，直接的または医療者の学習機会を用いて提供することができます．生命の安全を担保する目的において領域を限定せず，あらゆる場面での活用の可能性が存在します．

　クリティカルケアの対象は治療を必要とする患者本人ですが，生命の危機的な状態にある家族成員を囲む家族は，家族機能維持においてサポートを必要とします．いわゆる危機状態に対する患者家族への支援です．突発

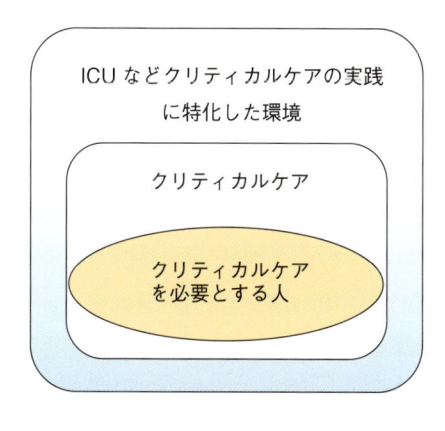

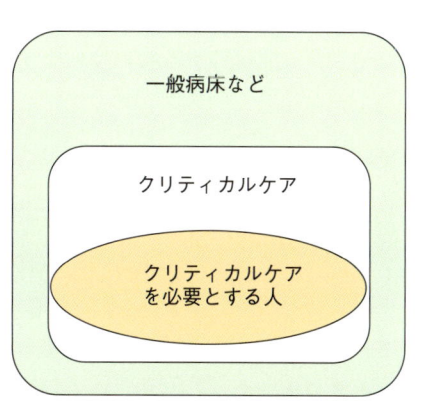

図2　クリティカルケアが提供される環境

的な状況や危機的な状況における家族の心身及び社会的側面における支援は，背景となる状況の特性を瞬時に判断し行動するといった，通常の家族看護にはない特性があります．

このようなニーズは，必ずしも集中治療室や救急病棟でのみ存在するわけではありません（図2）．緊急入院の場面，突然の病状変化，新たな悪い情報の追加直後などさまざまに存在します．このような場面で，どのようなケアが実施可能かの判断や看護計画，実践を提供することが可能でしょう．

リソースナース活用のあり方

看護管理においては，前述のように看護サービスの質の維持・向上，いわゆる医療ニーズに応えるために，リソースを活用することになります．クリティカルケアに向けられた医療ニーズは，患者（クライアント）のニーズ，組織のニーズ，地域のニーズから成り立ちます．

看護管理者は「リソースナースが看護師の実践に有用な知識や技術を提供するという行動は，多様形体のニーズに対応する」という認識をもつ必

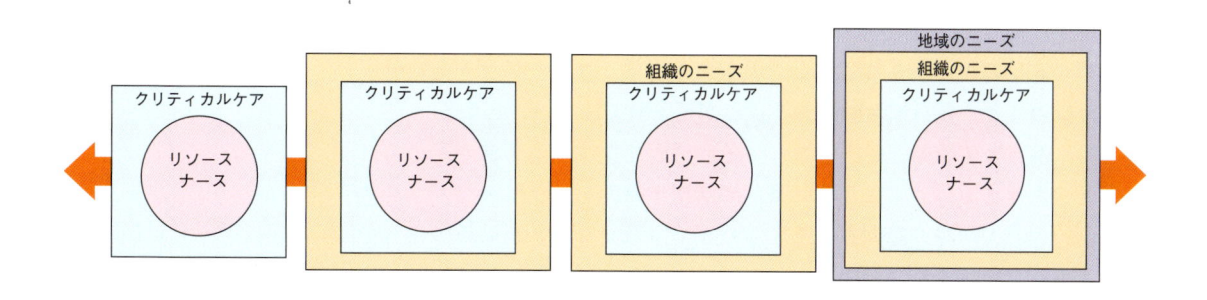

図3　リソースナースの役割期待と組織の関係

要があります．これを前提とすることで，看護管理者としてリソースナースをどのように活用するべきか，活用のするために何をするべきかが見えてきます(図3)．

1 患者(クライアント)のニーズ対応

　リソースナース自身がケアを実践することと，チームで有用な看護ケアを提供するためのシステムをつくることで，患者のニーズに対応することができます．リソースナースの有用性は，状況(人・物・場)に応じて臨機応変にケアを提供できることです．このことは，必ずしも受け持ち患者やチーム内の患者にかぎらず，ケアの相談を通してあらゆる場にいるクリティカルな患者へのケアを創り出していくことができます．

　一般の看護師は，医療ミスがないように確実な処置の実施が目標になっている場合が少なくありません．しかしリソースナースの存在によって，通常では充足できないクリティカルケアの環境における日常性の提供を可能にします．また，クリティカルな状況におかれた患者であれば通常以上のニーズが当然に存在していると考え，新たなニーズを掘り起こし，積極的なニーズ充足を目指した実践によって看護サービスの向上が期待できます．

2 組織のニーズ対応

　組織のなかで行われる医療サービスは，すべてが組織のミッション，ビジョンに通ずるものです．すなわち，クリティカルケアも組織が目指すベクトルのなかに統合されるものです．このプロセスのなかにリソースナースの活用法を見い出すことで，組織のニーズに対応することが期待されます．

　組織のニーズを見極めるためには，後述する地域のニーズを含めた組織分析をベースにおくことになります．地域ニーズが明らかになると，クリティカルケアの役割と方向性が見い出せ，クリティカルケアのミッションとビジョンが明らかになります．そこから具体的なプランを導くと，このなかにリソースナースの活用の場面が散在してきます．

　リソースナースのもつ多様な能力をいつ，どのタイミングで，どのように活用することで，リソースの効果を最大にすることができるのかを組織ニーズの充足の視点から検討する必要があります．リソースナース自身が組織分析のもと，独自に活動できることが望まれます．

　その一例として職務記述書をもってその活動を提案する方法が用いられることがあります．さらにより効果的に活用するためには，リソースを熟知した管理者が組織の動向を把握するなかで，リソース活用時期，内容をタイムリーに提案することにより，より活用性を高めることができます．

　組織内の実践は，1つの方向性に向かって計画されますが，その実態は必ずしも一方向ではないこともあります．PDCAサイクルのスパイラル

アップの軌跡上で，行きつ戻りつを繰り返すことが多くあります．このような状況において，リソースナースのタイムリーな活用は，看護管理者が組織の動向を読み解き，リソースナースの活用のタイミングと内容を見い出せるか否かにかかっているといえます．

3 地域のニーズ対応

前述の組織のニーズは，施設が立地する地域のニーズを前提に置く場合が多くあります．よって，現場のリソースナースの活用の最終的なアウトカムは地域のニーズへの対応といえます．

看護管理者は，組織のミッションにベクトルを合わせたマネジメントをするうえで，地域が自施設に期待すること，そして組織が自部署に期待することといったフローで考える必要があります．その過程として，さまざまな手段を計画するなかに，リソースナースの活用を加えていきます．

クリティカルケア領域に専門性をおくリソースナースの特徴は前述のとおりですが，その特徴をどのような文脈の中で活用するかによって，アウトカムは変化します．地域のニーズという状況が現状のリソースナースの可能性を広げることもあります．活用のタイミング，方法は看護管理者の地域・組織のニーズの把握，予測性にかかっているといえます．

リソースナースの育成

1 キャリアパス

リソースナースのキャリアは，一般看護師としての成長に続く延長上にリソースナースとして進む分岐点があります．

個人特性を活かし，個人の希望や能力に合わせてリソースナースへの育成を計画する場合や，組織の計画による看護師育成としてのリソースナース育成という場合もあります．いずれも個人の意思と計画的な育成が必要です．個人および組織の目標のすり合わせのもとに，何を，何時，どのように学習し育成するのかの計画を，看護管理者と個人（看護師）の共同作業によるキャリアパス設計として立案します．

リソースナースとしての活動を始めた後も，そのキャリアアップは継続されます．より高い専門性への向上を支援するために何が，何時，どのように必要となるかを計画します．その支援には，看護管理者は専門性の理解のもと組織ニーズとの関連性を図りつつ，リソースナースとしての能力向上のステップアップを意図とした人材育成マネジメントが求められます．

キャリアパスのなかでは，職位（役職の順位）の課題があります．看護職の職位は，一般には管理者としての役職（個々の業務に対する名称）をさすことが多いでしょう．看護管理は看護職の1つのキャリアパスですが，そ

のほかの能力に職位が付与されることは多くありません．そのため，リソースナースが組織の役割のなかで，一定の役割を果たしていることの表現（評価）が難しい状況です．そのようななかで，看護管理役職の名称を付与している場合が多くあります．その結果，リソースナースが看護管理役割とリソース役割の二足のわらじを履く現象が生じています．

専門領域によっては，その実践にマネジメントを手段とするものもあり，必ずしもリソースナース役割と看護管理役割のすべてが区分される必要はありませんが，組織内規定によって役職名による管理役割が規定されており，役職を付与されることでリソースナースであっても看護管理業務全般を担うことになります．

効果的・効率的なリソースナースの活用と育成をするためにはリソース役割に名称が付与され，その役割の中に職位を明らかにできるシステムがあれば，このような事態を解決することができます．看護管理に職位があるように，リソース機能に職位をもたせるシステムが本来の望まれる形です．

2 複数のリソースナース

同領域の複数のリソースナースの活用や，多領域の複数のリソースナースを活用する場合があります．いずれも，看護サービスの質の維持・向上と人材育成の視点のマネジメントが期待されています．

リソースナースは一人の看護師であり，個々に特性があります．これを見定め，リソース役割のなかの何を，何時，どのように活用するかを計画します．単独の場合とは異なり，個々のリソースナースの成果が当該領域の役割のすべてを網羅しないため，特定領域のリソースナースとしての活動に充足感がもちにくくなる場合があります．

個々の役割が，部署，組織，地域のニーズに対して，そのような関連性をもち，何に意味をもつかを常に意識できるように役割の明確化と実践過程と成果のすり合わせが必要です．

リソースナース同士が有機的に協働できるようにするためには，相互理解が必須です．リソース役割という共通点や，同領域であったとしても個々が考える看護サービスのあり方には相違があります．お互いの活動が見え共有できる場（たとえばリソースナースミーティングなど）の開催は有用です．リソースナースが専門領域を超えた連携をすると，そのアウトカムは非常に高くなります．

*

クリティカルケア看護に特徴的な看護サービスの要素をもつリソースナースを活用する看護管理者は，リソースの専門性を熟知し，地域や組織，そして患者・家族のニーズの充足のプロセスを常にイメージしておくことが必要です．

第2章 クリティカルケア領域におけるマネジメントの実際

環境(教育)のマネジメント

看護研究

卯野木 健

研究を行うことは本当に必要か

「看護研究」は，管理者として避けては通れないものであることが多いのではないでしょうか．多くの施設で看護研究を「〇年目の看護師」に義務づけたり，昇格の要件にしている場合もあります．このようなあり方に関しては，大きな問題があります．

問題の一つめは，指導者が不在であることです．看護研究の指導が十分にできない指導者が，よくわからない指導を行い，(多くの場合，指導内容がよく変わるので)指導を受ける看護師も右往左往し，最終的にもう二度と研究なんてやりたくない，と感じてしまうことは少なくありません．

日々の実践のなかで疑問をもち，それを研究的な手法で明らかにする作業をつらいことだととらえてしまうのはよいことだとは思えません．本来，研究は研究を行いたい人が行うべきものであって，(たとえば全員に強制するなど)無理強いすることではありません．看護師の本分は看護実践であって，研究ではありません．

しかしながら，知らないことを調べる能力(探求する能力)は必要です．本項では研究手法の前に，知らないことの「調べ方」に関して述べようと思います．

研究の価値

とはいえ，研究や研究に付随する活動には価値があります．とくに研究の結果は別として，研究を通じて学ぶことは少なくありません．そのため，多くの人に研究を体験してほしいと考えます．そのためには多くの学会発表や論文掲載経験のある指導者と，やる気のある(あるいはこれからやる気が出る可能性を秘めている)スタッフが必要となります．

また，とくに学会で発表する，また，参加することには大きな意義があ

ります．それは発表内容というよりも，むしろ人的なネットワークをつくり，自施設以外の実践を知り，それらを自施設にフィードバックすることにあると考えます．また，仕事への動機づけも高まることが少なくありません．

ここではいわゆる国際雑誌に受理（アクセプト）されるような論文を作成するための研究のみの話ではなく，一般的にスタッフが行う学会発表に向けた研究に関しても視野に入れながら述べていきます．

研究をする前に

1 臨床の疑問を解決する方法

研究はやりたい人がやればよいと述べましたが，ここではやりたくない人にも重要な話をします．それは，臨床の疑問をいかにして解決するか，ということです．臨床ではさまざまな疑問に遭遇します．たとえば「Aさんは朝ものすごく機嫌が悪いのに，昼になるとニコニコなのはなぜか」「サンプチューブの青ルーメンがときどき結ばれているのはなぜか」「大動脈解離の患者は，なぜせん妄になることが多いのか」など，疑問には事欠きません．

疑問を解決するには，①先輩に聞く，②Yahoo!知恵袋に聞く，③Googleで調べる，④文献にあたる，などの方法があります．②Yahoo!知恵袋に聞くは，①先輩に聞く，の拡大版にあたります．疑問の種類によって，適切な情報源は異なります．Aさんの機嫌に関しては，先輩が最も妥当な情報源でしょう．しかし，大動脈解離とせん妄に関しては，Googleか文献が適切な情報源になる可能性が高いでしょう．

では，Googleと文献はどこが違うのでしょうか．多くの読者は，Googleはその信用性が担保されていないと考えがちなのですが，しかしそれならば，文献も必ずしもその信頼性が担保されているとはいえません．文献にあたるというと格好よく聞こえるかもしれませんが，それは信頼性の高い文献にあたった場合のことであって，そうでなければインターネットの情報とたいして変わりはありません．

2 文献について

まず，文献にはいくつかの種類があります．最もよく目につくのは商業誌です．これは読者が購入することで，利潤をあげている雑誌や書籍をさします．書いた原稿は編集担当者が誤字脱字をチェックしたり，編者がまとめてチェックしますが，それほど厳しく内容を確認されるとはかぎりません．誤った引用や記載は，残念ながらよくみられます．

ほかには，学術誌があります．これは，学会員になると送られてくる雑誌です．基本的には執筆者が研究を行った結果を掲載するもので，執筆者

が「投稿」するものです．

　一般的に，学術誌には厳しい査読があります．具体的には複数人の査読者（reviewer）が原稿の内容をチェックするもので，その雑誌にふさわしくない内容であったり，記述が稚拙であったり，論理構成が不十分であれば掲載されません．通常，一度で掲載されることは少なく，何度も書き直しを行ったり追加で分析を行ったりすることによって掲載されます．

　一般的に「きちんとした」研究は，この手の雑誌に投稿するのが慣例となっています．逆にいうと，このような学術雑誌に載っている文献は信頼におけることが多いのです．

　しかしながら，学術雑誌にも質があります．人気が高い学術雑誌には投稿したい人が多く，たとえばよく耳にする「Nature」とか「Science」などはその代表格です．

　これらの雑誌は，Impact Factorという「どれだけその雑誌が引用されたか？」でランク付けがされています．研究者はImpact Factorができるだけ高い雑誌に投稿します．言うまでもありませんが，Impact Factorが高い雑誌は英語で書かれています．英語でなければ世界中の人が読めないのでインパクトを与えようがないのです．かくして，信頼性の高い論文は英語になります．残念ながら世界は日本語を中心に回っていないのです．

　そうすると，文献に書いてありそうな疑問を解決するには，英論文を読むことになります．しかし，それでは論文以前に英語の問題になってしまいます．幸いなことに，最近では英論文をレビューしてくれている雑誌が複数ありますので，それらを参考にするとよいでしょう．

研究を読む

1 英論文を読む

　研究を読めなければ，研究はできないといっても過言ではありません．それは音楽を聞いたことがない人に，音楽をつくらせることに似ています．研究をするために重要なことは，まずは研究を読んでみることです．先に述べたように，残念ながら多くの論文は英語です．

　「これはいい研究だ！」と思った研究者が，わざわざ日本語の雑誌を選んで投稿することはほとんどありません．なぜなら，英語の雑誌のほうが圧倒的に読者が多くなるからです．では英語の論文を読むにはどうすればよいのでしょうか．これはなかなか難しい問題です．

　直接，英論文にあたるのは骨が折れる作業でしょう．そこで，最も簡単なのは，英論文を多くレビューしている日本語の雑誌を読むことです．それを読むと，あるテーマに関する研究の流れや考え方の潮流がみえてくることが少なくありません．重要な研究は，そのような雑誌でたびたび引用されます．また，近年ではブログやTwitterでも最新の研究が紹介される

ことがありますので，それらを活用してもよいでしょう．

2 研究論文を検索する

　研究論文の検索には，PubMedを使用することが通例です．日本語の文献のみを調べたい場合，医学中央雑誌を施設が契約していればそれを使用することもできます．しかし，論文数だけをみても医学中央雑誌は世界中の文献のうち，日本語で書かれたかぎられたもののみを掲載しているのみであり，医学中央雑誌で文献が見つからなかったから研究が行われていないととらえることはできません．

　PubMedでは，多くの論文が短文の抄録（abstract）を掲載しています．抄録からおおむねどのような研究が行われ，どのような結果になったのかを掴むことが可能です．多少骨の折れる作業かもしれませんが，一読することをお勧めします．

研究のデザイン

　研究のデザインとは研究の手法のことです．簡単に分けると，研究の手法は，①観察研究，②介入研究，③症例研究に分かれます．

1 観察研究

　観察研究とは，母集団（観察対象とする集団）を眺めて，何かの発生率やその発生に関与する因子を見つける研究です．クリティカルケア領域では，さまざまな新しい概念が提案されます．たとえば「せん妄」もそうですし，近年では人工呼吸器関連事象（VAE）もそうといえます．そのほかに，PICSなども該当します．

　これらの概念が提唱されたら，まず必要になるのが発生率の調査です．また，同時にその概念が，どの程度患者の予後と関連があるのかが調査されます．これらにより，「重要さ」がわかることになります．このような段階で重要な役割を果たすのが，観察研究です．せん妄の発生率を調べるために，「3か月間，ICU入室患者のせん妄の発生率を調査しました」というのは観察研究になります．

　このような種類の研究では，発生率とリスク因子を調査することができます．せん妄の例でいうと，せん妄になったかどうか以外に，せん妄と関連しそうなデータを一緒に収集することによって，どのような患者がせん妄になりやすいかを調べることが可能になります．

　観察研究には，前向き（prospective）と後ろ向き（retrospective）研究があります．前向き研究とは，いま現在よりデータを収集し始めるタイプの研究であり，後ろ向き研究はいままでに収集された診療録等からデータを収集するタイプの研究です．

　後ろ向き研究は，すでにデータが集まっているので根気があればデータ

PICS
post intensive care syndrome
ICUでの治療後の長期アウトカム悪化に関連する障害

をすぐに収集できるメリットがありますが，記録されていない事象に関しての情報は得られませんので，限定的な結果しか得られないことが多いといえます．たとえばせん妄の発生率を後ろ向きに調査しようとしても，そもそもせん妄スクリーニングツールを記録していなければデータを得ることができないことになります．

2 介入研究

介入研究とは何かの介入，つまり研究の意図をもって何かを行う，または意図して行わない研究をさします．ある薬剤を使用したり（あるいはしなかったり），あるリハビリテーションを取り入れたり（取り入れなかったり）する研究です．この研究は，その介入が有用か否かを検討する目的で行われます．

研究の意図をもって介入を変化させるので，倫理的な問題が生じることが少なくなりません．たとえば，その介入はすでにほかの信頼性のある研究で無効であることが証明されているとしましょう．その場合，また，再度無効といわれている介入を行うことには倫理的に問題が生じます．そのため，介入研究のハードルは観察研究よりも高くなります．

つまり，その介入の効果は本当によくわかっていないといえるだけの根拠が必要となります．一般的にはハードルの高い研究になりますので，一臨床看護師がいきなり行うことはお勧めしません．介入する場合，誰に介入して誰に介入しないかを選ぶ必要があります．その場合，無作為化（randomization）が行われることが少なくありません．これは介入した群と介入しなかった群の属性を均一にするために行われるもので，無作為化した介入研究を無作為比較試験（RCT）とよびます．

RCT
randomized controlled trial
無作為比較試験

3 症例検討

症例検討は，ご存知のとおり経験した症例に対する看護を振り返るものです．比較的難しい，あるいは珍しい症例で行われることが多いものです．症例検討では具体的な場面を取り出したり，家族情報など特定されやすい情報が提示されることが多いので，十分に倫理的配慮を行う必要があります．

研究のデザインによって，難易度やその結果がどれだけ一般化できるかが決まります．また，統計手法も変わってきます．統計学的な手法に関しては，多少専門的な知識と高価なソフトウェアが必要となることが多いので，適切な指導者を見つけることが望まれます．

研究はすべて倫理審査に諮る必要があります．これは施設によってシステムが異なると思われますので詳述しませんが，研究を開始する前に，倫理的に問題はないか，どのようなプロセスが必要かを確認しておくことが重要です．

部署での研究を促進するには

　研究にはコツがあります．一般的には研究計画があって，それに沿って進めていくのが定石です．それはそれでよいでしょう．とくに患者にストレスを伴うもの，リスクが伴うような介入研究では，当然，研究計画作成から厳密なステップを踏まなければなりません．

　しかし，スタッフの熱意と根気は計画どおりには進まないものです．一般的には，研究は学会に向けて行われることが多いでしょう．学会は，スタッフにとってモチベーションのもととなります．最初に述べたように，学会はそこで披露される発表以外にも，スタッフの動機づけを高めるさまざまな効果があると考えます．ですので，学会にはできるだけ発表，参加できるよう配慮したいところです．

　しかし，よくあるパターンは学会抄録締め切り直前になって何かやらなきゃとネタを集め出し，結局時間切れというパターンです．また，学会に行ったときには「来年こそは！」と意気込むけれども，帰ってきても何もせず，また次回の学会の抄録締め切り直前になって慌てるパターンです．

　そうならないためにも，継続的に，調べたいデータを収集しなければなりません．これは何も研究目的だけに限ったことではありません．継続して収集されたクオリティ・インディケーター（QI）は，厳密には研究目的に収集されるものではありませんが，重要なデータとなることが少なくありません．さまざまなQIが収集されると，それらの相互関係など思わぬ発見があるものです．もちろん，研究計画からじっくり作成するのが望ましいのですが，まずは業務改善のためQIを収集し，そのうえで，研究あるいは発表に値する何かが存在しないかを見直してみてもよいでしょう．

　学会のスタンスによりますが，学会発表は必ずしも新しい概念や知識が生み出された研究のみを行う場ではないと考えます．厳密には研究とは異なりますが，自部署の業務改善や実践報告など，情報交換に値する内容が系統的にまとめられているものであれば，発表する価値があるのではないでしょうか．

　それらの価値を，たとえば「これはただの業務改善でしょ」などといって管理者が潰してはなりません．それらを客観的に，系統的にまとめる作業を手伝い，発表に値するように仕上げるのも管理者の大切な仕事です．また，最終的にそれらが発表に値するかどうかを決めるのは学会であることは知っておかなければなりません．

　研究を行ううえで，適切な指導は不可欠です．適任者を見つけ，できるだけ早期に（やる気が継続するうちに），具体的な作業にうつるように環境を整えることが必要だと考えます．

QI
quality indicator
医療の質指標

第2章 クリティカルケア領域におけるマネジメントの実際

情報のマネジメント

情報管理

竹中 利美

看護と情報

　看護師は情報依存型の専門職であり，常に情報の収集，評価を繰り返しながら必要な看護実践を選択し行動しています．それは看護管理者も同様であり，病床管理と看護実践の支援，人的資源の育成及び活用，組織経営への参画といった役割を遂行するためには，情報管理は欠かせません．しかし，看護管理者には医療情報のIT化により日々膨大な情報が送り込まれ，「たて続けの大量情報の選択と浸透に困惑」[1]してしまいます．

　とくに，クリティカルケア領域の看護管理では社会的影響力のある情報も多く，より繊細かつていねいに取り扱う必要があり，情報を管理しコントロールする能力が求められます．ここでは，クリティカルケア領域における個人情報の管理，情報の看護管理への活用について述べていきます．

クリティカルケア領域の情報管理

1　個人情報保護

　クリティカルケア領域の情報管理では，まず個人情報の保護が重要となります．日本看護協会の「看護者の倫理綱領」では，「看護者は，守秘義務を遵守し，個人情報の保護に努めるとともに，これを他者と共有する場合は適切な判断のもとに行う」[2]と示されています．

　医療従事者の倫理として個人情報の保護は必須ですが，救急の現場では命を救うために，医療チーム以外の関係者とのあいだで，個人情報の共有や開示を必要とする場面も少なくありません．たとえば，身元不明の患者が搬送されてきた場合，身元確認のため警察や市役所職員，情報を聞いて来院された地域住民らの協力を必要とします．このような場合，人道として患者の命を救うことが優先となります．また，事故や事件の関係者が搬

情報提供受付票

この情報提供受付票は，事故や事件で受傷し当院に搬送された患者の状況および容態について，
第一報をお答えするため，警察と当院との緊急用確認事項として作成するものです．
患者の詳細情報取得については，別途，正規手続きが必要となります．
当院としては，患者の救命処置が最優先であるとともに，患者の個人情報保護ならびに守秘義務が
ありますので，即座に詳細情報を提供できない等，対応に不満が残る場合があると思いますが，
警察の事故や事件の原因究明，操作および報道機関への対応の必要性については
十分認識しておりますので，ご理解いただきますようお願いします．

半田市立半田病院長

※の欄に必要事項を記入のうえ，職員にお渡しください．

※情報提供依頼日時	平成　年　月　日（　）　時　分	
※情報提供依頼者	所　属	半田警察署　課　係
	職 名・氏 名	
	連 絡 先	（内線　）
※必要情報の対象者	平成　年　月　日（　）　時　分搬送の 患者（　）について 注）患者（　）については，住所や氏名等がわからなければ 対象者が特定できる事項を記入いただければ結構です．	

対象者が入院した場合において，入院後（24時間経過後も）に死亡した場合は，上記の情報提供依頼者へ
至急ご連絡いただきますよう，またその旨申し送りもお願いします．

以下半田病院記入欄

受付	サイン	対応責任者		対応日時	月　日（　）　時　分	
対象者（患者）	氏名		NO.	―		
	住所等					
情報提供	生存 死亡	重体	意識		部位	
		重症				
		軽傷				
	付記事項					

2007.6.18

図1　情報提供受付票

送された場合，医療従事者には通報義務が科せられています．

しかし，救命や通報義務の下であっても，あらゆる情報を開示してよいわけではありません．個人情報保護と守秘義務に関する義務は何か理解したうえで，情報開示の方法や内容をルール化し，ルール遵守を徹底できるよう組織教育が必要です．

2 個人情報の開示

個人情報開示のルールとして，①その役割を担う者は誰か，②誰に何の

ために個人情報を開示するか，③何の情報を開示するか，を定めます．担当者は専属とし，医療情報を扱うため教育された救急部署配属の事務員やメディカルアシスタントが望ましいでしょう．

　当院では，この役割を専属で対応できる人員の配置がないため，主に看護管理者が担っています．しかし，看護管理者も常に救急現場に立ち会うことは不可能であり，代務となる看護主任やチームリーダーが対応することが少なくありません．担当者以外で対応するならば，組織として情報開示が許される事例であることを確認でき，かつ，開示可能な情報が何かを確認できるよう明文化します．たとえ身元が不明であっても，生命が危ぶまれる状況でなければ即座に身元判明の必要はなく，救急の現場での対応は不要です．

　当院では，個人情報開示の目的に応じて相手を特定し許可しています．たとえば，法的義務や捜査に必要な情報は警察等関係者に開示しますが，救急の現場でその目的を果たすための約束事として情報提供受付票（**図1**）の記入を捜査関係者に依頼しています．救急の現場では，たとえ公益であっても詳細な情報を開示できる状況にないことが多く，情報開示は必要最低限とし，以降は管理事務に適切に情報開示を申し込んでもらえるよう捜査関係者にお願いしています．これは，救急の看護師ら医療従事者が捜査に時間を奪われたり雑念にとらわれたりせず，患者のために最善を尽くすことを目的としています．

　入院後捜査関係者からの患者の容態に関する問い合わせは，情報提供受付票をもとに情報を伝える捜査員を特定し，看護管理者や管理事務が対処しています．警察からの緊急性の高い電話での問い合わせは，看護管理者が警察対応のためのマニュアルに基づいて対応しています．また，地域住民らの協力による身元不明患者の確認では，市役所の関係部署の職員同席で看護管理者や管理事務が患者対面を行っています．

　このほかにも，情報開示に急を要する必要性がある場合のみ救急で対応し，目的や状況に応じて対応者や開示方法をマニュアル化しています．さらに，社会情勢に応じて方法を検討し続けることが重要であり，関係する警察や救急隊らと検討する場を設けるとよいでしょう．

③ 病床管理における個人情報の保護

　また，病床管理においても個人情報の保護は重要です．クリティカルケア領域では事故や事件の関係者が複数搬送されてくることも少なくありません．初療室の処置ベッドを決定したり入院病床を確保する場合に，同じ事故や事件の関係者が隣り合わないよう配慮するとともに，関係者の出入りの際個人の情報が漏れないよう配慮する必要があります．

　時には，面会者が鉢合わせしないよう調整することもあります．そのためには，救急隊の協力を得て，可能な限り搬送前から事故や事件の詳細な情報を収集し，入院部門も含めた医療チームで事前に共有します．さらに，

日常の業務より慎重に電子カルテや記録物を取り扱い，各部門との電話対応時に配慮します．

このように，クリティカルケア領域では，個人情報の保護について他部署とは異なり状況に応じた対応が望まれるため，平素から事例を通して守秘義務を遵守できるよう倫理教育を行うとともに，容易にアクセスや複写・転写等できないよう情報のセキュリティ管理が重要です．

4 情報に関する倫理教育

倫理教育では，患者対応時の情報共有や開示についての学習だけでなく，看護師個人の悪意のない情報漏洩の可能性についても指導します．看護師どうしの会話は病院内にとどまらず，メールやSNSを利用した情報交換が盛んです．たとえば，一般では参加できないような部署内の看護師だけのグループをつくることが可能なSNSの場合，看護師は安心して今日のできごとを配信してしまいがちです．しかし，SNSのセキュリティは確実ではありません．看護師にとっては愚痴や翌日勤務に関する情報であっても，個人が特定される内容であったり，個人が特定されなくとも事件関係者がどこの病院に搬送されたかなど公になっていないことがもれてしまう危険を孕んでいます．

このような危険があることを看護師が理解できるよう，具体的な指導が必要です．また，情報のセキュリティ管理では，電子カルテから情報をもち出せないよう外部接続を制限し，さらに医療従事者であっても正当なアクセス権限のある者以外がカルテを閲覧できないよう監視されています．しかし，クリティカルケア領域では，学習のために正当なアクセス権限のある者以外がカルテを閲覧することも少なくありません．

正当なアクセス権限のある者とは誰なのかを明らかにするとともに，学習のための閲覧であっても一定のルールに基づく閲覧のシステムを構築するべきです．

情報の収集と活用

1 看護管理者に必要な情報

次に，看護管理者の役割を果たすために，いかに情報を収集し活用するかを示します．病床管理では，看護管理者はICUに収容された患者の容態と入室依頼，退室許可，看護人員等の情報を日常的に把握しています．看護実践の支援では，上記に加え，各患者のケアスケジュール，検査・手術予定，診療材料や物品の補充状況，組織の臨床業務以外の予定等の情報を把握します．

人的資源の育成および活用には，各看護師の実践能力，現在の課題，体調，職務上の人間関係等の情報を把握します．組織経営への参画では，こ

れらの情報を把握し管理した結果を，トリアージ実施数，加算対象患者数，病床稼働率，救急受診患者数，看護人員配置状況，在室日数，看護必要度，職員の時間外勤務状況等データとしてまとめ評価します（表1－6）．

このように，看護管理者はあらゆる情報を把握して判断し日常の看護管理を行っています．しかし，情報収集に時間を要していては，刻々と変化するクリティカルケア領域での判断は追いつきません．あらゆる情報を容易に把握するためには，システム化されて一覧表示で把握できることが望ましいでしょう．

2 情報システムの活用

IT化が進んでいる現在では，病院情報システムや看護支援システムを利用してデータにまとめることが可能です．さらに，それらのデータを目的に応じて二次利用可能な看護情報へ凝集し，それらを読み込み，日常行う病床管理に活用したり年間の看護管理戦略に利用したりすることができます．

たとえば，病棟ではケアの集中している時間帯の情報を利用して看護人

表1　〇月救命救急センタートリアージ状況

	項目	胸痛	腹痛	呼吸困難	頭痛	合計
	総数	6	11	7	7	31
トリアージレベル	蘇生			1		1
	緊急	2	3			5
	準緊急	1	4	3		8
	低緊急	3	4	3	7	17
	コスト発生		3		1	4
コスト不可	再診	6	4	3	3	16
	時間内受診			3		3
	トリアージ時間オーバー		2			2
	トリアージナース以外の実施		2	1	3	6
精度	アンダートリアージ			1		1
	オーバートリアージ	6	11	6	7	30
時間	10分以内	6	8	7	7	28
	20分以内		2			2
	それ以上		1			1

表2 ○年度救命救急センター入院加算状況

	全体					脳外科					外科				
	新規	3日以内	7日以内	14日以内	計	新規	3日以内	7日以内	14日以内	計	新規	3日以内	7日以内	14日以内	計
4月	91	230	127	62	419	35	83	52	29	164	7	17	3		20
5月	98	239	107	60	406	38	101	58	24	183	13	30	9		39
6月	87	211	117	55	383	35	84	54	32	170	8	19	9	3	31
7月	80	194	89	66	349	38	92	45	43	180	8	17	8	11	36
8月	95	219	101	44	364	37	97	49	24	170	8	19	14	14	47
9月	87	195	102	52	349	37	87	45	42	174	9	23	9	2	34
10月	87	216	98	53	367	40	103	65	43	211	9	20	7		27
11月	89	205	99	18	322	28	71	35	6	112	9	15	2		17
12月	114	250	85	55	390	50	114	41	36	191	8	14	6	6	26
1月	131	275	104	69	448	43	92	35	32	159	15	25	15	8	48
2月	103	216	86	56	358	37	77	29	33	139	8	12	4	4	20
3月	97	203	82	71	356	35	70	25	24	119	8	15	14	21	50
全体	1159				4511	453				1972	110				395

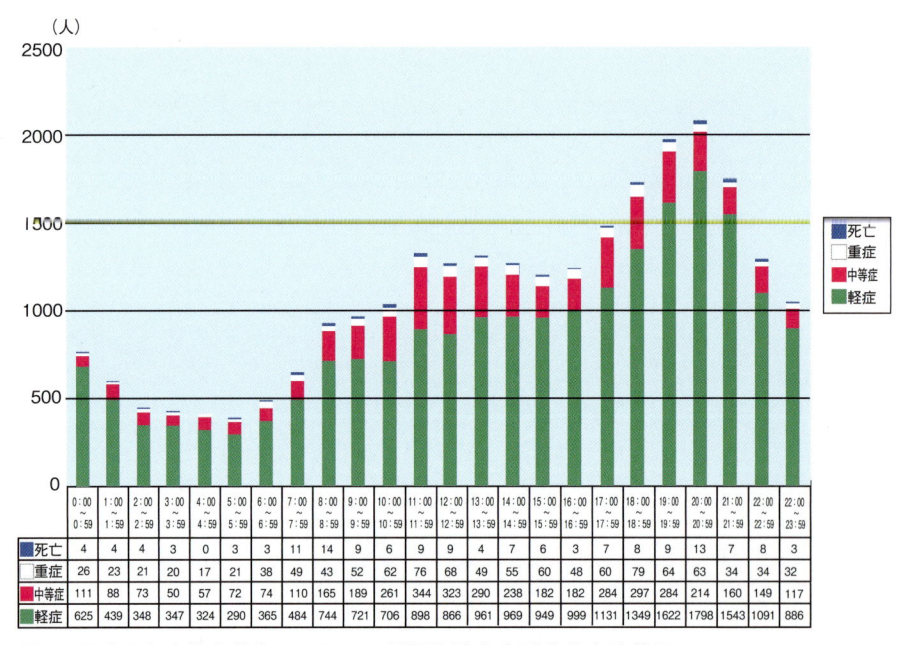

	0:00～0:59	1:00～1:59	2:00～2:59	3:00～3:59	4:00～4:59	5:00～5:59	6:00～6:59	7:00～7:59	8:00～8:59	9:00～9:59	10:00～10:59	11:00～11:59	12:00～12:59	13:00～13:59	14:00～14:59	15:00～15:59	16:00～16:59	17:00～17:59	18:00～18:59	19:00～19:59	20:00～20:59	21:00～21:59	22:00～22:59	22:00～23:59
死亡	4	4	4	3	0	3	3	11	14	9	6	9	9	4	7	6	3	7	6	9	13	7	8	3
重症	26	23	21	20	17	21	38	49	43	52	62	76	68	49	55	60	48	67	79	64	63	34	34	32
中等症	111	88	73	50	57	72	74	110	165	189	261	344	323	290	238	182	182	284	297	284	214	160	149	117
軽症	625	439	348	347	324	290	365	484	744	721	706	898	866	961	969	949	999	1131	1349	1622	1798	1543	1091	886

図2 平成○年度救命救急センター　時間別・重症度別患者来院状況

循環器科					内科					その他				
新規	3日以内	7日以内	14日以内	計	新規	3日以内	7日以内	14日以内	計	新規	3日以内	7日以内	14日以内	計
29	90	60	32	182	13	28	7		35	7	12	5	1	18
31	79	28	20	127	9	18	11	9	38	7	11	1	7	19
34	86	40	12	138	10	22	14	8	44	0				0
20	54	21	3	78	11	26	15	9	50	3	5			5
25	58	25	4	87	18	36	13	2	51	7	9			9
15	36	27	2	65	16	37	21	6	64	10	12			12
22	58	15	8	81	11	28	11	2	41	5	7			7
27	69	36	3	108	14	29	14	5	48	11	21	12	4	37
34	81	27	10	118	13	25	8	3	36	9	16	3		19
40	96	36	13	145	23	43	7	2	52	10	19	11	14	44
34	89	45	16	150	20	34	8	3	45	4	4	0	0	4
36	87	36	26	149	13	26	7		33	5	5			5
347				1428	171				537	78				179

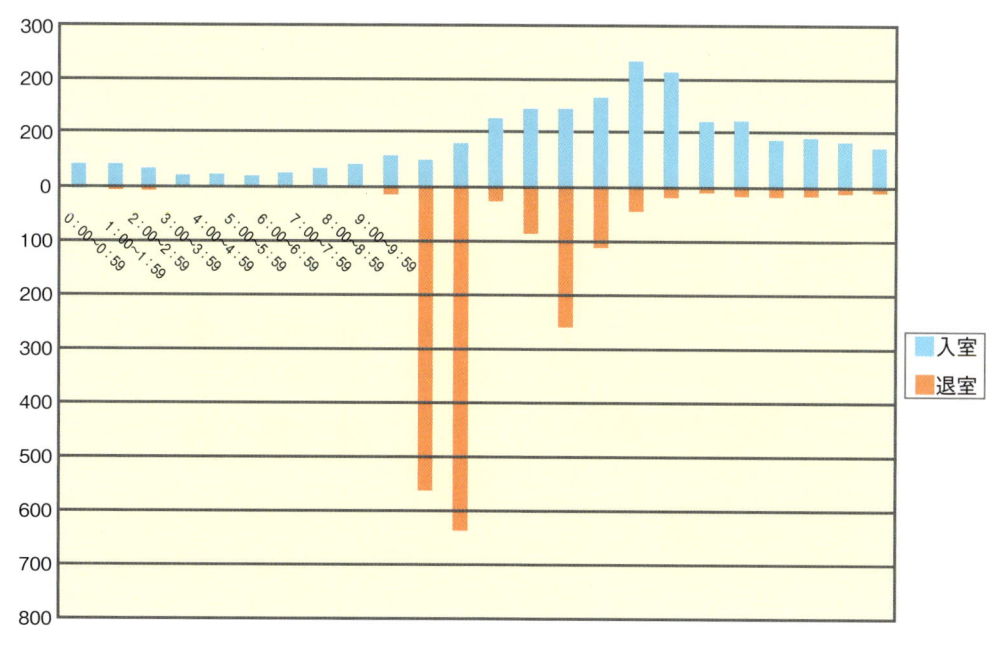

図3　平成○年度　ICU入退室時間

表3 ○年度救命救急センターICU稼動状況

	入室・入院合計	センター入院	病棟入室	加算患者数	加算延数	病床稼動率	延べ稼動率	加算占有率
4月	156	99	63	91	419	85.3	110.0	63.5
5月	167	113	67	98	406	80.8	107.6	59.5
6月	153	98	64	87	383	83.5	101.2	58.0
7月	155	87	73	80	349	75.8	99.4	51.2
8月	171	105	75	95	364	77.9	105.0	53.4
9月	160	96	70	87	349	78.0	102.4	52.9
10月	145	98	59	87	367	72.3	95.5	53.8
11月	160	104	70	89	322	73.3	99.1	48.8
12月	173	131	56	114	390	85.8	113.2	57.2
1月	211	161	65	131	448	86.7	119.9	65.7
2月	167	102	61	103	358	83.1	113.6	58.1
3月	178	112	78	97	356	80.6	108.9	52.2
合計	1996	1306	801	1159	4511	79.7	106.3	56.2

表4 ○年度救命救急センター初療室受診および看護師従事状況

	4月	5月	6月	7月	8月	9月	10月	11月	12月	1月	2月	3月	全体
平均救急車数	16.6	16.5	16.6	18.0	19.7	18.5	17.6	18.0	21.6	21.7	19.6	19.0	18.6
平均受診患者数	69.5	71.5	62.0	71.4	68.1	67.8	62.9	67.0	82.7	82.6	72.8	70.4	70.7
平均入院患者数	3.0	3.1	2.7	2.6	2.9	3.0	2.6	2.9	3.7	4.6	3.6	3.0	3.2
平均日勤看護師数	6.0	5.5	5.7	5.7	5.5	5.4	5.8	5.4	5.4	5.2	4.9	4.2	5.4

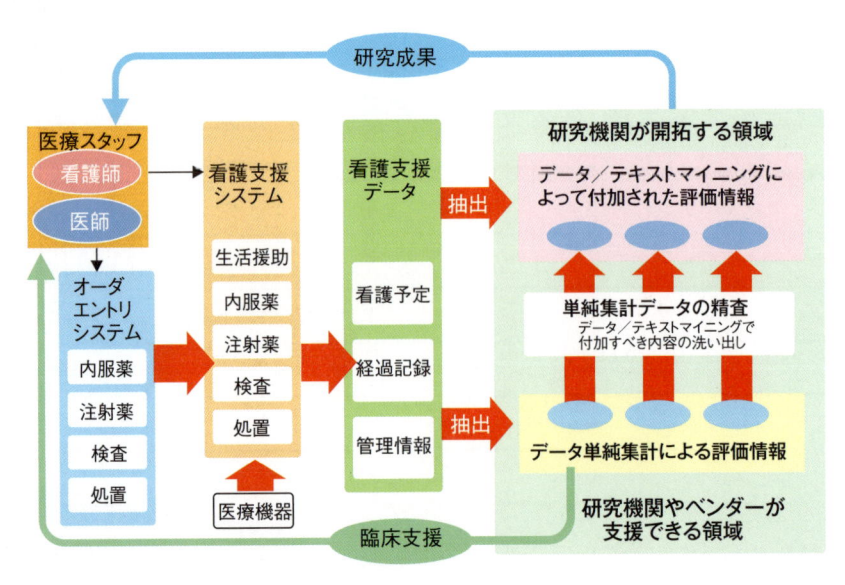

図4 定性的データの分析

表5　○年度救命救急センターICU入院入室および看護師従事状況

		4月	5月	6月	7月	8月	9月	10月	11月	12月	1月	2月	3月	全体
入室患者数		162	180	162	160	179	166	157	174	186	226	163	172	1952
	入院数	99	113	98	87	105	96	98	104	131	161	102	94	1152
	予定入室数	52	61	54	61	63	57	50	56	42	46	50	67	659
	緊急入室数	11	6	10	12	11	13	9	14	13	19	11	11	141
入院外1日病床利用状況	平均予定入室数	2.6	2.9	2.6	2	2.7	3	2.3	2.7	2.2	2.4	2.6	3.3	2.7
	予定最小〜最大数	0〜5	1〜5	0〜5	1〜6	1〜4	1〜5	0〜5	0〜5	0〜4	1〜5	1〜6	1〜6	0〜6
	平均緊急入院・入室数	3.5	3.4	3	3	3.5	3.4	3.1	3.5	4.2	5.4	4.2	3.6	3.7
勤務別平均入室・入院数	日勤予定入室数	1.7	1.8	1.8	1.5	1.6	1.5	1.3	1.8	1.2	1.6	1.6	2.2	1.6
	日勤緊急入室・入院数	1.6	1.6	1.5	1.3	1.4	1.5	1.6	1.3	1.5	2.1	1.9	1.6	1.6
	準夜予定入室数	0.9	1.2	0.6	1.4	1.2	1.5	0.8	0.9	1.0	0.8	1	1.1	1.1
	準夜入室・入院数	1.2	1.1	1.2	2.1	1.5	1.2	0.9	1.4	2.0	2.1	1.7	1.3	1.4
	深夜入室・入院数	0.7	0.7	0.6	0.5	0.6	0.6	0.5	0.8	0.6	1.2	0.6	0.7	0.6
看護師勤務者平均	日勤看護師数	13.8	14.7	16.2	14.2	13.9	11.6	12.7	13.7	14.2	13.9	12.1	11.8	13.6
	夜勤看護師数	7.0	7.0	7.0	7.1	7.0	7.0	7.0	7.0	7.1	7.0	7.0	7.0	7.0

員配置を考えるように，初療室では救急車搬入やウォークイン患者受付の集中する時間帯，ICUでは病棟への退室や手術室からの入室の集中する時間帯の情報を利用できます．また，重症患者への侵襲的看護処置が及ぼす影響を評価するために，前後のバイタルサイン等の変化をデータ化して利用することもできます．

　このように何のために情報を収集し分析するのか目的を明確にし，膨大な情報の山から必要な情報を選択することが重要です．当院では二次利用可能なデータとして看護管理者に提供される情報は少ないのが現状です．現在，ICUでは，メディカルアシスタントや看護管理者がExcelを利用してカルテや会話から得た情報を入力して，重症度スコアや人工呼吸器装着時間，デバイス利用日数，入退室時間，VAPバンドル遵守状況等を算出（表7，表8），グラフ化しています（図2，図3）．これらの情報は，ICUの病床運営のための資料として他部署との交渉に利用したり，業務改善すべき看護実践の洗い出しや改善後の評価に利用しています．しかし，電子カルテのシステムを利用すれば，入力に費やす時間が短縮できるだけでなく，

表6 平成〇年度ICU利用状況

		4月	5月	6月	7月	8月	9月	10月	11月	12月	1月	2月	3月	全体
	平均救急車数	156	167	153	155	170	159	145	160	173	212	167	178	1995
診療科別患者数	内科	15	12	16	11	20	20	12	20	20	31	17	14	208
	外科	41	46	35	33	47	39	38	37	34	47	30	38	465
	脳神経外科	40	42	40	46	41	43	43	35	55	52	42	49	528
	循環器科	33	31	37	25	26	17	23	30	36	48	43	40	389
	整形外科	10	15	16	23	17	24	18	18	5	11	18	24	199
	泌尿器科	8	7	5	4	5	7	4	8	7	7	4	3	69
	産婦人科	3	7	2	4	7	5	5	7	6	5	7	6	64
	小児科	2	2	0	2	2	1	0	2	5	4	0	1	21
	その他	4	5	2	6	5	3	2	2	4	7	4	2	46
	平均年齢	67±18	67±17	67±16	64±18	65±19	64±18	67±15	70±17	68±19	64±21	71±15	68±17	68±18
	平均在室日数	5±4	4±5	4±5	4±5	5±10	4±4	4±3	4±5	6±29	4±7	4±5	4±5	4±10
	平均重症度	15±9	15±9	15±8	14±8	15±9	14±9	14±8	16±9	16±9	15±8	16±9	14±8	15±8
形態	緊急	103	106	99	94	107	102	95	104	131	166	117	111	1335
	予定	53	61	54	61	63	57	50	56	42	45	50	67	659
入院・入室元	初療室	93	101	89	82	95	89	86	90	118	146	106	100	1195
	東2	32	32	27	23	37	28	26	28	25	31	21	29	339
	東3	9	9	5	5	8	10	4	9	8	8	10	6	91
	西3	2	5	2	4	4	3	6	5	3	1	2	5	42
	周産期センター	1	3	0	1	1	1	1	0	2	4	3	0	17
	東5	1	1	2	1	1	1	0	2	3	0	0	2	14
	西5	8	11	16	24	15	17	15	13	4	6	14	21	164
	東6	9	5	6	11	5	5	5	8	6	7	5	9	81
	西6	0	1	5	3	2	2	1	1	3	5	2	2	27
	東7	0	0	0	0	1	1	0	1	1	1	2	0	7
	西7	1	0	1	1	1	2	1	3	1	2	2	4	19
退室先	東2	39	42	34	30	43	33	37	34	35	46	29	36	438
	東3	12	13	8	7	11	12	6	11	14	15	11	8	128
	西3	3	6	6	10	12	9	9	13	11	12	9	15	115
	周産期センター	1	3	0	1	2	1	0	0	2	3	3	1	17
	東5	4	2	7	2	4	4	3	3	6	10	7	2	54
	西5	12	16	16	26	18	22	18	15	7	11	18	24	203
	東6	29	34	32	38	29	30	30	31	35	46	38	34	406
	西6	30	31	36	23	25	17	18	28	38	42	26	35	349
	東7	0	3	0	0	2	0	0	5	2	4	1	0	17
	西7	8	2	2	2	9	5	5	5	7	7	9	9	70
	退院	18	15	12	16	15	26	19	15	16	15	15	12	194

表7 褥瘡リスク患者ケア状況

整理番号	診療科	入室理由	年齢	入室日	退室日	転帰	在室日数	ハイリスク理由	褥瘡	部位	程度	日時	実践	計画	観察記録
1	整	骨盤骨折	43	4/1	4/3	退室	3	TA多発	無					有	毎日
5	循	CPA	44	4/2	4/16	退室	15	CPA	無				セキューラ使用	有	毎日
20	循	CHF	72	4/5	4/14	退室	10	SIRS	新規	殿部	発赤	4/9	パーミロール	有	5日
39	小	肺炎	15	4/9	4/23	退室	15	>JCS200	無			4/11 4/16	パーミロール・セキューラ・エアマット	有	8日
41	糖	敗血症	86	4/9	4/14	退室	6	SIRS	無					無	1日
48	消	窒息	70	4/11	4/18	退室	8	APACHE高得点	持ち込み	仙骨	糜爛	4/13 4/15	デュオアクティブ→パーミロール	有	3日
93	呼	敗血症	75	4/18	4/18	死亡	1	SIRS	無					無	無
148	脳	脳梗塞	85	4/27	5/6	退室	10	>JCS200	新規	大転子	発赤	5/3	PC→消失	無	5日

看護の質の評価につながる情報も分析可能となります(図4).

クリティカルケア領域に必要な評価指標に沿ったデータを抽出できるようSEらと検討し,実践した看護の可視化と質の保障を目指すべきです.そのために,看護管理者自身が「たて続けの大量情報の選択と浸透に困惑」[1]する現在から脱却し,「『何を変えたいのか』と主張でき『何で変えられるのか』という視点で情報活用ができるようになる必要がある」[5]のです.

情報収集から意思決定への過程

最後に,看護管理者が情報をもとに意思決定を行う際,その情報は正しいか,事実は何かを必ず確認する必要があります.初療室やICUでは多職種の医療従事者がチームでかかわりますが,立場や職種の違いからもののとらえ方,業務のしかたが異なるため価値の衝突が起こることは多々あります.臨床判断を行うための討論であれば問題ありませんが,看護管理者が介入する必要がある問題へ発展することもあります.

このような場合,かかわったスタッフからの報告や聞き取りにより意思決定しますが,事実には,「『表面的な事実』『みなされた事実』『報告された事実』『希望的事実』『受け入れられている事実(事実のレッテルを貼られ,事実として受け入れられた事実)』があり,実はこれらは事実とはほど遠い」[6]ことから,偏った価値観での判断となり適切な対応ができません.

「①誰にとっての事実か,②どういう立場から見た事実か,③どのような事実か(エセ事実ではないか),とくに人から得る情報については,情報提供者の主観や解釈が入っている場合があり,そのようなバイアスがか

表8　VAP監視

整理番号	診療科	入室理由	年齢	入室日	退室日	入室日数	挿管日	抜管日	挿管時間	気切	挿管理由	抜管後転帰	VAP	VAPバンドル遵守状況					DVT予防
														持続鎮静	鎮静評価	頭部挙上	消化管薬	
14	外	胆石症	80	4/3	4/5	3	4/3	4/4	20'25"	無	OPE	快復退室	無	有	無	×	×	ストッキング
28	循	CPA	33	4/7	4/12	6	4/7	4/10	85'45"	無	CPA	快復退室	無	有	無	×	○	無
29	循	AMI	58	4/8	4/17	10	4/8	4/12	83'18"	無	気道確保	快復退室	無	有	無	×	○	ヘパ化
56	脳	SDH	73	4/12	4/22	11	4/12	4/12	9'55"	無	気道確保	快復退室	無	無	無	×	○	ストッキング
133	小	痙攣	2	4/27	4/29	3	4/27	4/28	14'30"	無	気道確保	快復退室	無	有	無	×	×	無
135	循	AMI	76	4/28	5/13	16	4/28	4/30	45'25"	無	CPA	悪化	無	有	無	×	×	ヘパ化
135	循	AMI	76	4/28	5/13	16	4/30	5/9	239'24"	無	Ⅱ型呼吸不全	快復退室	無	有	無	×	×	ヘパ化
139	整	骨盤骨折膀胱損傷	16	4/29	7/5	68	4/29	5/4	130'24"	無	呼吸停止	快復退室	無	有	無	×	×	装置
207	循	AKI CHF	58	5/10	5/15	6	5/10	5/13	63'15"	無	Ⅰ型呼吸不全	快復退室	無	有	無	×	×	ヘパ化
221	小	痙攣	2	5/14	5/16	3	5/14	5/15	22'30"	無	呼吸停止	快復転院	無	有	無	×	×	無
227	脳	SAH	86	5/15	5/29	15	5/15	5/16	19'47"	無	気道確保	快復退室	無	無	無	×	○	ストッキング
305	外	EK	64	5/30	6/19	21	5/30	5/31	23'01"	無	OPE	快復退室	無	有	無	×	○	ストッキング
355	泌	尿管Ca	68	6/12	6/14	3	6/12	6/13	23'39"	無	OPE	快復退室	無	有	無	×	○	ストッキング
378	耳	縦隔炎	53	6/17	8/9	54	6/17	7/22	835'38"	無	OPE	悪化	無	有	無	×	×	ストッキング
383	整	脊髄損傷脳梗塞	55	6/19	7/9	21	6/19	6/20	21'23"	無	OPE	快復退室	無	有	無	×	×	ストッキング
393	脳	ICH	66	6/20	7/1	12	6/21	6/21	12'21"	無	OPE	快復退室	無	有	無	×	○	ストッキング
394	循	CPA 不整脈	55	6/21	6/28	8	6/21	6/24	81'28"	無	CPA	快復転院	無	有	無	×	○	無
398	脳	SAH	90	6/21	6/27	7	6/23	6/24	14'44"	無	OPE	快復退室	無	有	無	×	×	ストッキング

かっている可能性があることを知った上で，事実を見極めなければならない」[6]とされるように，耳に入った情報に振り回されず，可能なら看護管理者自身の目で確認し，ていねいに分析，考察し意思決定を行います．さらに，その結果を必ずリフレクションし自身の情報収集から意思決定の過程を客観視し，情報管理の完成を高めていくことが重要です．

引用・参考文献
1) 吉川三枝子ほか：新任の中間看護管理者が認識する役割遂行上の困難と必要とする支援．茨城県立医療大学紀要17：1-10，2012
2) 日本看護協会：看護者の倫理綱領，2003
http://www.nurse.or.jp/nursing/practice/rinri/rinri.html より2014年10月20日検索
3) 望月聰一郎：個人情報保護に関する法．エッセンシャル看護情報学，第2版（太田勝正ほか編），p.91-109，医歯薬出版，2014
4) 瀬戸僚馬：医療情報の2次利用による看護サービスの定量的評価－ケアプロセスのボトムアップと看護職員配置の適正化に向けて．看護管理21(10)：0891－0896，2011
5) 宇都由美子ほか：看護管理に医療情報を活用する．医療情報学33回連合大会論文集33：178-179，2013
6) 深澤優子：意思決定場面にみられる心理的バイアスとインテリジェンスの活用．ナースマネージャー14(5)：62-66，2012

第2章 クリティカルケア領域におけるマネジメントの実際

情報のマネジメント

看護記録

辻 佐世里

看護記録とは

1 看護記録の定義

看護記録とは,「看護業務基準」では「看護実践の記録は,看護職の施行と行為を示すものです.看護実践の内容等に関する記録は,他のケア提供者との情報の共有や,ケアの継続性,一貫性に寄与するだけでなく,ケアの評価及びその質の向上に加え,患者情報の管理及び開示のために貴重な資料となる.看護職は必要な情報を効率よく,利用しやすい形で記録する」とされています(表1).

看護記録には法的な位置づけはありませんが,医療訴訟の際などには,診療録と同様に重要な証拠になります.そのため,看護師は患者の状態とともに,看護行為の目的や必要性の判断,実施した内容をきちんと看護記録のなかに残していくということが専門職の役割として重要です.

2 クリティカルケア領域での記録

クリティカルケア領域は,患者が過大侵襲を受け生命の危機状態にあることから,医師の指示のもとで診療の補助を行う場面が多くなります.したがって医師の指示によって行った行為の記録は,絶対に残すべき事項といえます.看護師が実施したことや,そばで見た患者の状態を記録に残すということを徹底していく必要があります.医師は必ず処方箋を記載することが言われていますが,看護師は実施した責任者として看護記録に記載していかなければならないと考えます.

しかし,クリティカルケア領域では,指示される薬剤や治療が膨大であり,そのすべての指示に対して,実施可能かの判断と実施したことを記載するのでは,看護記録に時間がとられ過ぎてしまいます.できるだけ簡潔に,効率よく看護記録を記載することが大切です.そのためには効率よく,

表1 入院基本料にかかわる看護記録

入院基本料の届出を行った病棟においては，看護体制の1単位ごとに以下の記録がなされている必要がある（ただし，その様式，名称等は各保険医療機関が適当とする方法で差し支えない）．

1.患者の個人記録
(1)経過記録
個々の患者について観察した事項および実施した看護の内容等を看護要員が記録するもの．ただし，病状安定期においては診療録の温度表等に状態の記載欄を設け，その要点を記録する程度でもよい．
(2)看護計画に関する記録
個々の患者について，計画的に適切な看護を行うため，看護の目標，具体的な看護の方法および評価等を記録するもの．
なお，重症度，医療・看護必要度にかかわる評価を行う入院料を算定する病棟の患者については，モニタリングおよび処置等，あるいは，患者の状態等の項目の評価に関する根拠等について，(1)，(2)またはそのほか診療録等のいずれかに記録すること．

2.看護業務の計画に関する記録
(1)経過記録
個々の患者について観察した事項および実施した看護の内容等を看護要員が記録するもの．ただし，病状安定期においては診療録の温度表等に状態の記載欄を設け，その要点を記録する程度でもよい．
(2)看護計画に関する記録
個々の患者について，計画的に適切な看護を行うため，看護の目標，具体的な看護の方法および評価等を記録するもの．
なお，重症度，医療・看護必要度にかかわる評価を行う入院料を算定する病棟の患者については，モニタリングおよび処置等，あるいは，患者の状態等の項目の評価に関する根拠等について，(1)，(2)またはそのほか診療録等のいずれかに記録すること．

ポイントをおさえて短時間に書く判断力や文章力などを身につけることが求められ，基礎教育や新人研修でも，きちんと判断できるように教育や研修を充実していくことが重要になってくると考えます．

3 看護記録の意義

また，看護師は患者のみならず，患者家族のケアも含めて実践していることは多々ありますが，実際の記録には医師が行った処置や治療，医師の指示のもと行った診療の補助についての記載が中心で，それ以外の事項は記載が不十分であったり，時には記載されていなかったりします．しかし，どのように看護師が判断したのかについて，その判断した点を具体的に記録に記載することが非常に重要です．細かな看護記録があることで，24時間交替制でケアを行っている看護師にとって大切な情報がつながっていくということになります．

つまり看護師が観察した状況を看護記録として記述するということは，医療，看護の継続性を図ること，診療情報を医療従事者と患者とのあいだで共有すること，看護の内容を評価する指標になるということから，非常に重要な看護業務なのです（表2）．

表2 看護記録の目的と意義

1. 看護の実践を明示する
2. 看護に提供するケアの根拠を示す
3. 医療チーム間，患者と看護者の情報交換の手段とする
4. 患者の心身状態や病状，医療の提供の経過およびその結果に関する情報を提供する
5. 患者に生じた問題，必要とされたケアに対する看護実践と，患者の反応に関する情報を提供する
6. 施設がその施設要件や診療報酬上の要件を満たしていることを証明する
7. ケアの評価や質向上およびケア開発の資料とする

日本看護協会：看護記録および診療情報の取り扱いに関する指針 2005をもとに筆者作成

看護記録の構成要素

看護記録の構成要素は，①基礎(個人)情報，②看護計画，③経過記録，④看護サマリーとされていますが，そのなかでとくにクリティカルケア領域における看護記録として重要となるのは，経過記録です．

1 経過記録

経過記録の意義

クリティカルケア領域の患者は，重篤な疾患や外傷，過大侵襲の手術などによって，重要生体機能に重大な障害がもたらされ，生命の危機に陥っている状態で，また呼吸や循環動態が不安定であり急変の可能性が非常に高い状態です．そのような患者に対し，強力かつ集中的に高度な治療や看護が施されますが，看護師は複雑な病態のアセスメントをして患者個々にあったベストプラクティスを医療チームで提供できるようにしています．

このケアの継続や看護実践の評価を行うために，患者の経過や治療・処置・ケアの看護実践を記載した経過記録が重要になります．また，生命維持のために薬剤や医療機器を使用しますが，その効果がわかりやすいように経過表に記載しています．特殊な治療や薬剤の作用や副作用もこの経過表を見て，患者の状況，状態が理解できるように記載する必要があります．したがって，タイムリーで正確な記録が求められ，看護師だけでなく，医療チーム全員で共有できるわかりやすい記録にすることが必要です．

管理者には，記録がタイムリーに記載できるようにマネジメントを行うこと，記載した記録の重要性や責任などをスタッフに指導していくことが求められます．

経過表

いわゆる経過表(検温表)は，バイタルサインや中心静脈圧(CVP)，ドレー

ン排液量，尿量，輸液量などの水分出納が一目でわかるようになっていますが，電子カルテの導入でICUでは生体モニタが反映されるシステムが導入されています．生体モニタから得られたデータは患者をアセスメントする上で信頼のおける情報となるため，正確に記録する必要があります．そのため，各データが正確に測定できているかの判断が必要です．そして，信頼のおける正確なデータと判断した後に記録に残す必要があります．

　電子カルテシステムの生体モニタの反映は便利なシステムですが，手書きや手入力とは異なり，記載しながら考えるという行為が省略されるため，データが異常値であっても気づかないことがあります．また，モニタから反映されている数値を信頼するあまり，自らの五感を駆使した観察力が不足してきています．

　管理者は観察表が正確に記載されているのかの確認と同時に，スタッフのフィジカルアセスメント力を強化するようなかかわりや指導が必要で，不十分であれば教育方法の見直しを考慮していきます．また，生体モニタから反映される数値に間違いがないかの確認をスタッフ間で行うように徹底していく必要があります．

　この観察表のデータは，とくに医療チームで共有するもので，治療開始や変更，中止の判断指標の一つになるため，タイムリーに記載されることが重要です．

クリティカルケア領域での経過表

　ICUでは，決められた観察時間だけでなく，常時モニタリングを行っていることから，異常時はもちろん，処置や治療の開始前後にもその変化を評価するために，観察表にバイタルサインやそのほかのパラメーターのデータを記載していく必要があります．記録時間の短縮のためには標準化された記録内容に統一することは大切ですが，クリティカルケア領域の患者の特性を考慮し，患者個々に合わせて判断し，応用できるようにスタッフの育成を行うことが必要です．

　さらに，この経過表に看護ケアの実施内容が簡潔に記載できるように工夫することも必要と考えられます．管理者は，診療報酬を考慮し，重症度，医療・看護必要度の記載もこの経過表のフローシート（経過一覧表で，ルーチンのケア，アセスメント，特定の問題の経過等について，項目を設定し，図や記号などで簡潔に状況を記載するもの）をうまく活用していくことで，時間短縮につながると考えます．

❷ 叙述的な記録

叙述的な記録の活用

　叙述的な記録には，問題志向型記録（SOAP）やフォーカスチャーティング，経時記録などがあります．

　当院では，このすべてを導入し使用しています．「ゴードンの11の機能的健康パターン」で患者のデータベースの情報収集を行い，看護問題を明確

SOAP
subjective objective assessment plan
問題志向型記録

にし，北米看護診断協会（NANDA）が採択している看護診断を活用し看護計画を立案しています．また，立案した看護計画に対してSOAPでの叙述的な記録を各勤務で記載しています．

さらに，急変時や看護計画を立案するまでにいたらない一時的問題は，経時記録もしくはフォーカスチャーティングで記録しています．この経過記録に関しては，看護問題と目標に基づくものですが，記録時間の短縮と患者の状態を正確に伝達することを目的に，勤務帯の患者の状態を簡潔に要約した内容にしています．

まず循環・呼吸・そのほかの身体状況・鎮痛鎮静レベル・リハビリテーションの状況などを記載します．さらに医師からの病状説明時の反応や家族の状況などを記載しています．次の勤務者にケアをつなぐためだけではなく，一般病棟看護師に，担当患者がどのような状態で，治療は何を行い，実施した看護ケアとその反応を理解してもらうために勤務帯の患者の状況を簡潔に要約して記録に残すようにしています．

当院の経過表は電子カルテのサブシステムとなっており，一般病棟看護師は経過表からの情報収集が困難な状況にあるため，電子カルテに患者の経過を要約して記載することで，情報収集の時間短縮になっています．また，患者が一般病棟に退室する際の申し送り時間も短縮できます．しかし，現在，看護記録はどこに基準を置いて記載するのか，大変不明確な状況になっています．

開示に耐えうる看護記録

管理者に求められることは，ICUだから，一般病棟だからという勤務場所にかぎらず，看護師が何か実施したときに，どのように記録するのかを明確にしていくことです．電子カルテをうまく活用し，正確でわかりやすくタイムリーに記録ができるように整備していく必要があると考えます．また，個人情報保護法の制定から，患者・家族からカルテ開示を求められた場合，施設の規定にのっとってカルテの開示を行う必要があります．いままでは医療に不信感がある人が記録を手にしたいというものでしたが，現在は，自分がどのように看護師にとらえられていたかを客観的に知るために記録を入手したいというように，患者側のニーズにも変化してきています．

開示に耐えうる看護記録が，看護の質を高めることになるのではないかと考えられるため，実践力を強化することだけでなく記録を要約し記載する力の育成も行っていく必要があります．また，厚生労働省の「医療・介護関係事業者における個人情報の適切な取扱いのためのガイドライン」の内容や，個人情報保護法の内容も伝達していかなければならないと考えます．

③ 基礎（個人）情報

基礎情報は，患者の属性・個別的な情報で，医療を行ううえで必要とされる情報であり，医療チームで共有される情報になります．クリティカル

NANDA
The North American Nursing Diagnosis Association
北米看護診断協会

ケア領域に予定手術で入院する場合は，入院した病棟ですでにカルテに記載されている情報ですが，緊急でICUに入室した場合はICUのスタッフが記載することになります．

　緊急時は，患者から直接聞き取りができないことが多いため，患者の家族から聞き取り記載します．また個別的な情報・看護問題を明確にするためのデータベースは看護を必要とする人を理解し，現在あるいは今後必要とされるケアや問題を判別したり，ケアを計画し，実行したりするうえで基礎となる情報です．したがって緊急入室で患者や家族が動揺している際は，時間をおいて，患者・家族が落ち着いて話ができる状況になってから情報を聞き取り，正確に記載していきます．

　さらに，一度にすべてを聞き取るのではなく優先順位を決めて確認，聞き取りを行うことも必要になります．

❹ 看護計画

　看護を必要とする人の問題を解決するための個別的なケアの計画を記録したものが看護計画です．看護計画は患者に説明し，患者・家族の同意を得る必要があります．入院後すみやかにその患者に応じたケアを提供するため，患者・家族のニーズを考慮し24時間以内に立案することが望ましいとされています．

　クリティカルケア領域では，医師との共同問題になることが多く，計画が異常の早期発見のための観察が中心になることも多いと考えます．また，標準看護計画は，看護を必要とする人の特定の問題を解決するために研究結果を活かした共通する看護実践をあらかじめ記載したものであり，実際に患者に適用する場合は個別性を考慮し，追加・修正を行う必要があります．

　当院では，NANDAの看護診断を使用して看護計画を立案していますが，評価時は，必ずケースカンファレンスを行い，看護問題を共有し，看護診断と目標を立案しています．また目標の評価や計画の見直しを行いますが，日勤帯でも夜勤帯でもカンファレンスを行い，タイムリーに問題が明確化し，目標や計画が患者にあったものになっているのかを話し合い計画を共有することで，継続した看護ケアができるように工夫しています．

　さらに，カンファレンス内容に関しては，カンファレンステンプレートを利用して話し合った内容を記載することで，看護計画を参照した際になぜそのような計画になったのかの経緯がわかるため，計画の継続が可能になります．計画の評価は，その日の受け持ち看護師が経過記録の中で実践した看護について評価記録を行います．

❺ 看護サマリー

　看護を必要とする人の経過，情報を要約したもので，必要に応じて作成します．当院は転院・退院で施設を変わる際や在宅ケアへの以降の際に，ケアの継続を保証するために作成し，継続していただく側に送付していま

す.

　当院のICUで看護サマリーを作成することはほとんどありませんが，日々記載している経過記録がその日の患者の要約になっているため，それをまとめて記載できるようになっています．管理者は，看護記録の時間を短縮できる工夫が必要です.

*

　クリティカルケア領域での看護記録のマネジメントとは，複雑な患者の病態，治療・処置の効果を把握しやすくすること，実践した看護内容が簡潔に記載され，把握しやすいこと，医療チームで共有できるように整備することです．またその記録が簡潔に短時間で行うことが重要と考えます．

第2章 クリティカル領域におけるマネジメントの実際

コラム

重症患者の社会保障制度

加藤 雅江

社会保障制度の歴史

筆者は，ソーシャルワーカーとしての仕事のほとんどを救命救急部門で行っています．近年，社会情勢は大きく変化し，医療は格段に進化しているのにもかかわらず，社会保障制度や社会資源には取り立てて目覚ましい変化はみられません．

現在用いられている多くの関連法は，昭和20～30年代につくられたものです．このころの日本は失業率が高く，結核が死亡原因の第1位を占め，乳児死亡率が高いことが課題となっており，セーフティネットの整備が法律制定の第一義的な目的になっていました．

その後，昭和50年代～平成にかけて出生率の低下，高齢化率の上昇が顕著となり，年金制度の改正，老人保健法の制定，ゴールドプラン，エンゼルプランが策定されました．これらは，のちの2000年の介護保険制度への転換へとつながっています．

介護保険の登場により，それまでの「措置によってサービスを受ける受動的な福祉」から，「個人が契約によりサービスを利用する能動的な福祉」へと概念が大きく変わっていきました．

社会の変化と支援のポイント

もともと制度の利用は申請主義（役所の窓口に出向き，利用の意向を伝え申請しなければ活用できない）だったため，法や制度，サービスが整備されても，情報を手に入れることができない人たち，サービスに辿りつくことができない人たちが存在していました．救急部門で出会う患者の多くはそのような人たちでした．

地域のなかでは課題を抱えながらもそれなりになんとか自立した生活を営むことができていても，その生活に疾病やけがが加わると，そうした課題が表面化し，解決しなければ療養すら十分にできない状況をつくり出します．

地域のもつアセスメント力の脆弱化，家族機能の希薄化が，医療機関に多くの課題が持ち込まれる要因となったと感じます．本来，医療の提供による苦痛や障害の除去が目的の医療機関が，生活上のトラブルや家族関係の修復を目的にかかわらざるを得ない現状です．

たとえば親族関係の希薄な高齢者には，成年後見制度を利用し後見人がつかなければ，財産を管理し入院費を払うこともできません．「キーパーソン」がいなければ，長期の療養先を見つけることができません．患者を前にさまざまな支援を組み立てるためには，支援する側の私たちが，使える社会資源のカードをたくさん手にしておく必要があります．

大切なことは，社会資源すべてを熟知するということではなく，自分自身のアンテナに引っかかるキーワードや引き出しを多く持つこと，問い合わせの窓口を知っておくこと，医療ソーシャルワーカー（MSW）をうまく活用すること，ではないかと考えます．

索引

欧文数字

項目	ページ
ABC分析	100
ANA	67
APACHEスコア	34
ARDS	11
BCP	116
BCU	9
BEP	20
CCU	9
CDP	247
closed ICU	13
CNS-FACE	132
DIC	11
DMAT	116
DPC	50
emergency ICU	8
general ICU	8
GRM	184
HCU	8
HME	99
HRPD	245
IABP	80, 149
ICT	13
ICU	8, 10
ILO	156
IOM	68
JCAHO	67, 110
JCQHC	103
KYT	106
LPP	231
MBO	48
MFICU	9
MSWとの連携	221
NANDA	283
NCNQ	67
NCU	9
NDNQI	67
NICU	9
NIOSH	178
NP	248
NST	13
nursing-sensitive quality indicator	73
OFF-JT	106
OJT	106, 231
——の実際	238
——評価カンファレンス	238
open ICU	14
P/L	21
PCPS	80, 149
PDCAサイクル	48
PICS	264
PICU	9
QI	67, 83, 266
——測定	74
RCT	265
RST	13, 85
SBAR	110
SCU	9
SICU	9
SOAP	282
SOC	183
SOFAスコア	34
SPD	96, 102
SWOTアナリシス	52
TAVI	80
Team STEPPS	112
TQM	81
VAE	74, 264
VAP	73, 107
——バンドル	107
WLB	167
4step/M	110

あ行

項目	ページ
アウトカム	63
——カンファレンス	81
アクション	24
——カード	118
——プラン	54
——プランシート	54, 56
アップコーディング	42
アドボカシー	123
アメリカ看護師協会	67
安全管理	103
アンドラゴジー	251
暗黙知	27, 28, 189
育児休暇	175
育児短時間勤務制度	168, 175, 176
医師—看護師協働	214
意思決定	277
医師との関係性	211

索 引

一般病棟との連携 219
依頼業務 63
医療安全管理者 184
医療経済 18
医療継続計画 116
医療施設認定合同審査会 67, 110
医療の質 68
　——指標 67, 83, 266
院外物品管理システム 102
インシデント 109
　——報告 107
インフォームド・コンセント 129
栄養サポートチーム 13
英論文 263

か行

カイゼン 27
介入研究 265
概念化能力 191
過剰在庫 96
家族 131
　——支援 133
　——のニード 132
　——へのマネジメント 131
課程 26, 71
ガバナンス 24
仮眠時間の確保 172
看護管理 8
　——者の心構え 215
看護業務基準 279
看護記録 44, 279, 283
　——監査 44
看護計画 284
看護研究 261
看護サマリー 284
看護師配置 43
看護者の基本的責務 122
看護者の倫理綱領 93, 122, 267
看護の基本特性 8
看護マネジャー 19, 27
観察研究 264
患者情報 93
　——取り扱い 93
患者の受け入れ 84
患者配置 34
患者フロー 79

感情労働 179
　——のストレス 179
感染管理チーム 13
キーパーソン 286
疑義解釈 16
基礎情報 283
キャッシュフロー計算書 140
キャリア 243
　——ディベロップメント 243
　——アンカー 248
　——開発計画 247
　——開発支援 244
　——パス 259
　——パスモデル 197, 198
救急・集中治療室入退室基準 78
急性・重症患者看護専門看護師 26
共同化 28
業務遂行能力 160
業務の可視化 59
業務の効率化 59
業務の仕分け 61
業務の調整 62
業務の標準化 99
業務フロー 60
業務プロセスの可視化 60
業務マップ 60
勤務シフト 152
勤務者間の申し送り 90
クオリティ・インディケーター 67, 266
クリティカルケア領域 8
クリニカルラダー 49, 244
クロス分析 52
ケアの効率性 63
ケアリング 123
経過記録 281
経カテーテル大動脈弁留置術 80
経過表 281
形式知 28
経時記録 282
経費削減 64
経皮的心肺補助装置 80
ケースカンファレンスシート 126, 127
血液浄化療法 19
結果 27, 71
結合化 28
減価償却費 21

研究論文	264
減災対策	119
——チェックリスト	120
検索	264
構造	26, 70
高度実践看護師	248
呼吸サポートチーム	13, 85
国際労働機関	156
個人情報の開示	268
個人情報保護	267
コスト管理	36, 99
コスト削減	141
固定費	20
コミュニケーション	88
——技術	183
——スキル	205
——能力	191
コルブの経験学習モデル	87
根拠に基づく実践	69
コンピテンシー	159
——・ディクショナリー	161

さ行

サーカディアンリズム	157
災害	113
——訓練	118
——対策	113
——派遣医療チーム	116
在庫・請求管理業務	97
在庫管理	96, 99
採算点病床利用率	21
財務管理	27
財務分析	140
財務マネジメント	20, 21, 139
ジェネラリスト	247
時間外勤務	168
自己決定型学習	239
自己情報コントロール権	93
システムエラー対策	109
施設基準	15, 16
質	66
実践的思考のトレーニング	125
実践の後のリフレクション	238
実践のなかでのリフレクション	238
質評価	43, 66
シフト管理	153

シフト勤務	154
社会化	228
社会保障制度	286
重症度,医療・看護必要度	37, 149, 223
集中治療室	10
重点分析	100
終末期ケアカンファレンス	129
首尾一貫感覚	183
情報管理	27, 267
情報システムの活用	271
情報提供受付票	268
情報に関する倫理教育	270
症例検討	265
叙述的な記録	282
自律の原則	124
ジレンマ	124
人員配置	144
——比	26
人件費	21
人工呼吸器	19
——関連事象	74, 264
——関連肺炎	73, 107
人工呼吸療法	19
人工鼻	99
人材育成	196
人材確保	26
真実の原則	124
新人看護師教育	229
新人指導者	230
心臓外科ICU	9
進捗管理	55
人的資源管理	27
心理的サポート面談	129
診療群分類	50
診療体制	211
診療の補助	212
診療報酬	32, 37
——改定	32, 145
スタッフ教育	228
ストラクチャーマネジメント能力	144
ストレス	177
——耐性	177
——反応	177
——マネジメント	177
——マネジメントの実際	180
——要因	177

索引

項目	ページ
ストレッサー	177
スペシャリスト	247
正義の原則	124
生産管理	27
成人学習者	251
――への実習支援	252
正統的周辺参加	231
生命維持装置	18
セット化	65
善行の原則	124
専門看護師	175
専門職	228
――の要件	213
専門的能力	191
早期アウトカム	81
早期離床	81
総経費	20
総合ICU	8
総合的品質管理	81
組織の理念	51, 193
損益計算書	21, 140, 141
損益分岐点	20

た行

項目	ページ
退室時の申し送り	92
大動脈内バルーンパンピング	80
多職種連携	81, 200
タスク	24
達成度評価	55
チーム医療	50, 108, 200
――における4つの指向性	204
チームマネジメント	191
チームメンバー	201, 202
チェックリスト	61, 62
チェンジ	24
知の伝授	190
知のリーダーシップ	189
中央物流管理	96
中堅看護師教育	239
忠誠の原則	124
超過勤務	147
賃貸対照表	140
月別到達目標	230, 232
定着率	21
デットストック	97
転棟	223

項目	ページ
特定看護師	248
特定集中治療加算	34
特定集中治療室	8
――管理料	11, 12, 16, 19, 32, 37
――管理料1	32
――管理料2	32
――管理料3	33
――管理料4	33
特定能力認証制度	214
トレーサビリティ	101

な行

項目	ページ
ナーシングマネジメント	8, 23
――の基本的要素	23
――の醍醐味	28
ナースプラクティショナー	248
内面化	28
ナラティブ	196, 240
ナレッジマネジメント	27
日本医療機能評価機構	103
日本集中治療医学会	10
入室時の申し送り	90
入室日数	36
入退室基準	42
人間資源の計画と開発	245
妊産婦の労働条件	147
認定看護師	26
能力開発	49

は行

項目	ページ
ハイケアユニット	8
――入院医療管理料	32, 37
ハイパフォーマー	160
ハインリッヒの法則	108
パラダイムシフト	196
販売管理	27
ビジョン	24, 187, 193
必要人員数	26
ヒヤリ・ハット	103
ヒューマンエラー対策	109, 110
病院経営	50
評価指標	52
表出化	28
標準化	65
病床運用	42
病床機能報告制度	76

病床コントロール	76, 84
病床再編プロジェクトチーム	77
病棟サポート	226
病棟目標設定	47, 49
病棟連携	219
フィードバック	74
フォーカスチャーティング	282
フォロー看護師	240
負担軽減業務	63
物品管理	95
——5S	97
——表	91, 98
部門の理念	51
プライバシー	93
ブランド化	27
プロセス	63
文献	262
米国医学研究所	68
米国国立労働安全衛生研究所	178
ペタゴジー	251
変革的リーダー	192
変動費	20
包括的ケアマネジメント	249
北米看護診断協会	283
保健師助産師看護師法	123, 212

ま行

マグネットホスピタル	191
マネジメントサイクル	25
見える化	64, 97
ミッション	24
無害の原則	124
無作為比較試験	265
メディカルスタッフ	12
面会	135
——時間	133
——制限	133
申し送り	89
目標	47
——管理	48, 54, 230
——管理の実際	51
——による管理	48
モニタリング	45
問題志向型記録	282

や行

夜間勤務看護加算	152

ら行

ランニングコスト	99
リーダー	191
——看護師	87
リーダーシップ	185, 192
リスクマネジメント	43, 103
——教育	105
——のプロセス	106
リソース	254
——ナース	254
理念	23
リフレクション	238, 240
リフレッシュ休暇	169
療養上の世話	212
リリーフナース体制	43
臨地実習	250
——支援	250
倫理カンファレンス	126
倫理原則	122
倫理コンサルテーション	124
倫理調整	124
倫理的配慮	130
倫理のマネジメント	122
レコメンデター	14
労使協定	147
労働時間	153

わ行

ワーク・ライフ・バランス	167

ICUマネジメント
クリティカルケア領域の看護管理

2015年7月5日　初版　第1刷発行

編　　集	道又 元裕
発 行 人	影山 博之
編 集 人	向井 直人
発 行 所	株式会社 学研メディカル秀潤社 〒141-8414　東京都品川区西五反田2-11-8
発 売 元	株式会社 学研マーケティング 〒141-8415　東京都品川区西五反田2-11-8
印刷製本	凸版印刷株式会社

この本に関する各種お問い合わせ先
【電話の場合】
● 編集内容についてはTel 03-6431-1237(編集部)
● 在庫，不良品(落丁，乱丁)についてはTel 03-6431-1234(営業部)
【文書の場合】
● 〒141-8418　東京都品川区西五反田2-11-8
　学研お客様センター『ICUマネジメント』係

©Y. Michimata 2015.　Printed in Japan
● ショメイ：アイシーユーマネジメント　クリティカルケアリョウイキノ
　　　　　　カンゴカンリ

本書の無断転載，複製，複写(コピー)，翻訳を禁じます。
本書を代行業者等の第三者に依頼してスキャンやデジタル化することは，たとえ個人や家庭内の利用であっても，著作権法上，認められておりません。
本書に掲載する著作物の複製権・翻訳権・上映権・譲渡権・公衆送信権(送信可能化権を含む)は株式会社学研メディカル秀潤社が保有します。

JCOPY〈(社)出版者著作権管理機構委託出版物〉
本書の無断複写は著作権法上での例外を除き禁じられています。複写される場合は，そのつど事前に，(社)出版者著作権管理機構(電話 03-3513-6969，FAX 03-3513-6979，e-mail：info@jcopy.or.jp)の許可を得てください。

本書に記載されている内容は，出版時の最新情報に基づくとともに，臨床例をもとに正確かつ普遍化すべく，著者，編者，監修者，編集委員ならびに出版社それぞれが最善の努力をしております。しかし，本書の記載内容によりトラブルや損害，不測の事故等が生じた場合，著者，編者，監修者，編集委員ならびに出版社は，その責を負いかねます。
また，本書に記載されている医薬品や機器等の使用にあたっては，常に最新の各々の添付文書や取り扱い説明書を参照のうえ，適応や使用方法をご確認ください。
株式会社 学研メディカル秀潤社